国家卫生健康委员会“十四五”规划教材
全国高等学校教材
供本科护理学类专业用

护士人文修养

第3版

U0284595

主　审　史瑞芬

主　编　刘义兰　翟惠敏

副主编　刘桂瑛　陈　嘉　霍晓鹏

编　者（以姓氏笔画为序）

刘　伟（辽宁中医药大学护理学院）
刘义兰（华中科技大学同济医学院附属协和医院）
刘桂瑛（广西医科大学护理学院）
齐　丽（齐齐哈尔医学院护理学院）
关鸿军（哈尔滨医科大学大庆校区）
李　伟（潍坊医学院护理学院）
杨　霞（华中科技大学同济医学院附属协和医院）（兼秘书）
吴　明（复旦大学护理学院）
吴　茵（苏州大学护理学院）
吴炜炜（福建医科大学护理学院）
张涌静（山西医科大学汾阳学院）
陈　嘉（中南大学湘雅护理学院）
罗艳华（广州医科大学护理学院）
郭记敏（北京大学护理学院）
常广明（哈尔滨医科大学附属第二医院）
臧　爽（中国医科大学护理学院）
翟惠敏（南方医科大学护理学院）
霍晓鹏（中国医学科学院北京协和医院）

人民卫生出版社
·北　京·

图书在版编目（CIP）数据

护士人文修养 / 刘义兰，翟惠敏主编 . —3 版 . —
北京：人民卫生出版社，2022.6（2024.5重印）
ISBN 978-7-117-32807-4

Ⅰ. ①护⋯ Ⅱ. ①刘⋯ ②翟⋯ Ⅲ. ①护士－修养－
医学院校－教材 Ⅳ. ①R192.6

中国版本图书馆 CIP 数据核字（2022）第 006902 号

护士人文修养
Hushi Renwen Xiuyang
第 3 版

主　　编：刘义兰　翟惠敏
出版发行：人民卫生出版社（中继线 010-59780011）
地　　址：北京市朝阳区潘家园南里 19 号
邮　　编：100021
E - mail：pmph @ pmph.com
购书热线：010-59787592　010-59787584　010-65264830
印　　刷：保定市中画美凯印刷有限公司
经　　销：新华书店
开　　本：850 × 1168　1/16　　印张：13.5　　插页：1
字　　数：399 千字
版　　次：2012 年 6 月第 1 版　　2022 年 6 月第 3 版
印　　次：2024 年 5 月第 5 次印刷
标准书号：ISBN 978-7-117-32807-4
定　　价：55.00 元
打击盗版举报电话：010-59787491　E-mail：WQ @ pmph.com
质量问题联系电话：010-59787234　E-mail：zhiliang @ pmph.com

第七轮修订说明

2020年9月国务院办公厅印发《关于加快医学教育创新发展的指导意见》(国办发〔2020〕34号)，提出以新理念谋划医学发展、以新定位推进医学教育发展、以新内涵强化医学生培养、以新医科统领医学教育创新，并明确提出“加强护理专业人才培养，构建理论、实践教学与临床护理实际有效衔接的课程体系，加快建设高水平‘双师型’护理教师队伍，提升学生的评判性思维和临床实践能力。”为更好地适应新时期医学教育改革发展要求，培养能够满足人民健康需求的高素质护理人才，在“十四五”期间做好护理学类专业教材的顶层设计和规划出版工作，人民卫生出版社成立了第五届全国高等学校护理学类专业教材评审委员会。人民卫生出版社在国家卫生健康委员会、教育部等的领导下，在教育部高等学校护理学类专业教学指导委员会的指导和参与下，在第六轮规划教材建设的基础上，经过深入调研和充分论证，全面启动第七轮规划教材的修订工作，并明确了在对原有教材品种优化的基础上，新增《护理临床综合思维训练》《护理信息学》《护理学专业创新创业与就业指导》等教材，在新医科背景下，更好地服务于护理教育事业和护理专业人才培养。

根据教育部《关于加快建设高水平本科教育 全面提高人才培养能力的意见》等文件要求以及人民卫生出版社对本轮教材的规划，第五届全国高等学校护理学类专业教材评审委员会确定本轮教材修订的指导思想为：立足立德树人，渗透课程思政理念；紧扣培养目标，建设护理“干细胞”教材；突出新时代护理教育理念，服务护理人才培养；深化融合理念，打造新时代融合教材。

本轮教材的编写原则如下：

1. 坚持“三基五性” 教材编写坚持“三基五性”的原则。“三基”：基本知识、基本理论、基本技能；“五性”：思想性、科学性、先进性、启发性、适用性。

2. 体现专业特色 护理学类专业特色体现在专业思想、专业知识、专业工作方法和技能上。教材编写体现对“人”的整体护理观，体现“以病人为中心”的优质护理指导思想，并在教材中加强对学生人文素质的培养，引领学生将预防疾病、解除病痛和维护群众健康作为自己的职业责任。

3. 把握传承与创新 修订教材在对原有教材的体系、编写体裁及优点进行继承的同时，结合上一轮教材调研的反馈意见，进一步修订和完善，并紧随学科发展，及时更新已有定论的新知识及实践发展成果，使教材更加贴近实际教学需求。同时，对于新增教材，能体现教育教学改革的先进理念，满足新时代护理人才培养在知识结构更新和综合能力提升等方面的需求。

4. 强调整体优化 教材的编写在保证单本教材的系统和全面的同时，更强调全套教材的体系性和整体性。各教材之间有序衔接、有机联系，注重多学科内容的融合，避免遗漏和不必要的重复。

5. 结合理论与实践 针对护理学科实践性强的特点，教材在强调理论知识的同时注重对实践应用的思考，通过引入案例与问题的编写形式，强化理论知识与护理实践的联系，利于培养学生应用知识、分析问题、解决问题的综合能力。

6. 推进融合创新 全套教材均为融合教材，通过扫描二维码形式，获取丰富的数字内容，增强教材的纸数融合性，增强线上与线下学习的联动性，增强教材育人育才的效果，打造具有新时代特色的本科护理学类专业融合教材。

全套教材共59种，均为国家卫生健康委员会"十四五"规划教材。

主审简介

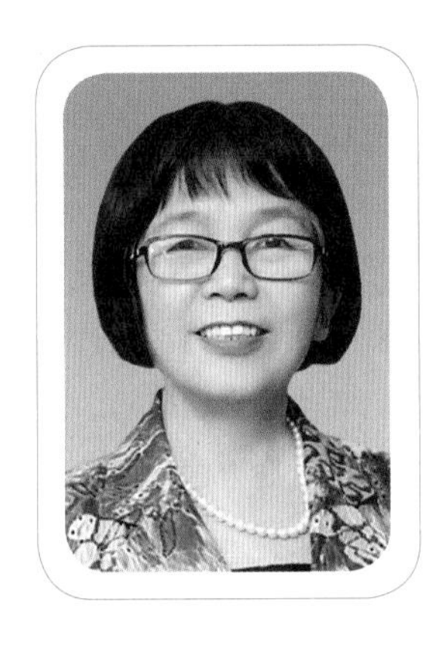

史瑞芬，南方医科大学护理学院教授，历任护士长、护理部主任、护理教研室主任、护理学院副院长等职。全军优秀教师、军队院校育才奖银奖获得者，南方医科大学教学名师。现为全国护士执业资格考试专家指导委员会副主任委员、全国护理学专业临床学术专家指导委员会副主任委员、中国生命关怀协会人文护理专业委员会专家，人民卫生出版社护理专业讲师团团长；《中华护理教育》《护理学杂志》等多个护理期刊编委或审稿专家。

主要研究方向：护理人文教育、护理质量管理。主持各级、各类研究课题多项；编著教材、专著26部；发表学术论文近百篇。“国家级特色专业”“国家级一流本科课程”负责人之一。

主编简介

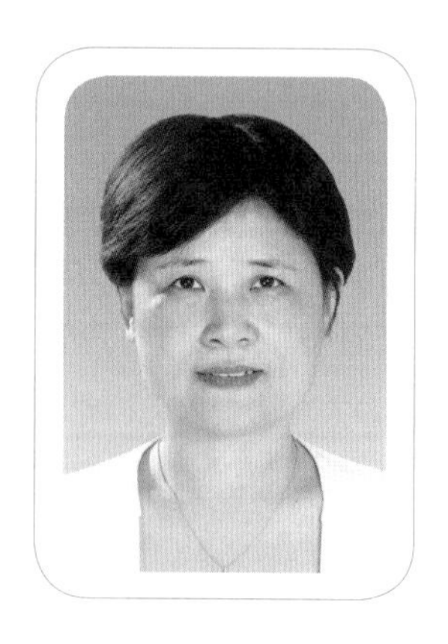

刘义兰，主任护师，博士研究生导师，华中科技大学同济医学院附属协和医院护理部主任，同济医学院护理学院副院长（兼）。任中华护理学会常务理事、护理管理专业委员会副主任委员，中国生命关怀协会常务理事、人文护理专业委员会主任委员，湖北省护理学会理事长、护理管理专业委员会主任委员等；《护理学杂志》主编，*Journal of Nursing Management* 等期刊编委。

主要研究方向：人文护理、护理管理、护理教育、患者安全。主编教材、专著17部。在国际、国内期刊发表论文200余篇，其中SCI收录18篇。主持的项目获湖北省科技进步奖二等奖，中华护理学会科技奖二等奖、三等奖等多项奖励。曾获武汉市十佳护士、湖北省楚天技能名师、湖北省三八红旗手、首届全国优秀护理部主任及全国巾帼建功标兵等荣誉称号。

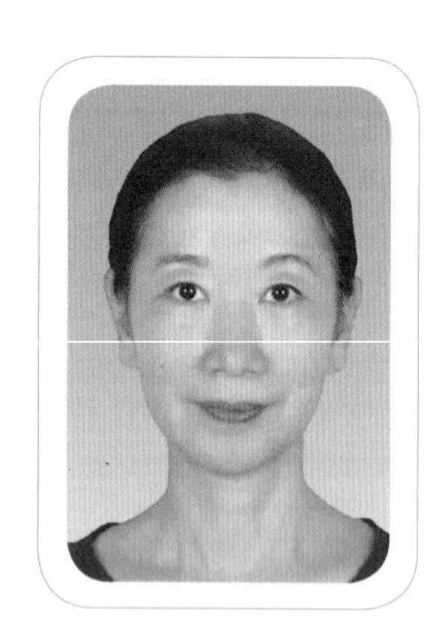

翟惠敏，教授，硕士研究生导师，南方医科大学护理学院护理人文与精神护理学系主任。任广东省护理学会人文护理专业委员会副主任委员、中国生命关怀协会理事等职务。致力于护理教育事业31年，主讲“护士人文修养”等课程，首批国家级一流本科课程“护士人文修养”负责人。获南方医科大学优秀教师、立德树人好导师等荣誉。

主要研究方向：护理人文教育。主编国家级规划教材8部，近5年主持国家级、省级课题8项，获国家多媒体教学竞赛二等奖2项、三等奖2项，省级教学成果一等奖2项、二等奖2项，广东省课程思政优秀案例一等奖1项，发表论文25篇，SCI论文4篇。

副主编简介

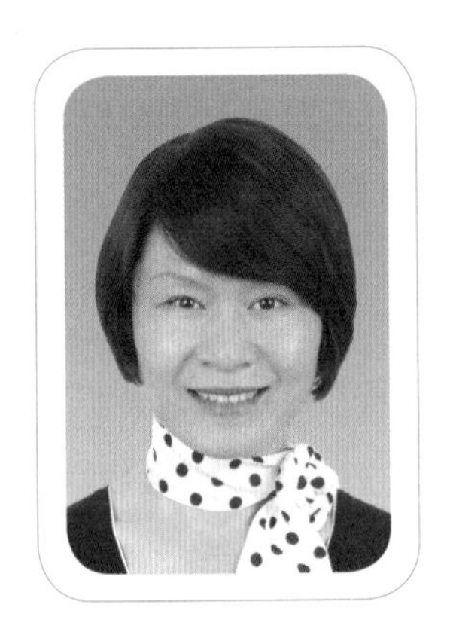

刘桂瑛，博士，教授，硕士研究生导师，广西医科大学护理学院党委副书记、纪委书记。任中国-东盟职业教育研究中心学术委员会委员，中国妇幼保健协会助产士分会助产教育学组常务委员，广西本科高校护理学本科教学指导委员会副主任委员。

主要研究方向：护理人文、教育教学管理等。发表学术论文40余篇，主编、参编国家级规划教材多部，主持、参与多项省部级教育教学改革课题及科研课题；获国家级教学成果二等奖，省级教学成果三等奖等多项荣誉。

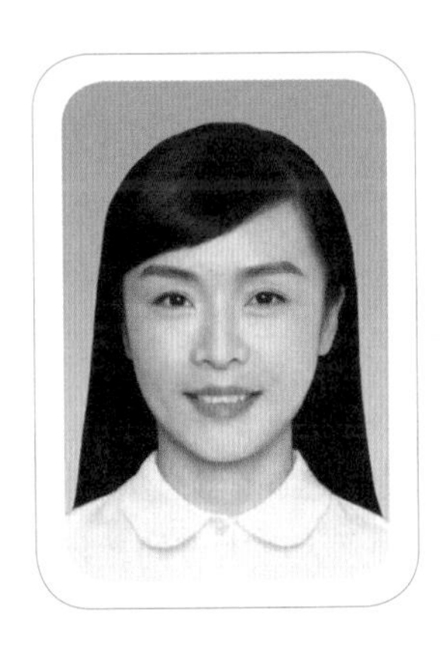

陈嘉，博士，教授，硕士研究生导师，中南大学湘雅护理学院副院长。任全国高等学校护理学专业数字化教材评审委员会委员，中国生命关怀协会人文护理专业委员会跨学科学组副组长，湖南省心理卫生协会医患沟通专业委员会副主任委员；《湘雅护理杂志》常务编委。

主要研究方向：护理人文、护理教育、艾滋病防治。近年来承担科研项目20余项，其中美国NIH课题2项，国家社会科学基金项目1项，湖南省自然科学基金、社会科学基金项目各1项；发表SCI期刊论文10余篇，其他核心期刊论文27篇；获湖南省自然科学奖2项、湖南卫生科技奖1项。

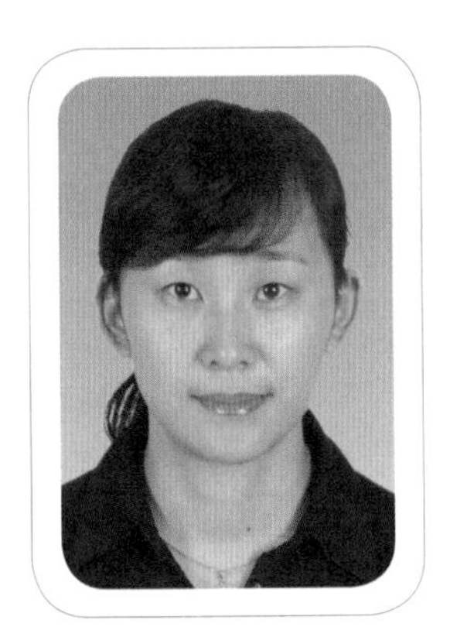

霍晓鹏，副主任护师，中国医学科学院北京协和医院护理部副主任。任中华护理学会第27届老年护理专业委员会专家库成员，CPDE远程护理技术专业委员会/CMIA护理信息学专业委员会副主委，北京护理学会第11届老年专业委员会秘书，中国研究型医院学会护理分会健康管理与延续护理学组委员，《北京医学杂志》编委。

主要研究方向：外科护理、老年护理、护理教学及护理管理等。主编书籍3部，近5年以第一作者或通讯作者在国内外刊物上发表论著30篇，其中4篇SCI，主持国家级、省部级课题9项，总金额约290万元，获批专利20余项。

大爱奠基业，护理当如歌。21 世纪护理加速前行。人文是护理的核心和精髓。强化护理专业人文教育、培养具有人文情怀的护理工作者使命光荣，责任重大。2012 年第 1 版《护士人文修养》教材问世并经 2017 年修订再版以来，在全国范围内对护士人文素养的培育和提升产生了广泛影响，发挥了积极作用，受到了广大读者的喜爱和好评。

《护士人文修养》(第 3 版)在原有教材基础上进行修订。修订仍遵循指导思想——以护士的岗位需求为基，以人文精神为魂，以人文技能为经，以人文知识为纬，优化提升护士人文修养的教学框架。在保留原教材主要内容并对文字进行精简的同时，增加了人文修养各部分内容国内外的新进展，强调了护理人员维护健康、敬佑生命的责任等。本教材共分九章，包括绪论、人文关怀、护士的科学思维修养、护士的文化修养、护士的社会学修养、护士的美学修养、护士的人际关系修养、护士的人际沟通修养及护士的礼仪修养。另外，本版教材对数字内容进行了调整。调整后的数字内容包含了测试题、课件，还融合了拓展阅读、视频、微课、图片等元素，使教材更加生动形象、丰富多彩。

本教材特色鲜明，即护理与人文结合的内容特色、教材与学材兼顾的体例特色、独立与合用均可的结构特色、严谨与生动皆有的风格特色。本教材既是院校护理专业本科、专科护理人文教育的教材，也可供医疗机构各级护理人员自学、规范化培训或继续教育使用。

本教材编写得以顺利完成，我们深怀感恩之心。感谢各参编院校的大力支持，感谢全体编委老师的辛勤付出！特别向本教材前两版的主编及本版的主审史瑞芬教授为教材奠定的坚实基础、做出的卓越贡献及对本版教材编写给予的全程精心指导表示衷心的感谢并致以崇高的敬意！

我们虽努力将护士专业成长所需的人文营养都一一奉上，然百花园中去采撷，难免挂一漏万，难免有瑕疵疏虞。不妥之处，请各位专家指正。我们将不懈努力，继续砥砺前行，让人文助生命扬帆远航，让世界更美好！

刘义兰　翟惠敏
2021 年 12 月

URSING

目 录

URSING

第一章

绪论——人文为护理学注入“灵魂”

01章　数字内容

学 习 目 标

- 知识目标：

1. 掌握人文、人文修养的概念和内涵，护理学的人文内核。
2. 熟悉人文修养的组成、层次及人文护理与护理人文的含义与区别；护士人文修养的内涵、重要性以及护士人文修养培养与提升方法。
3. 了解医学的人文本质及导致近代科学与人文分野的因素。

- 能力目标：

1. 能在生活、学习中展示较高层次的人文修养。
2. 能在护理实习或工作中体现对患者的尊重和关爱。

- 素质目标：

具备良好的人文知识、人文技能和人文精神，树立正确的人生观和护理价值观。

【关键概念】 人文　人文科学　人文知识　人文修养　人文精神

导入情境与思考

患者陈某，女性，52岁。因“发热、头痛1天”收入院。患者拿着入院证来到病房时，值班护士小林正在护士站处理医嘱，她见新患者到来，便指着右侧病房说：“哦，新入院的吧？住15床。”患者及家属来到15床坐下，几分钟后护士小林推着护理车来到病房。“你是陈某吗？伸出手来，卷起袖子，现在给你测量生命体征。”患者皱着眉头配合小林的要求，没说什么。第2天，陈某在意见簿上写下了一段话：“护士是天使，应使人感到温暖和舒适，怎么我遇见的护士这么冷冰冰呢？”

请思考：

1. 护士小林的护理操作有问题吗？你认为问题出在哪儿？
2. 护士应如何接待新患者才能让其感到“护理有温度”？

护理，一个与人类生老病死相伴相行的职业；护理学，一个突飞猛进普惠民众的专业。但人们发现，医学技术进步了，职业情感却逐渐淡漠了；医学科技的成果增多了，社会的褒奖并未同步增加；人类寿命延长了，生命尊严有时却未能得到维护……原本起源于人文关怀的医学，正在发生着危险的“人文贫血”。“医乃仁术”应该是永远不变的哲理。人文，必须重新回归神圣的“医学殿堂”。

第一节 人文概述——走进璀璨的人文世界

一、解读人文相关概念

（一）人文与人文科学

1. 人文 人文（humanity）一词的中文，最早出现在《易经》中贲卦的彖辞：“刚柔交错，天文也。文明以止，人文也。观乎天文，以察时变。观乎人文，以化成天下。”北宋理学家和教育家程颐在《伊川易传》中这样注释：“天文，天之理也；人文，人之道也。天文，谓日月星辰之错列，寒暑阴阳之代变，观其运行，以察四时之迁改也。人文，人理之伦序，观人文以教化天下，天下成其礼俗，乃圣人用贲之道也。”在这里，人文指的是礼乐教化方面的人类文明。在《辞海》中，对“人文”一词的解释是：人文指人类社会的各种文化现象。在这里，“人文”涵盖了除原始的、天然的现象之外的人类自己创造出来的所有文化现象。

在西方，“人文”一词源于拉丁文“humanus”，表示与正统经院神学研究相对立的世俗人文研究。英文中humanity表示“人文”，含有人道或仁慈、人性、人类几层意思，强调以人为中心，重视人生幸福与人生责任。

可见，无论东方还是西方，“人文”一词都包含两方面意思：一是“人”，即关于理想的“人”或“人性”的观念；二是“文”，是为了培养这种理想的人（性）所设置的学科和课程。综上所述，可以认为，人文是指人类文化中的先进部分和核心部分，即先进的价值观及其规范；其集中体现的是重视人、尊重人、关心人和爱护人。

2. 人文科学 人文科学（the humanities）是指以人的社会存在为研究对象，以揭示人的本质和人类社会发展规律为目的的科学。人文科学最早出自于拉丁文“humanitas”，是指人性、教养。15世纪欧洲始用此词，指有关人类利益的学问，以区别于曾在中世纪占统治地位的神学，后其含义不断演变。15~16世纪，欧洲提出人文科学教育，旨在对抗反动、极端的神本主义和宗教蒙昧主义对人性的禁锢，强调要学习古典语言（希腊文、拉丁文），要扩大课程门类，如社会科学、文化艺术以及自然科学。人文科学的基本任务：①探讨人的本质；②建立价值体系；③塑造精神家园。正是在这些基本任务上，人文

Note:

科学显示出自身的特质。这一特质，如用中国哲人的话说，就是“为己之学”，而非“逐物之学”；用西方哲人的话说，就是“认识你自己！”

3. 人文学科 人文学科（humanities）是以观察、分析及批判来探讨人类情感、道德和理智的各门学科的总称（一般是指20世纪那些被排拒在自然科学和社会科学之外的学科），是集中表现人文精神的知识教育体系。人文学科的主干可以用人们常说的“文（文学）、史（历史）、哲（哲学）”来指称，或者再加上艺术。广义的“人文学科”还包括诸如现代语言和古典语言、语言学、考古学，乃至含有人道主义内容和方法的社会科学。人文学科不等同于人文科学，人文学科归属教育学教学科目分类，人文科学要依托人文学科的教育形态，而人文教育是将人类优秀的文化成果，将人文科学通过知识传授、技能实践、环境熏陶，使之内化为人格、气质、修养，成为人相对稳定的内在品格。

（二）人文修养

1. 何谓人文修养 修养是指理论、知识、艺术、思想等方面的一定水平，以及养成的正确的待人处事的态度，通常也是一个人综合能力与素质的体现。人文修养（humanity cultivation）是指一个人在人文思想、人文知识、人文技能和人文精神等方面的综合水平，是一个人成其为人和发展为人才的内在品质。如果说生理机制是一个生命体成其为人的物质条件，那么人文修养则是决定这个生命体是人还是非人，或者是人才还是非人才的主要内在因素。

2. 人文修养的组成

(1) 人文思想：人文思想特指人文科学领域中所内含的思想精髓，主要以人对于生命意义与人生方向的看法为核心。现代人文思想的核心是“人”，即“人本观念”“人本位”。“本位”者，标准也，人是衡量一切的标准。现代人文思想强调以人为本，关心人、爱护人、尊重人，对于人性、人伦、人道、人格、人之文化及其价值充分尊重。

(2) 人文知识：人文知识是与自然知识和社会知识相对应的一类知识，是以语言（符号）和行为模式对人文世界的把握、体验、解释和表达。人文知识可分为两类。①感性的人文知识：主要通过人们的日常生活获得，是零碎的、肤浅的、不系统的，主要表现为社会生活习俗的人文知识。②理性的人文知识：主要通过学习、实践和反思获得，是系统化的、理论化的人文知识，是一种高水平、高层次的人文知识。理性的人文知识即人文学科知识，主要包括文学、历史、哲学、艺术、语言、法律、美学、伦理学、心理学、宗教等人文学科知识。人文知识是一个人提升人文修养的底蕴。

(3) 人文技能：人文技能是指与人共事的一种能力，是在综合掌握人文知识的基础上，用人文的方法思考和解决问题的技能。从某种意义上说，人文是人类文饰自己的方式。文饰的方式有很多，技能就是一种很好的文饰，是人文的艺术化、可操作化。与专业技能强调精确性和普适性不同，人文技能重在定性，强调体验，并且与特定的文化相联系。护理人员在职场中需要的人文技能主要有观察分析技能、思维判断技能、人际交往技能、沟通协调技能、写作表达技能、心理支持技能、教育引导技能等。

(4) 人文精神：所谓人文精神，是在历史中形成和发展的由人类优秀文化积淀凝聚而成的精神，一种内在于主体的精神品格。这种精神品格在宏观方面汇聚于民族精神之中；在微观方面体现在人们的气质和价值取向之中，如有崇高的理想和坚定的信念、崇尚优秀道德情操、热爱和追求真理、向往和塑造健全完美的人格，养成和采取科学的思维方式等，都是人文精神的体现。人文精神的化育能使社会充满温暖的人情味与协调的人伦秩序。现代意义上的护理人文精神，应以人类可持续发展的健康生存为价值观，一切护理活动实践都应是这种价值观的具体体现。

人文修养不是虚幻的空中楼阁。在人文修养的四个组成部分中，人文思想是根基，人文首先是一种思想，一种理念；人文知识是基础，具备人文修养必须有人文知识底蕴；人文精神是人文修养的核心要素，是护理人员必须领会并付诸实践的精神范式；人文技能则是人文修养的外显部分，是理念与精神的外化，是理论联系实际的体现。四者关系见图1-1。

Note:

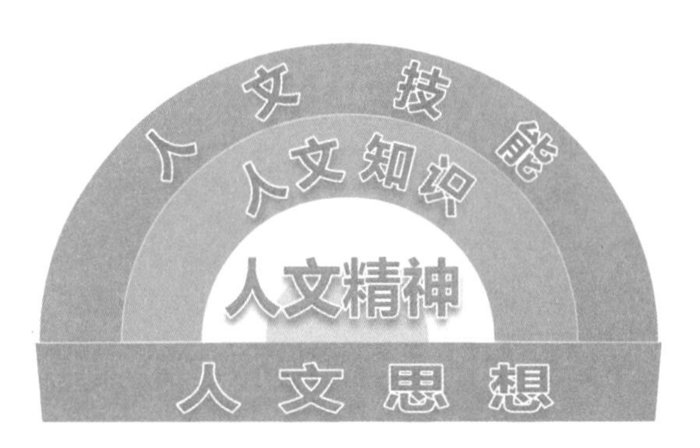

图 1-1 人文修养的组成部分及相互关系

实践活动

人体雕塑：人文修养“秀”出来

活动组织：每5~8名学生为一组，小组讨论对“人文修养”的理解（5分钟），并用一组人体雕塑表现对人文修养的理解。各组轮流上台展示。

游戏规则：①只能以造型进行展示，不可用语言或动作。②全组成员均需参加。③小组可派一成员进行讲解（旁白）。④老师及学生评委点评，最能体现人文修养内涵的小组获胜。

游戏要点：既要体现人文修养的内涵，又要有外显的表现形式。

3. 人文修养的层次 为了便于把握人文修养不同的表现状态，可将人文修养大体分为三个层次，即基本层、发展层和高端层。

（1）基本层人文修养：表现为珍惜生命，有同情心，羞耻感，责任感，愿意助人，有一定的自制力，做事较认真；做到己所不欲，勿施于人；能顺利运用母语，思维顺畅清楚，有逻辑性和个人见解，言行基本得体；懂得一些“文、史、哲”基本知识等。

（2）发展层人文修养：表现为积极乐观，崇尚仁善，热情助人，热爱生活，有较强的责任感，有明确的奋斗目标和较强的自制力，做事认真；能准确、流畅地运用母语，思维清晰、灵活，逻辑严密，有独到见解，言行得体；有一定“文、史、哲”知识或文艺特长，能品评艺术等。

（3）高端层人文修养：表现为关爱所有生命和自然，厚德载物，道济天下，有高度的使命感，百折不挠；能生动自如地运用母语和熟练应用一门外语，思维敏捷，深刻，善于创新，言行得体且优雅，有魅力，对“文、史、哲、艺”有较高的造诣等。

这三个层次的发展并不一定与年龄、学历成正比。任何年龄段、任何学历的人都有人文素质培养和修炼的问题。

人文修养的四个方面可相辅相成、和谐发展，但不是每个个体都能做到均衡发展，有的个体在某方面可能已达到较高境界，而在其他方面还处在基本层。任何一个方面一定是逐层发展的，必须具备基本层，才可能上升到发展层；必须通过发展层，才可能进入高端层。

（三）护理人文与人文护理

1. 护理人文 护理人文（nursing humanities），语意上有两个含义：一是护理学中的人文内核，即解释护理学的人文性与人文化趋势；二是护理学与人文，即揭示护理学与人文学科的交集和互动关系，是从社会、文化、认知及政治的维度考察健康、疾病和护理，通过关注个体生物性与文化性的关联，在人文学科、社会科学与自然科学间建立一个联系的桥梁。

护理人文的研究范畴是推进护理人文化、护士人性化的学科群，包括护理发展史、护理哲学、护理伦理学、护理心理学、护理美学、护理社会学、护理文化学、护理人类学、护理管理学、护理教育学、护理

Note:

人际学、卫生经济学、卫生法学等。可见，护理人文学科主要围绕护理实践的主体——护士的认识论、方法论、价值观和审美观，以及护理学与社会文化诸方面的关系展开，是考察护理学与社会相互关系，旨在提高护理活动主体的素质和社会功能的学科群。护理人文是护理理论基石的组成部分，是护理学科前进过程中的人性化指引，是近20年来发展迅猛、成就斐然的一个研究领域。

2. 人文护理　人文护理(humanistic nursing)，目前从理论上对此概念的界定尚不十分清晰，有学者把人文护理看作“护理人文”的同义词；有学者把人文护理理解为与“生物医学”相对应的一种护理模式，其特点是改变“以疾病为中心”的传统护理理念，转变为“以人为中心”的整体护理，研究护理学如何将人的生命和人的价值等因素置于核心地位，重视生物、心理和社会因素相互作用对人体健康影响，用道德法律和哲学思辨等社会价值观指导临床护理，将人文关怀贯穿于整个护理过程中。人文护理是护理人员在护理过程中以人道主义的精神对患者的生命与健康、权利与需求、人格与尊严的真诚关怀和照护，借助专业化护理服务，以满足患者的身心健康需求，体现对人的生命关爱。人文护理揭示了护理学区别于其他自然科学的特殊性，即以人为本。

故事导悟

大爱无言　大爱为先

某日清晨，一位妇人一开门便看到三个陌生的老者坐在门前。老者们皆是一副饥饿的样子。妇人便请他们进屋。

“我们不能一起进去”，老者说。“那是为什么？”

两位老者抢着自我介绍：“我叫成功”“我叫快乐”“那个不爱说话的叫大爱，看你需要我们哪一个。”

妇人想了一下，决定把大爱请进屋。谁知，大爱起身进去时，另外两位也跟在后面。妇人惊讶地问：“你们怎么也进来了？”老者们回答：“哪里有大爱，哪里就有成功和快乐。”

请思考：故事说明了什么？你从故事中悟到了什么？

人文护理的本质就是对生命和健康的终极关怀。人文护理的特征是生命至上、追求真善美，弘扬优秀传统文化，科学精神与人文精神互通互融，是一个追求“优护”的过程。鉴于此，人文护理应包含三大体系：知识体系、技术体系及服务体系。可见，护理人文与人文护理是不同层面、不同视角的概念。

二、人文视野下的医学思辨

(一) 医学的人文本质

何谓医学？《辞海》的定义：医学是“研究人类生命过程以及防治疾病、保护健康的科学体系”。医学从本质上讲是人学，它关注的是在病痛中挣扎的、最需要关怀和帮助的人。医学技术的目的是解除患者的痛苦，在竭力为患者寻求治疗和缓解病痛方案的同时，也注重对待患者的态度和行为方式，通过对患者的同情、关心、安慰等，给予患者情感的照护。因此医学被认为是极具人文精神的学科，医生、护士是极富含人情味的职业。

我国传统医学是人文主导型医学，具有丰富的人文精神资源。它十分重视医疗实践的伦理价值，强调医疗护理活动以患者为中心而不是以疾病为中心，把患者视为一个整体的人而不是损坏的机器，在诊断治疗过程中贯穿尊重患者、关怀患者的思想，主张建立医、护、患之间的合作关系，将“医乃仁术”作为医学的基本原则。这些宝贵的医学人文精神遗产在现代社会也同样闪耀着光芒。

1. 从医学对象的本质属性看医学的人文社会属性　医学的直接对象是人，人具有三种属性，即自然属性、社会属性和精神(心理)属性。自然属性，即人的生物肉体性；社会属性，是指人的社会性、群体性；人的精神属性，是指人的思想性和思维能力，人具有精神能力和精神需求。在这三种属性中，

Note:

自然属性是后两者的载体和基础，社会属性是人的本质属性，精神属性虽以自然属性为基础，但它反过来又可调控、制约人的自然属性。既然人的本质属性是社会性，那么以人为对象直接服务于人的生命和健康的医学，其人文社会属性则应是本身固有之义。

2. 从医学的职责功能看医学的人文社会属性 医学的功能是治病救人、维护人的生命和健康。何谓健康？世界卫生组织关于健康的定义是“健康是一种身体上、精神上（心理上）的完满状态以及良好的适应力，而不仅仅是没有疾病和衰弱的状态。”这说明健康的内涵包括了精神上的饱满愉悦、社会关系的和谐以及较强的社会适应性。因此从医学的职责讲，要维护人的健康，只有自然科学知识是不够的，还必须有丰富的人文社会知识。

3. 从现代医学模式看医学的人文社会属性 20世纪70年代，以乔治·恩格尔（George L. Engel）为代表的学者提出了“生物-心理-社会医学模式”，这种崭新的医学模式，是对原有的生物医学模式的否定，当然这种否定不是全盘否定，而是一种扬弃。它保留了医学中自然生物属性部分，同时又特别强调并充实了现行医学中缺失的人文社会属性部分。它要求医学在看待患者、看待人时，既要看到“自然人”，更要看到“社会人”；在研究人的疾病和健康问题时，既要从自然科学角度去认识，更要从社会科学，从人的心理活动和社会背景的角度去认识。

综上所述，医学本来就包含着人文社会属性，是自然科学和人文社会科学的统一体。因为医学的端口连接着人的生命，所以医学是自然科学中富含人文性的学科。

（二）医学人文学

医学人文学（medical humanities）是一个探讨医学源流、医学价值、医学规范以及与医学有关的社会文化现象的学科群，包括医学史、医学哲学、医学伦理学、医学心理学、医学社会学、卫生法学、卫生经济学等。

1. 医学人文学为解决医学困境提供理论参照 医学在发展中不可避免地遇到诸多医学自身难以解释和解决的社会问题。例如，当医院的经济利益或规章制度与救死扶伤的责任发生冲突时；当医患关系紧张甚至产生医疗纠纷时；当医学新进展给传统伦理道德带来冲击而导致新的恐慌时……医学将何去何从？这些问题不得不借助于医学社会学、医学伦理学等医学人文学科来解决。医学人文学可揭示医学的人文属性，研究和反思医学现实，防止医学的片面发展和工具主义泛滥，为处理医学困境提供理论参照。

2. 医学人文学为医学人才的成长提供阶梯 医学以人为服务对象，其职业属性决定了从医者自身必须是人性丰满的人。否则，尊重人、理解人、抚慰人、关爱人，都会因人文素质缺乏而化为空谈。这种素质单靠学习专业知识是无法具备的，必须同时从人文学科那里汲取有关知识。医学是复合的科学，自然科学及生物技术不足以充分表达医学的本质，而人文学科可以帮助从医者更好地理解医学的属性。医学人文学还为从医者的临床活动和医学研究提供方法学的支撑，可协助医生做出最有利于患者的决定；能帮助医生理解患者的行为，提供有效的沟通，为构建和谐医患关系及和谐医院服务。

第二节 人文忧患——痛定思痛的沉重话题

一、近代科学与人文的分野

（一）近代科学发展孕育出科学主义

当人类步入工业文明后，随着近代科学的建立和发展，自然科学开始居于人类认识世界的主导地位，科学主义由此出现。科学主义把科学绝对化，认为理性是世间所有知识的源泉。科学主义把科学捧到人类文化至高至尊的地位。它藐视人文知识，排斥人文科学所倡导的普遍价值，宣扬科学能解决一切问题，结果引起了事实与价值的分离、智慧与道德的分离。与之相对应，人本主义则宣扬和夸大人的意志、情欲、生命和潜意识等非理性主义，反对科学主义主张的理性至上。科学主义和人本主义

Note：

从两个极端割裂了科学与人文。

(二) 现代科学技术发展带来的社会问题

随着社会的发展、科学技术的进步,科学对人类文明做出的贡献是巨大的。科学技术的发展速度令人惊诧,然而科学技术使人类在通向幸福之路的同时,也出现了一些社会问题,如克隆技术对人类伦理道德的挑战,基因技术对人类生命和道德潜在的威胁,信息技术诱发的精神危机等。

(三) 自然科学与人文科学的不平衡发展

相对于自然科学的突飞猛进发展,人文科学的发展态势、学科地位、关注程度相对较弱。主要原因是文理分科导致专业化越来越强,社会发展对理工科的需求远大于文科。人文科学的发展态势、学科地位和社会关注度与自然科学的发展不平衡。

二、探源医学的人文流失

(一) 医学人文流失现象

1. 关注“技术”而忽视了人 技术是人们改造社会及自然的直接手段,本身具有功利性。医疗护理工作常以技术作为工具和载体予以实施,因此,技术早已深深根植于医学、护理学的土壤。这样的土壤易滋生出错误:让本应只担任“工具”角色的技术,成为医学、护理学的主导。在这种情况下,医患双方易把恢复健康完全寄托于医术,形成了“技术至上”的观念。医学的科学技术性与人文社会性被割裂,患者的感受易被漠视。

2. 关注“疾病”而忽视了人 受生物医学模式的影响,部分医护人员只注重躯体症状,忽视患者的精神心理及其他需求;不尊重患者的权益(如隐私权、知情权、选择权)等。这些理念限制了医务工作者人文关怀能力的发挥和提高。

(二) 医学人文精神流失的原因

1. 人文教育弱化的影响 在医学院校的课程设置中,人文课程比例较小。医学院校的生源多来自理科,或多或少存在着“重理轻文”的倾向。近些年,医学院校开始重视人文教育,加大人文课程比例,丰富人文教育方法,但对于人文教育的研究和人文精神的渗透还停留在较浅的层面上,这使得医学生的“专业素质”和“人文素质”水平,仍处于不平衡的状态。

2. 高新技术异化的影响 使用医学高新技术手段进行疾病检查、诊断与治疗已成为疾病诊治过程中不可或缺的程序。但过分依赖高新技术手段,以仪器设备的诊断代替医生本应有的个体观察,使用智能化设备实施治疗,减少了医务人员在患者床边聆听患者的陈述并与之交谈的时间;医患之间的沟通减少,弱化了医患之间的情感表达,影响了医学人文关怀的开展。

第三节 人文回归——文武双全,“天使”方能飞翔

一、科学与人文

人文是为人之本,科学是立世之基,科学和人文是人类生活的两大重要领域。在科学与人文都面临着巨大挑战的今天,我们需要认真地审视两者之间的关系。

(一) 科学与人文相异共生

1. 理性的产物——科学 科学是理性的产物,以宇宙为尺度,追求客观真实,推崇理性至上,探索无禁区,对事物侧重于“事实判断”,所要解决的是“是什么”的问题。科学精神尊重科学技术的价值,强调依靠科学技术来推动社会的发展。显然,科学不带感情色彩,不以人的意志与感情为转移。所以,科学是关于客观世界的知识体系、认识体系,是逻辑的、实证的、一元的,是独立于人的精神世界之外的。例如,牛顿的“$F=ma$”力学公式,爱因斯坦的“$E=mc^2$”质能变换公式,就是独立于主体之外的、确定了的、唯一的,即一元的。

Note:
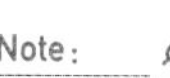

2. 人性的产物——人文 人文是人性的产物，以人类自身为尺度，向往美好，推崇感性和多样化，认识有禁区，对事物侧重于“价值判断”，所要解决的是“应该怎样”的问题。人文精神尊重人的价值，强调调动人的积极性来推动社会发展。因而人文不同于科学，往往是非逻辑的、非实证的、非一元的，是同人的精神世界密切相关的。例如，“这位贫穷的、身患绝症的老人为什么应该得到救治？”显然，这个“应该”就带有强烈的“终极关怀”的感情色彩，对这个问题的回答也不可能是唯一的、确定的。所以，人文不仅是一个知识体系、认识体系，还是一个价值体系、伦理体系。

（二）科学与人文相依共存

1. 社会离不开科学与人文 社会由人和物组成。人通过探索身外之物以及各种现象，逐渐形成了反映各种事物和现象的本质与规律的知识体系，科学由此而产生。如果没有自然科学，就没有电灯、楼宇、飞机、轮船，就没有现代物质文明。对于人类社会而言，没有科学的世界是无法想象的，科学已经渗透在人类的一切领域之中。

人通过探索自身，逐步形成了恰当把握自己以及人与人之间关系的学问，这就产生了人文。如果没有社会科学，就没有文学、艺术、理想、道德，就没有现代精神文明。由此可见，社会的进步与发展，科学和人文两者均不可缺少。

2. 人生离不开科学与人文 虽然每个人的人生不尽相同，但做事和做人是其亘古不变的内涵。做事离不开科学，做人离不开人文。对个人发展而言，科学与人文同样重要。研究表明，人的左脑主要从事严密的逻辑思维，同科技活动有关；右脑主要从事开放的形象思维，直觉、顿悟、灵感在其中，同文艺活动有关（图 1-2）。

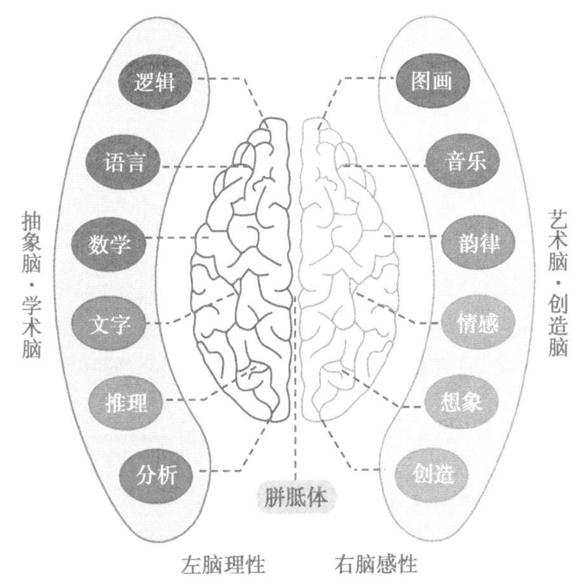

图 1-2 **左右脑功能示意图**

研究还表明：大脑的左、右两半球是不可分割的统一体，人的两类思维也同样组成一个思维整体。科学教育主要促进左半脑发育，人文教育主要促进右半脑的发育。所以，单纯的科学或人文教育都不可能使人脑得到协调发展，只有两者融合才能够培养出知、情、意、行和谐发展的人。

（三）科学与人文相通互补

科学求真，却不能保证其本身方向正确，科学越是向纵深发展，产生的问题越凸显。设想采用基因技术，将人与黑猩猩进行某种杂交，肯定会出现一种新的生物，这种新的生物是否比人更聪明、更敏捷、更健康？这显然是一个科学问题，但这个研究绝对不能进行，因为它比克隆人还更加反伦理、反人类。因此，科学需要人文导向。有人这样比喻：科学是桨，人文是舵，无桨则无法前行，无舵则迷失方向。

另一方面，人文要解决“应该是什么”的问题，也就是说人的一切活动必须建立在合乎客观规律的基础之上。例如，在医院外遇到患者突发心脏骤停，第一目击者判断后立即给予徒手心肺复苏，此举自然属于“应该”；然而，目击者如果没有评估周围环境是否安全，可能因施救者和被救者处于危险境地而引发二次伤害，因此，必须严格按照科学规范的急救流程进行施救。人文需要科学奠基，护士的人文关怀也应植根于科学基础之上，否则，可能出现“好心办坏事”的结果。

科学和人文尽管它们的关注对象、研究路径不同，追求目标也有差异，但是在源头上两者共生互动，相融互通，相异互补，和而不同，和而创新。作为人类活动，无论是科学还是人文，都是人类本质力量的表现。科学与人文，相融则利，相离则弊。科学与人文相融，是社会发展之必须，是人类发展之必须。

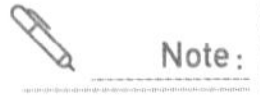
Note:

二、医学科学与医学人文

（一）医学科学精神与医学人文精神

1. 医学科学精神　医学科学精神随着近代实验科学的兴起得以确立并逐步深入人心，是科学精神在医学领域中的具体体现。它包括实证精神（求真求实的精神）、理性精神、创新精神、质疑批判精神和为科学献身的精神。医学科学精神以求真、求实和推崇理性为特点，强调医学知识和技术在医疗过程中的作用，强调尊重临床客观事实、尊重医学规律、依循实证方法、遵循规范的程序，强调临床发现的客观性、准确性和效用性。医学科学精神的焦点是科学理性所揭示的客观规律，它借助于实践的、实验的、逻辑的手段去证伪或证实医学知识的真实性、合理性、科学性。医学科学精神使人类对健康与疾病的认识走出了蒙昧的状态，促使生物医学得以蓬勃发展。

2. 医学人文精神　医学人文精神是人文精神在医学领域中的具体体现，其核心理念是以人为本。医学人文精神以求善、求美和关注情感体验为特点，强调尊重患者的情感世界和意愿，依循整体观念、遵照仁术的信条，强调临床的感受。追求医学的人性化，就会重视情感因素的注入，重视人的人格尊严和权利，提倡对人的理解、同情、关心，注重人与人、人与自然、人与社会多种关系的和谐。在整个医学过程中，生命的价值和人的感受被置于重要地位。

（二）医学科学精神与医学人文精神的对立统一

在不同的历史条件下，在医学发展的不同阶段，医学科学精神与人文精神两者地位不同，凸显程度不同，但两者从来不是截然对立的。如当传染病流行时，施展医术，挽救生命，维系健康，既是医学科学精神的张扬，也是医学人文精神的体现。医学科学和医学人文的任何一方面都不可能单独完成现代医学的完整建构。

1. 医疗科学技术为患者的康复提供保证　如果说医学人文关怀为患者的心身康复提供了精神支持，那么医学科学技术解决的则是患者的躯体痛苦；医学人文关怀将生命的价值赋予患者，医学科学则为患者康复提供了技术保证，将患者从病痛中拯救出来，将健康的希望带给患者。

2. 医学人文精神为医学的发展指明方向　在医疗活动中，如果只重视医学的科学精神，忽略医学的人文本质，只注重对躯体疾病的诊治，忽略患者的心理需求与感受，其结果要么是直接影响临床疗效，甚至加重病情，要么是引起不必要的医疗纠纷。医学人文精神为医学科学精神的发展指明方向，使医学肩负起生命终极关怀的使命。

实践活动

叙事：抗击新冠肺炎疫情中的白衣勇士

活动组织：由教师进行叙事，或者在课前教师布置导学任务，在提供学习目标的基础上，让学生查阅疫情期间医护人员白衣为甲、逆行出征的故事，课堂上由学生叙事。

叙事举例：看哭无数人的“隔空拥抱”。2020年1月，河南某县人民医院疫情一线一位护士从大年初一就坚守在医院。丈夫和女儿去看望她，为避免交叉感染，与9岁女儿隔空拥抱，她对女儿说：“乖，妈妈是个共产党员，妈妈什么都不能怕，战胜病毒，妈妈就能回去了，你要听话！”

……

教师启发引导：请分析白衣为甲、逆行出征护士的行为动机，体会其中的职业情感，让学生发表各自的理解。

如果说科学精神赋予了医学科学以创新的生命力，那么人文精神则赋予了医学发展所必需的深厚的文化土壤和道德基础。医学不断走向成熟的标志之一就是——医学科学中蕴涵着医学人文的精髓，医学人文中交织着医学科学技术的维度，两者形成张力，弥合分歧，互补共进，在观念层次上相互

Note:

启发,方法层次上相互借用,学科层次上共同整合,精神层次上相互交融。

第四节 人文修养——让护士有高度,护理有温度

一、解析护理学的人文内核

(一)充满人文特征的护理专业

1. 护理的定义——对生命的照顾 中华护理学会课题组和香港理工大学护理学院合作,通过问卷调查、专家访谈等方法,经专家多次讨论和修改,于2005年提出适合我国国情的护理定义:护理是综合应用人文、社会和自然科学知识,以个人、家庭及社会群体为服务对象,了解和评估他们的健康状况和需求,对人的整个生命过程提供照顾,以实现减轻痛苦、提高生活质量和健康的目的。该护理定义的提出对我国护理学的属性、实施主体和客体、护理目标进行了界定,明确地将人文科学作为护理工作者必须具备的相关科学知识,顺应了世界医学界人文回归的主旋律,充分体现了护理学以“对生命的关怀照顾”为己任的人文精神。人文精神是护理学源远流长的思想基础和理论内涵。

实践活动

体验患者角色

活动组织:在学生中招募志愿者扮演不同情况的患者:双眼严重白内障(绑带包扎双眼)、下肢骨折(单腿上夹板)、年老体衰(双腿绑沙袋)。在无人陪伴的情况下,自行到医院看病(在设置了障碍的教室通道上行走1分钟)。

角色扮演后,各角色扮演者谈谈扮演中的情感体验,观察员(其他同学)发表感想。

教师启发引导:护士应充分认识,护士的服务对象是一个非常需要理解和帮助的群体。

2. 护理学的本源——关爱生命 自从有了人类,就有了护理工作的轨迹,照顾老弱病幼,是护理最早的萌芽。可以说,护理贯穿于人生命全周期、健康全方位。追溯护理学发展史,仁爱与技术从来都是并驾齐驱。追寻与反思护理的目的,显然不仅仅意味着去除病痛,还需帮助患者恢复生理与精神心理的完整性。护患关系中,也不意味着护士只需关注技术操作的准确,还应考虑患者的感受和意愿,给患者以温暖。重视专业技术与人文知识、人文精神的融合贯通,是护理学的本源本色。

3. 护理学的性质——自然科学与人文科学的耦合 护理学是一门关于人的学科,研究的是护士如何关怀和照顾患者。护理学不仅要在个体、系统、器官、组织、细胞、分子等微观层面上,更要从家庭、社会、生物界乃至地球、宇宙等宏观环境上,去揭示和把握生命、健康、疾病、衰老、死亡等基本现象的本质和相互联系。因此,护理学不可避免地含有心理学、社会学、经济学、法学、伦理学、哲学等人文社会科学的学科内容,并以其作为实现护理目的的学科基础。

4. 护理学的目的——守护健康 就护理学本质属性而言,其核心目的是守护健康,满足人对健康的需求。而人对健康的需求是多方面、多层次的,不仅包括躯体健康,也包括心理健康和完好的社会适应能力。因此,护理作为与人的生命质量密切相关的专业,特别强调关怀和照顾整体的人,关怀和照顾是护理学不同于其他专业和学科的根本所在。由此可见,护理学是关心他人、发扬人道的专业,本身具有人文内核和人文追求,其人文特征是自身内在的,而不是外部强加的。

5. 护理学的未来——人文精神领航 近年来,中国的护理事业快速发展,在“以人为本”理念指引下开展的整体护理及优质护理服务取得显著成效。如果说整体护理、优质护理服务是棵大树,那么人文精神则是其赖以生存的土壤,人文精神是护理内在发展的动力和灵魂。强化护士的人文关怀、完善护理程序、提升护理品质等都是护理向纵深发展不可缺少的促进要素,贯穿这些要素的,是人文精

神这根主线。在护理实践中，人文精神体现在对患者的价值，即对患者的生命与健康、权利和需求、人格和尊严的关心和关注。

由此可见，护理既是高科技、高技术含量的知识密集型行业，又是一项最具人性、最富人情的工作。它必须是科技性和人文性的完美结合和统一；它不仅是一门科学，更是一门艺术，是一门关于爱的艺术。

（二）护士角色的人文属性

护理学中的人文属性，是护理学发展历史长河中积淀下来的人文精神，常常外化为护士的价值感召、职业情感与情怀。

1. 护士角色的人文本底　正因为护理专业的人文属性，所以从事这个专业的人——护士，应是富于人文精神、善于人文关爱的人。护士不单单致力于疾病和病症护理，而是从整体人的角度出发，使护理涵盖人的生理、心理、社会、精神、环境等诸方面的健康需求；护士的角色也相应地从护理的实施者，扩展为教育者、咨询者、健康生活方式的倡导者等。因此，护士是融知识技术和人文素养为一体的高素质专业工作者。

2. 护士角色的人文要求　护士要将科学与人文交融，就必须具有完备的知识基础、优秀的思维品质、有效的工作方法、和谐的相互关系与健康的身心状态。如是，才能将自己塑造成为真正的护士。在护理过程中，要能全面整体地观察人、认识人、理解人、尊重人、关爱人，在此基础上运用护理知识和技术去服务于人，做到有“四性”。仁性：仁心、仁术；爱人、爱业。理性：客观、循证；冷静、沉稳。悟性：反思、求索；探询、省身。灵性：适时、应变；技巧、创新。

3. 护士角色的人文践行　护理学的人文属性意味着在护理实践中，一切护理技术、手段与治疗、一切护理效果与评价、一切护理制度与政策、一切护理改革与方法，都要以对人的身心健康和生命质量的考量作为出发点和落脚点。临床护理中要遵循两个原则。一是科学原则：针对病情——疾病的病理、生理、治疗护理方法、技术手段；二是人文原则：针对人情——考虑患者的心理、意愿、生活质量，以及个人与家人需求。

二、护士必备的人文修养

（一）护士人文修养的内涵

护士要适应护理事业发展的需要，有效地实施人文关怀，具备的人文修养至少应包括以下几个方面：

1. 伦理道德修养　良好的人际关系必须以社会认同和遵循的伦理观念和道德行为准则为基础。当今，医学和护理学都面临着前所未有的伦理道德问题的挑战，护士要面对平等、公正、权利、信仰、尊严等伦理问题，要处理患者的健康价值、护理的道德价值及经济价值之间的冲突，提高伦理道德修养已迫在眉睫。在护理实践中，护士的职业修养主要体现在护理人文关怀。

2. 社会学修养　人是社会的人，社会是护士的人生舞台，护士要与服务对象交往，要建立团队合作，社会学知识不仅有助于护士明晰自身的社会角色及职业规划，更有助于提升护士扮演社会角色的能力。护士应该了解护理与社会的关系以及护理工作的社会性，熟悉社会群体与社会组织的特征，了解社会分层、社会流动对护理领域的影响，并通过社会文化的内化和角色知识的学习，形成良好的社会适应能力。

3. 人际关系修养　医学、心理学专家曾指出：人类的心理适应，最主要的就是对人际关系的适应。良好的人际关系修养有利于提高人的健康水平，运用人际关系知识，能为服务对象提供及时有效的帮助，也有利于提高工作效率和完成工作目标，使自己在人际互动过程中，逐渐养成健全的个性和人格。

4. 语言文字修养　语言文字可以进行信息传递和人际交往，语言文字修养包括了基本的口语交际能力、阅读能力和写作能力。在信息时代，它是我们生存的重要工具，因此语言文字修养是护理工

Note:

作者最基本的修养之一。

5. 文化传统修养 优秀的文化传统是人类文明的瑰宝。护士通过提高文化传统修养，可以了解来自社会不同职业、不同阶层、不同地域、不同民族服务对象的社会关系、经济条件、政治文化背景和宗教信仰，领会文化背景对其人生观、价值观的影响，更好地为他们服务。

6. 美学艺术修养 美学艺术修养是通过审美活动逐步培养的，护士美学艺术修养的提高，有助于学会欣赏美和创造美，有助于学会观察人、认识人和理解人，有助于陶冶情操、丰富情感、健全人格、提升品位，成为美的化身和美的使者。

7. 科学思维修养 这是人文修养中最高层次的修养。科学思维修养主要表现为观察各种现象时善于发现事物间的内在联系，透过现象看本质，找到规律；在思考问题时善于进行分析综合和推理概括；在解决问题时善于联想和思维发散。科学思维修养对提出护理问题、进行护理干预和实现护理创新非常重要。

人文修养包括的内容还很多，还有许多交叉，例如心理素质、创新素质、管理素质、叙事能力都与人文修养密切相关。可以说人文修养如同人之血液，渗透在人的各个方面。

（二）人文修养与护理

1. 人文修养，护理人员执业的根基 护理实践中，不仅需要护士具备理论知识和技术能力，同时也需要人文执业能力。护士在护理过程中，始终要围着护理服务对象，要与之沟通；要了解国家的医疗政策、法规与其他有关规定；要了解与护理相关的伦理、社会、法律、经济方面的知识及如何实际运用这些知识；要处理护患、医护、护际之间的种种关系。而对这些问题的处理，必然需要护士具备一定的人文修养和人文执业能力。护士除了需要专业精深，还需具备正确科学的价值观、端正的职业态度、良好的沟通能力、团队合作能力、管理能力和心理适应能力等。这些能力强弱不仅关系到护士个人的发展，更关系到患者的治疗效果及医院的发展。

实践活动

南丁格尔精神的传承

活动组织：课前布置预习。以小组为单位，各收集3位南丁格尔奖章获得者的事迹。讨论：南丁格尔奖章获得者身上体现了怎样的人文精神？作为一名未来的护理工作者，应该如何传承和发扬南丁格尔精神？

将小组研究性学习的结果在课堂上汇报，形式不限，可用演讲/情景剧/诗朗诵等方式。

教师启发引导：要成为一名优秀护士，首先应具备什么素养？

2. 人文修养，温暖护理专业的能源 护理学本质上是一门人学，护理专业与护理人文的结合，有赖于护士对人文缺失弊端的深刻了解，以及对人性化的护理实践的探求，而这一切取决于护士的人文修养的高低。可以说，护士人文修养的水平决定着护理实践的人文水平。护士人文修养的提升，有助于护理专业提升被“技术至上”滤掉的温度，修补护理学的价值和功能。

3. 人文修养，防范人文风险的盾牌 人文风险是由组织内部人的因素所引起的非技术风险，是组织因素、工作因素、个人因素共同作用的结果。通过对护理风险、护患纠纷及护理不良事件等负面事件的分析，人们发现，有部分风险和负面事件与护理人员的人文缺失有关，如缺乏人文精神导致的冷漠，缺乏人文知识导致的失误，缺乏沟通技巧导致的抱怨，缺乏科学思维导致的疏漏等。通过加强护士的人文修养，以及对护理风险和不良事件的认知、态度、行为等人文因素的分析，采取综合管理手段，对影响护理质量的人文因素进行控制，能最终达到提高护理质量的目的。

（三）护士人文修养的培养与提升

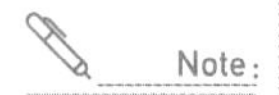

人文修养具有根本性、终身性。提升人文修养，亦如“磨刀”与“充电”，而且它与一般知识更新不

同，这种磨炼带有根本性，往往有益于一生。

1. 注重人文思想的渗透　人文思想是支撑人文修养的基本理念及其内在逻辑。在护理教学和临床实践中，要注重人文思想的渗透，体现以人为本，宣扬尊重人性，理解个性；追求人格平等，反对等级观念；崇尚理性，反对蒙昧。

2. 加强人文知识的学习　人文修养的提升离不开人文知识的学习。如只学习专业知识，则会导致知识结构单一，引发知识分裂、文化分裂甚至人格分裂。这将是教育的危机，也会是一种文化危机和社会危机。所以，高等护理院校必须加强通识教育，注重复合性知识和技能的教学，进行文理交叉渗透，在专业教育中加强人文教育，培养复合型高素质人才。

知识导航

让专业课堂“思政飘香”——从护理“人文课程”到护理“课程人文”

立德教育，自古厚之。在专业课教学中开展“课程思政”，是当前高校立德育人教学的新理念、新模式。延伸和借用“课程思政”的概念，在护理专业课教学中不仅要精心建设“人文课程”，同时应大力开展“课程人文”，即在培养护生专业知识技能的同时，将人文素质培养融入专业课程教学的各个环节。护理专业开展“课程人文”之内蕴包括专业课程中的爱国主义教育、价值信仰引领、传统文化陶冶、科学精神培育、人文素养教育；开展“课程人文”之模式包括画龙点睛式、专题嵌入式、融合渗透式、元素化合式、知行合一式、潜移默化式。护理专业开展“课程人文”之路径包括更新理念重育人、完善机制保改革、教研并行促创新。滴水穿石，非力使然，恒也。相信“课程人文”的持久广泛开展，能取滴水穿石之功，让中国的护理教育不断完善，日臻完美。

3. 重视人文技能的掌握　对于护理人员来说，人文技能方法与专业技能同等重要。例如，在进行护理操作练习时，不但要学技术，同时要学会尊重、关爱患者，学会语言沟通和信息交流；在确定护理方案时，要学会分析判断和科学决策，学会合作学习和互帮互助；在开展整体护理时，要学会倾听患者疾病故事，学会共情，学会兼顾护患双方观点和立场，构建和谐医患关系。这些有利于提高护理人员人际交往能力、科学思维能力及叙事能力。

4. 注重人文精神的养成　做人的根本不是技巧问题，而是人文精神的养成。单纯的技巧是低级的，言行仪态只是人文精神的外显反映。内心没有的东西，外表就无法显露；内心有了，外在自然而然就能表现出来。慧中方能秀外，人的心灵美好，气质才会美好；人的内心卓越，行为才能卓越。正如韩愈劝诫后辈所说，青年人“无望其速成，无诱于势利，养其根而俟其实，加其膏而希其光。根之茂者其实遂，膏之沃者其光晔。仁义之人，其言蔼如也。”人文精神的培养不同于一般的道德教育和法治教育，它始于人性的自觉，着眼于情感的潜移默化。不是强迫人要怎样，而是启发人从心灵深处自悟应该怎样。护理人员应注重自我修炼、灵魂陶冶，从根本上领悟做人之道。

（翟惠敏　常广明）

本章小结

本章解释了“人文”“人文修养”的有关概念和内涵；分析了当前的人文忧患状况及医学领域人文缺失的原因，强调了医学护理人文回归的必要性。在此基础上，讨论了医学人文与医学科学的关系，探究护士人文修养的内涵及意义、护士人文修养培养及提升策略。人文是护理的核心和精髓。新时期护理人员应注重自我修炼，注重人文精神的养成，掌握良好的人文知识和技能，以正确的护理价值观服务患者，让人文为生命护航、伴生命远航。

Note:

思考题

1. 如何认识医学和护理专业的本质特征？
2. 你如何理解“护理既是一门科学，更是一门艺术”？
3. 你认为护士在工作中应怎样体现护理人文精神？你对提高自身的人文修养有哪些思考和打算？

反思日记

疫情发生以来，数万医护人员第一时间驰援疫情一线。重症病区的医护人员冒着被感染的风险，救患者于危难。方舱医院的医护人员带领患者做健康操、八段锦、太极拳，为患者做心理疏导。患者则主动组成志愿者团队帮助医护人员，发饭、维持秩序、翻译方言。一幕幕感人的画面，让医护人员感慨：“医患关系是多么和谐啊！”

请思考医护人员感慨的原因。若你成为一名护理人员，应如何对待自己的服务对象？

案例分析

案例1 护生小李在医院肿瘤科实习时，遇到一位脾气很大的患者王奶奶。王奶奶因肺癌无法进行手术，住院后一直化疗；输液时自述胳膊痛，嫌弃家里送来的饭菜难吃，总对家人和护理人员发脾气。小李完成带教老师分配的工作后，经常到王奶奶的病房巡视。在王奶奶清醒时，边帮着她按摩胳膊，边和她聊家常。出院时，王奶奶特意找小李表示感谢；家人也说这是王奶奶出院状态最好的一次。

请分析：护生小李为何能得到王奶奶的感谢？

案例2 九天云外揽月回。2020年11月24日至12月17日，嫦娥5号探月工程圆满完成月面着陆、自动采样、月面起飞、月轨交会对接、再入返回等任务，携带月球样品，返回地面，标志着探月工程“绕、落、回”三步走规划圆满收官。这是发挥新型举国体制优势攻坚克难取得的又一重大成就，是航天强国建设征程中的重要里程碑，对我国航天事业发展具有十分重要的意义。17年来，参与探月工程研制建设的全体人员大力弘扬追逐梦想、勇于探索、协同攻坚、合作共赢的探月精神，不断攀登科技新高峰。

请分析：嫦娥5号探月工程这一壮举是如何体现科学与人文的关系的？查找相关资料，思考探月工程背后的故事给了你哪些启发？

Note:

URSING

第二章

人文关怀——护理专业的核心和精髓

02章 数字内容

学习目标

- 知识目标：

1. 掌握护理人文关怀的相关概念及实施人文关怀的重要性。
2. 熟悉护理人文关怀能力的内涵、培养策略及评价方法。
3. 了解护理人文关怀发展的历史及护理人文关怀的基本理论；医院护理人文关怀实践的方法和策略。

- 能力目标：

1. 能运用华生关怀科学理论的十大临床博爱程序对服务对象实施人文关怀。
2. 能运用诺丁斯关怀教育理论培养和提升自身的人文关怀能力。

- 素质目标：

具有良好的人文关怀意识，并且在学习、生活和工作中常态化践行人文关怀。

【关键概念】 关怀　人文关怀　关怀能力　关怀理论　医院文化　关怀实践

导入情境与思考

患者胡女士，35岁，工人。她5岁的女儿常住县城老家。胡女士因诊断为卵巢癌，入住医院肿瘤科治疗。行手术治疗，发现肿瘤已转移，遂对其进行化疗。患者食欲差，吃东西就吐。她常常流泪。护士给她输液时，她望着护士问，“这针能救我的命吗？”陪伴她的丈夫也因不能接受妻子晚期肿瘤的事实而情绪低落。

请思考：

1. 作为责任护士，你如何关怀、帮助患者和她的家属？
2. 为了更好地给服务对象提供关怀和帮助，你认为护士需要具备哪些方面的知识和能力？

自从有了人类，就有关怀。人类的发展取决于人们对自己关怀照顾的能力及关怀照顾他人的能力。关怀是一个普遍性的概念，更是护理专业的一个核心概念。从南丁格尔奠基现代护理时起，关怀就被深深地植入护理专业中，并逐步被认为是护理的核心和精髓。将人文关怀从理念理论变为实践和行动，护理专业人员职责重大，使命光荣。掌握关怀理论知识，具备人文关怀意识和能力，方能有效实施人文关怀。

第一节 护理人文关怀概述——人本为怀，守护生命

一、基本概念

（一）关怀与人文关怀

1. 关怀 关怀（caring）一词在我国最早见于《宋书·孔觊传》：“不治产业，居常贫罄，有无丰约，未尝关怀”。一般来讲关怀是指关心、帮助、爱护、照顾的意思。此外，也代表着对某事、某人在意、操心。

2. 人文关怀 人文关怀（humanistic caring），又称人性关怀（human caring），是指对人生存状态的关注，对符合人性的生活条件的肯定，对人的尊严、自由、权利的维护，对人类的解放与自由的追求。简单来讲，人文关怀就是关注人的生存与发展，就是关心人、爱护人、尊重人。人文关怀的对象不仅指人类社会，还拓展到动植物和自然界，人文关怀的目的就是要体现万事万物的相依共生，营造一个充满关爱的整体，并在相互关系中达到和谐相处。

（二）护理人文关怀

护理人文关怀（human caring in nursing）是一个复合概念，是哲学与护理学的有机结合。从狭义的角度来看，护理人文关怀是指在护理过程中，护士以人道主义精神，对患者的生命与健康、权利与需求、人格与尊严的真诚尊重、理解、关心和帮助。广义来讲，护理人文关怀不仅包括护理人员对患者的关怀，也包括护理管理者对护士的关怀、护理人员之间的相互关怀及护理人员的自我关怀。

二、护理人文关怀的历史与发展

护理与人文关怀有着共同的起源，相伴而生。在我国和西方一些国家，其起源和发展有着相对独立的轨迹，现简要介绍。

（一）中国人文关怀的起源与发展

中国传统文化体现和蕴含丰富的人文关怀，而最具人文关怀特色的是儒家文化。孔子的核心思想是“仁”，诸如“己立立人，己达达人”“己所不欲，勿施于人”正是“仁”的体现。荀子人性论中提到：“人生不能无群”，人的群性最主要的表现就是人能爱护和关怀自己的同类。把人看作一切问题的出发点与归宿，把爱人作为为人基本的态度与准则，这正是中国古代人文关怀的重要体现。除了儒

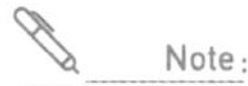
Note:

家"仁学"思想外，传统文化中体现人文关怀的代表人物和思想还包括：先秦时期的管仲提出"以人为本，本理则国固，本乱则国危"的思想；西汉贾谊提出"以民为本，以民为命，以民为公，以民为力"的主张；魏晋时期的思想家则重视人的个性发展和情感生活；隋唐时期提出："凡是皆须务本，国以人为本，以民为本"等，均是弘扬人的价值，体现人为核心，注重人的地位与作用。

知识导航

中国古代家训中的人文关怀

家训是家长在立身、处事、为学等方面对子女的教诲。中国传统文化中的某些家训也充满人性的温度。例如，宋代司马光《居家杂仪》："凡父母舅姑有疾，子妇无故不离侧。亲调尝药饵而供之。父母有疾，其子色不满容。不戏笑。不宴游。一切不得如平时。甚则不交睫，不解衣。舍置余事，专以迎医检方合药为务。"又例如，谢氏家训提到，"凡邻里亲故，平昔善良，倘有婚姻丧疾应助者，即量力助之。"

我国传统医学"救死扶伤，悬壶济世"的核心理念，也是人文关怀的写照。孙思邈在《千金要方》中说，"人命至重，贵于千金"；宋代林逋在《省心录·论医》中指出，"无恒德者，不可以作医，人命死生之系"，强调了医者应具有良好的医德，最大限度尊重患者的生命。

我国古代医护不分，没有专门的护理人员和职位。承担护理职责的人主要是医生及其弟子，另外还有患者的家人或仆人。因而，护理中的人文关怀应该蕴含在传统文化和传统医学中。

中国近代护理是随着西方医学及护理的进入而兴起和发展的。1884年美国的一位传教护士伊丽莎白·麦克奇尼(Elizabeth Mckechnie)女士来到中国，把西方护理引入中国。中国的医院开始有了正式的护士。教会医院开办的护校要求护生善言善行。护士秉承南丁格尔精神，对患者给予关怀。

1942年国际护士节，毛泽东主席在延安题词"尊重护士，爱护护士"，提出对护士给予尊重和关爱。

1951年，我国著名护理专家管葆真女士提出，"在患者第一的原则下执行一切护理工作"，强调护理工作以患者为中心，体现人文关怀。护理人员急患者之所急，想患者之所想，以良好的服务态度对患者给予关心、照顾。据文献报道，早期医院的护士对患者非常尊敬，每天早晨进病房首先向患者问好，然后开始工作。给病情较重的患者做晨间护理时，需要先关窗户、拉帘子；给患者盖上灰色薄毯，再去打温度合适的水，给患者洗脸、刷牙、梳头、换衣服。除了做好基础护理工作之外，护士还主动了解患者的病情、个性、习惯。

1988年，卫生部颁布的《中华人民共和国医务人员医德规范及实施办法》提出，医务人员应"文明礼貌服务，举止端庄，语言文明，态度和蔼，同情、关心和体贴病人"，规定了医护人员对患者的关怀职责和义务。此后，我国护理发展规划纲要中，人文关怀被正式提出。2010年起卫生部开展的优质护理服务示范工程活动、2015年起国家卫生和计划生育委员会开展的改善医疗服务行动计划活动，都强调以患者为中心，加强医患沟通，对患者提供人性化护理服务。2016年，中共中央、国务院印发《"健康中国2030"规划纲要》，其中提出，加强医疗服务人文关怀，构建和谐医患关系。2018年，国务院颁布的《医疗纠纷预防和处理条例》中强调，医疗机构及其医务人员在诊疗活动中应当以患者为中心，加强人文关怀。2020年9月，《国家卫生健康委办公厅关于进一步加强医疗机构护理工作的通知》中提出，要增强主动服务和人文关怀意识，加强与患者的沟通交流，尊重和保护患者隐私，关注患者的不适和诉求，并及时提供帮助。

进入21世纪以来，我国人文关怀教育教学、临床实践及管理得到进一步发展。护理院校加强人文护理课程建设，融入人文关怀教学，培养、提升学生的人文关怀意识和能力。医疗机构探索人文关怀规范化建设，从人文关怀组织管理、制度建设、关怀培训、试点病房、科研等全方位系统推进对患者的人文关怀及对护士的关爱。2015年中华护理学会护理管理专业委员会成立人文关怀学组，同年中

Note：

国生命关怀协会成立首届人文护理专业委员会，并设立人文护理理论、教育、培训、临床、管理、中医、社区、科研、跨学科等学组，全方位推动人文护理的理论和实践。2018年，中华护理学会第27届理事会确定使命为“凝仁爱之心，聚守护之力，促人类健康”，价值观为“仁爱慎独、敬业奉献、创新进取”。中国生命关怀协会的宗旨：传播生命文化，关怀生命过程，维护生命尊严，提高生命质量，延伸生命预期，创立并发展具有中国特色的生命关怀事业。

在重大传染病疫情防控时期，护理人文关怀得到充分体现。2020年，新冠肺炎疫情的发生，对人民群众身体健康和生命安全构成极大威胁。疫情一线医护人员守土护命，英勇无畏，日夜鏖战；全国数万名医务人员扛鼎逆行，不惧危险，奔赴一线。党和政府高度重视对新冠肺炎患者的人文关怀及对医务人员的关爱，印发了《新冠肺炎患者、隔离人员及家属心理疏导和社会工作服务方案》等文件。广大护理人员一方面用专业知识及急重症护理技术尽力救治患者，同时，以博大的爱心，尽其所有、尽其所能为在不同场所如发热门诊、定点医院隔离病房、方舱医院等的新冠肺炎患者提供人文关怀，给他们及其家庭带来温暖和信心。护理人员的出色表现得到了患者的高度好评及政府的充分肯定，护理专业在人民健康中的价值得到进一步提升。

案例导思

“我要付账给你”

患者王大爷特别害怕孤独，因家属不在身边，无法陪伴和探视。护士长查房时，主动与他握手，了解了他的需求。王大爷不方便下床活动，护士为大爷送饭、洗碗并协助大爷与家人连线视频通话。王大爷讲话时方言重，护士长买来了小白板。小白板成了护患之间的沟通桥梁，平时护士们会写上“王大爷，您要不要喝水？”“王大爷，您睡觉冷不冷？”之类暖心的话语。有一天深夜，王大爷难以入睡，当班的三名护士轮流陪伴在王大爷身边，给他敷热毛巾、为他按摩双脚、轻轻拍背，王大爷渐渐入睡。第2天早晨，王大爷睡醒后给护士竖起大拇指，并拿起笔在小白板上写道，“我要付账给你”。

请思考：

1. 为关怀患者王大爷，护理人员采取了哪些特殊的措施？
2. 如何理解“我要付账给你”？

（二）西方人文关怀的起源与发展

西方的人文关怀精神起源于古希腊爱琴文明。古希腊城邦的民主政治制度、追求个性完美的文学艺术，为人文关怀的形成奠定了良好基础。智者学派、苏格拉底（Socrates）或柏拉图（Plato）、亚里士多德（Aristotle）等先哲的思想都蕴含着西方人文关怀的萌芽。例如，公元前5世纪的智者运动，哲学家放弃对自然宇宙的研究，开始研究与人有更密切关系的事务，认为善良、真理、正义和美都与人本身的需求与利益相关。在医学界，希波克拉底誓言中提到：医生除了是医疗知识和技术的提供者外，也是一位聆听者和观察者，除了听取患者病情方面的主诉，还包括理解患者身心的痛苦煎熬、家人的担忧以及观察疾病对患者生活的影响。这说明在医学的起源阶段，人们意识到医生的使命不仅需要治病救人，还需要具有关心同情患者的情怀。

公元14~17世纪兴起了文艺复兴运动，其核心是强调人们应当回归到对人的价值和人的尊严的热爱，提倡个性解放与自由。思想家们主要从人类文化的角度探讨人的问题，以人为中心，注重人对真、善、美的追求，崇尚人的价值与尊严。公元18世纪的启蒙运动继承了文艺复兴的人文主义。思想家们关心人、关心人的独立和尊严，宣传理性和科学，自由、平等、博爱、民主等思想，“启蒙之火”引领着“人”与“社会”的双重觉醒，丰富和发展了人文关怀的内涵。文艺复兴、启蒙运动解放了人们思想，主张对人的命运关怀和权利尊重，人文关怀精神被贯彻到各个领域。

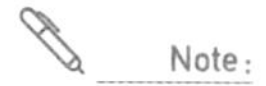

19世纪德国马克思(Marx)批判继承了西方近代的人文关怀思想的合理内容,把一切人的自由全面发展作为人类解放的目标。同时期,现代护理创始人南丁格尔提出“以照顾为中心”的模式,在护理工作的很多细节方面强调对患者的关怀。南丁格尔将照护关怀理念带入护理学,在护理学及护理人文关怀史上具有里程碑的意义。

20世纪中叶,美国人本主义心理学家罗杰斯(C. R. Rogers)认为心理学应着重研究人的价值和人格发展,认为人的本性是善良的。他提出了“以当事人为中心”(person-centered therapy)的治疗模式,即治疗者对服务对象无条件积极关注,设身处地地理解或通情达理或共情(empathy)。

受罗杰斯等理论家思想的影响,20世纪70年代,美国关怀科学理论家简·华生(Jean Watson)、跨文化理论家莱宁格(Madeleine Leininger)均提出,护理的本质就是人文关怀,并各自进行了系统阐述。1998年美国高等护理教育学会首次将人文关怀列为护理人才培养的核心概念。护理院校注重人文关怀的教育教学实践,包括构建基于关怀科学理论的护理本科课程,或者开设人文关怀专门课程,讲授人文关怀理论及相关知识,在专业课教学中融入人文关怀教学等,全面培养和提升护生的人文关怀能力。在医疗机构的人文关怀实践与管理方面,也有很大的进展。例如,我国某医疗机构建立了基于华生关怀科学理论十大临床博爱程序的人文关怀护理模式,开展人文关怀实践,实施对患者的关怀,提升患者满意度。还有学者分别构建了医院护理人文关怀通用标准及急诊专科护理人文关怀标准等,为人文关怀在临床做什么及如何做提供具体指导,促进人文关怀向同质化和标准化方向发展。

学术机构及科研对人文关怀的发展也起着积极的作用。1989年,国际人文关怀协会(International Association for Human Caring,IAHC)成立,该机构的理念就是相信关怀是护理的精髓,关怀是护理专业独特而统一的焦点。该机构每年举办国际人文关怀大会,对护理人文关怀起到了积极宣传和推动作用。全球范围内学者广泛对护理人文关怀进行研究。华生主编出版《护理与健康中关怀测量与评估》(*Assessing and Measuring Caring in Nursing and Health Sciences*)一书,汇集了20多种对关怀概念从不同角度进行研究测量的量表或问卷,这意味着人文关怀从理论运用到实践、从抽象的概念到具体实施与效果监测的巨大转变。

三、护理人文关怀的重要性

1. 人文关怀是护理学的核心　护理的目的是恢复、守护和促进人的健康,而人的健康不仅指躯体健康,更包括心理健康和完好的社会适应能力。护理与人的健康和生命息息相关,强调关怀和照顾整体的人。护理是关爱服务对象、体现人道的专业。由此,护理专业具有人文关怀的内核和追求。无论护理专业怎样变化发展,护理的服务对象——整体的人不会改变,护理专业的内核——人文关怀不会改变,需要同步发展的是如何让人文关怀发扬光大。

2. 人文关怀是护理人员的职责　2008年国务院颁布的《护士条例》明确规定:护士应当尊重、关心、爱护患者,保护患者的隐私。这从法律层面界定了护理人员的关怀职责。对患者实施人文关怀,是护理人员工作中的一项基本职责,与其他职责如为患者进行生命体征的测量一样。如果护士值班时没有对患者实施关怀,就是护理的缺失;如果实施了非关怀行为,就有可能导致护理不良事件。医学专家郎景和院士提出:医生给患者开的第一张处方应该是关爱,那么这张处方的执行者既是医生,也是护士。

3. 人文关怀是护理道德伦理要求　《护士伦理守则》中明确提出,护士要关爱生命;善良为本,仁爱为怀,热心、耐心、细心、诚心,提供全人、全程优质护理。

4. 人文关怀是患者的需求及权利　人人都需要关怀,生病就诊住院的患者更需要关怀。具有生理痛苦、心理压力和经济负担的患者除了需要护理人员具备专业知识和技能外,还期望得到护理人员的关怀。患者对人文关怀的感受越深,对护理服务的满意度就越高。反之,对患者不给予关怀甚至实施非关怀行为,可能招致患者抱怨或不满,甚至引发投诉、纠纷或医疗暴力事件等。

Note:

5. 人文关怀能促进医患关系和谐 护理人员对患者实施关怀，不仅让患者有更好的体验，而且护士因感受到来自患者的赞美、表扬和感谢，大大提高幸福感、成就感和职业满意度。另外，医院通过制订人性化的管理制度，提供良好的福利待遇、优良的工作环境和发展前景，创建和谐工作氛围，使护士热爱医院、热爱工作，激发其工作潜能，更好地服务患者。

实践活动

分享人文关怀故事，感受人文关怀的美好

活动组织：班级同学以小组为单位，每小组6人左右，每人介绍一个自己所经历的关怀他人或被他人关怀的故事；每人分享3分钟左右。各组推荐一个最感人的关怀故事在全班口头分享。

教师启发引导：能够关怀或被关怀是美好的。对同学分享故事给予表扬、鼓励和赞赏。

第二节 护理人文关怀的理论基础——参天大树，必有深根

人文关怀的有效实施离不开理论的指导。现对国内外人文关怀思想及关怀理论进行简要介绍。

一、中国传统文化与人文关怀

人文关怀，作为一种人本文化，强调对人的尊重、理解和关爱，重视人的作用。中国传统文化的诸子百家蕴涵了丰富的人文关怀思想，对彰显人的价值和促进社会和谐起到了巨大的作用。

（一）儒家文化与护理人文关怀

儒家文化的创始人是孔子，主要代表人物还有孟子、荀卿。儒家学派修订或撰写的《诗》《书》《礼》《乐》《周易》及《春秋》，基于对现实和人生的深切关注，形成了别具特色、博大精深的人文关怀思想。其中“仁、礼、信、和”是儒家文化的核心要素，是中华传统文化的精髓。

1. 推崇“人最为天下贵” 孔子曾说：“天地万物，唯人为贵”。孟子将“人本”视为“民本”，认为人是最珍贵的，任何时候都必须把人放在最重要、最值得关注的位置，此即“以人为本”。工作中，护理人员应珍爱患者生命，实施“以患者为中心”的整体护理。

2. 注重“仁爱”和“礼” “仁爱”是儒家人文关怀的核心思想，如《论语》提出的“仁者爱人”，孟子的“老吾老以及人之老，幼吾幼以及人之幼”等。以“仁”为核心的爱民、惠民、富民儒家思想为人文关怀奠定了基石。护理人员应具备对人、对生命的高度仁爱和博爱精神，急患者之所急，想患者之所想，对患者的疼痛与不幸，给予共鸣、同感、同理。另外，护理人员还应明德明礼、内外兼修，举止端庄，态度和蔼，展示护士的美好形象。

3. 强调“诚信” 儒家的“诚信”是中国传统道德的基本行为规范。“诚”与“信”的结合，表达的是人们诚实无妄、信守诺言、言行一致的美德。护理服务的对象是人，“健康所系，性命相托”，因而诚信是护士不可或缺的品质。护理中要做到慎独，一个人单独工作时也要严格遵守护理规范。

4. 主张“和” 儒家主张身心和谐，认为身心是一体的。身心和谐才能安顿生命，培育精神，才能激发人的潜能，提高人的创造力。在护理服务中要对患者实施身体、心理、社会以及灵性的完整护理照顾。要做好与患者及其家属的沟通，促进护患关系和谐。

（二）道家文化与护理人文关怀

1. 主张“贵人重生” 道家文化的创始人为老子，老子与后世的庄子并称“老庄”；代表人物还有关尹、彭蒙、田骈等，主要著作包括《老子》《庄子》《黄帝四经》《文子》《列子》《管子》《吕氏春秋》

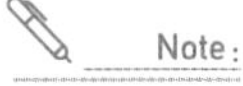

等。道家文化强调“贵人重生”“慈心于物”。“贵生”成为道家生命伦理的基本价值取向，凸显对提高生命质量的人文关怀。“贵以身为天下，若可寄天下。爱以身为天下，若可托天下。”强调人的至尊性，把人生命的价值放在首位，提倡贵生精神，敬重生命成为道教的一个重要原则。工作中，护理人员要把患者生命放在最重要的位置，尽力维护患者的生命健康。

2. 坚持“泛爱” 在道家看来，自然界的一切都是由“道”的生命本体化生而来，而且都含有“道”的生命本体，都是一种生命。人们应善待万物、慈心于物。泛爱包括爱自我、爱家庭、爱弱者、爱团体、爱祖国、爱人类、爱自然。

（三）墨家文化与护理人文关怀

墨家文化开创者为墨翟，代表人物还有禽滑釐、孟胜等。墨家的人文关怀思想以“兼爱”为核心，提倡“兼以易别”，反对儒家所强调的社会等级观念。它提出“兼相爱，交相利”，完全的博爱以尚贤、尚同、节用、节葬作为治国方法。“兼爱”作为墨家的核心思想，其实质是提倡无等差平等的博爱。“视人之国若视其国，视人之家若视其家，视人之身若视其身”，把别人的亲人看成自己的亲人，把别人的身体看成自己的身体；爱自己几分，爱别人也几分；爱自己的父母、兄弟、子女几分，爱别人的父母、兄弟、子女也几分；一视同仁，人人平等，分毫不差，这也就是“兼爱”。兼爱要求护理人员像爱护自己一样关爱患者，同时不论患者的职位、学历、经济收入等，护理人员都要倾注同样的爱心，照料好服务对象。

知识导航

“杏林春暖”的由来

晋人所撰《神仙传》书中记载：三国时候，吴国侯官（今福建闽侯县）有一位叫董奉的人，以医为业，医术高明。给人治病，不取分文，也不记患者名字，只要患者栽种杏树，轻病愈者栽一棵，重病愈者栽五棵。若干年后，杏树绿荫成林，董奉又以卖杏所得赈济贫穷。为了感激董奉的德行，有人写了“杏林春暖”的条幅挂在他家门口。从此，后人以“杏林春暖”“誉满杏林”称颂良医美德。“杏林”逐渐成为我国古代对医界的颂称。

二、国外人文关怀理论简介

（一）南丁格尔理论之人文关怀

1. 概述 现代护理的创始人弗罗伦斯·南丁格尔（Florence Nightingale）说，护理不仅是一门科学，也更是一门艺术。这门艺术很大程度就是关怀的艺术。可以说，护理从其有正式起始，就充分体现着人文关怀的内核。南丁格尔人道、博爱、奉献及创新的精神通过各种形式，向世界各地广泛传播。

2. 南丁格尔理论中的人文关怀要点 南丁格尔将疾病定义为个体在某一段时间内自我修缮的过程。为了利于修缮过程及康复，护士应为患者创造良好的环境和条件，包括病室通风、建筑设施、阳光、饮食营养、环境的安静、病情观察等。在其专著《护理札记》（*Notes on Nursing*）中，南丁格尔介绍了对患者实施关怀的大量措施，非常质朴，并且很有现实意义。举例如下：

（1）病室通风与患者保暖：南丁格尔非常重视病室空气清新，她强调应做到室内空气和室外空气一样新鲜。但通风时要让患者保暖，避免患者受凉，如天气寒冷时，在打开窗户之前，应先给患者穿好衣服，盖好被子。

（2）睡眠护理促进舒适与康复：南丁格尔认为，睡眠对患者的康复及舒适作用巨大，护士应采取措施尽可能保证患者足够的睡眠，如患者第一次睡着后，尽量不要吵醒患者。

（3）饮食护理中的关怀：饮食对患者生命健康至关重要。南丁格尔说，护士要用心思寻找适合患者的食物，要主动了解患者什么时候有食欲，安排好患者进食时间，保持适当的进餐间隔。护士应

Note:

该按时把食物送到患者面前，无论患者是否食用，一定要及时拿开。不要让患者看到别人的食物及自己吃剩的食物，或者闻到这些食物的气味，以免影响其食欲。护士或其他工作人员不能在病房吃东西。

(4) 护士要对患者负责使其放心：南丁格尔提到，护士离开患者时要提前跟患者打招呼。“不管你离开多久，都应该事先告诉你的患者什么时候你会走开，什么时候你会回来。”

(5) 护士与患者沟通时充分体谅患者：南丁格尔说，“护士与患者沟通时，要坐在患者可以看得见护士的地方，这样患者和你说话时才能看见你，而不用费力转头寻找你……当你和患者谈话的时候，不要来回走动，也不要打手势，不要站在患者的背后和他 / 她说话，也不要站在门口和他 / 她说话……”

(6) 成为患者信赖和负责任的护士：南丁格尔说，每个护士都应成为值得患者信赖并可以托付的人。要成为这样的人，护士应做到以下几点：①要热爱自己的职业，敬佑生命。②要全心全意投入到自己的工作中。③应对患者的信息保密，不随意议论，不得向无关人员解答任何关于患者疾病的问题。④遇事要镇静，诚实地面对一切。⑤必须虔诚，乐于奉献。⑥必须善于观察，能敏锐发现细微之处。⑦要有高尚的情操，细腻的情感。南丁格尔提出，一个负责任的护士，不仅仅是把自己的事完成，还要督促其他人的工作。

南丁格尔奠基了现代护理事业，也确定了人文关怀在护理中的重要地位。南丁格尔护理理论中深邃的人文关怀思想和大量朴实的人文关怀措施，被全世界护理工作者传承和发扬，有机融入临床护理工作中，包括平时患者的护理和对遭遇各类灾害和传染病疫情的患者的救护，充分体现了护理专业人道、博爱的本质，造福人类健康和生命。

（二）简·华生的关怀科学理论

1. 概述 简·华生(Jean Watson)是当代享誉全球的护理理论家。她获得护理学学士、硕士学位以及精神心理学博士学位；曾担任医院护士长、护理部主任及护理学院院长等职务；曾任美国护理联盟主席。现为科罗拉多大学护理学院荣誉杰出教授、荣誉院长。由于华生为护理事业做出的卓越贡献，她 2013 年当选为美国护理科学院“传奇院士(Living Legend)”，并荣获多项其他国际国内奖励和荣誉。

华生 1979 年首次出版《护理：关怀的哲学和科学》(*Nursing-philosophy and Science of Human Caring*)，数十年来，不断发展、完善该理论。华生于 2007 年创建了国际性非盈利机构华生关怀科学研究所(Watson Caring Science Institute)并担任终身主任。该机构通过每年举办国际关怀研讨会，开展现场和线上关怀课程培训，建立全球关怀联盟，并多次受邀在世界各国传播应用其关怀科学理论。华生提出，人们可以阅读、学习、讲授和研究关怀科学理论，但如果想得到其真谛，必须亲自去经历和体验关怀。

2. 关怀科学理论的主要内容

(1) 主要概念：华生对一些主要概念进行了阐述，如四个核心概念、超个人关怀、关怀时刻 / 关怀情形等。

1) 四个核心概念：①人(human being)，是有价值的，可以被照顾、尊重、养育、理解和帮助的有价值的个体，人的整体是大于并且不同于其身体各部分的总和。人是在生存的环境中，心灵、精神及身体融合为一体。②健康(health)，指心灵、身体等的统一及和谐。健康状况与感知的自我和实际的自我相符合的程度有关。健康是身、心、社会幸福安宁状态，不仅是没有生病，还包括具有高水平的身心和社会功能状况。③环境(environment)，包括内环境，即生理的、精神的、心智的因素，以及外环境如压力、变化及影响人舒适与清洁的因素。环境是时空中不断与人相互作用的开放系统。④护理(nursing)，是人际关怀的过程及关怀的转换，目的是帮助患者增进个人知识及自我治愈能力，以协助患者复其内在的和谐感。

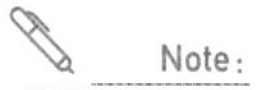

2) 超个人关怀：超个人关怀(transpersonal caring)的基础是超个人的关怀性关系(transpersonal

caring relationship)。“超个人(transpersonal)”意味着超越表象,对人的内心世界和主观意识加以关注;意味着超越自我、超越特定时刻,与他人的精神世界甚至与更广阔宇宙建立起深刻的连接。超个人关怀试图通过在特定时机/场合给予真诚的关怀,不仅关注护理对象经由动作、语言、感觉、颜色、声音所传达的信息,还特别着眼于护理对象作为一个整体的心理、精神、灵魂的需求并加以照护。例如,对给罹患绝症的患者灌输希望,陪伴和倾听充满失落甚至愤怒的患者的心声等。所以,超个人关怀需要个人的真诚以及向自我和他人展示真诚的能力。

3) 关怀时刻/关怀情形(caring moment/caring occasion):当护士和其服务对象带着彼此独特的生活经历和人性相互作用的奇异感觉走到一起时,共同决定之间的关系以及此时的行动,关怀便发生了,即为关怀时刻/关怀情形。这一特定时刻的相聚成为空间和时间上的焦点,它融入了每个人生活的一部分并使人生更加丰富,每个人都感觉到与另一个人超越时空的精神上的共鸣,开启了治愈及更深层次人性连接的机会。

(2) 十大临床博爱程序(clinical caritas processes):华生在其理论中提出了十大临床博爱程序,指明护理人员可以从这些方面对患者实施关怀。十大临床博爱程序:①拥有利他主义的价值观,对自我及他人表达、施以关怀。②时时处处尊重他人,交往中注入信心与希望。③通过悲悯情怀及行为的培育,对自己与他人的苦难敏感、敏锐。④与周围的人建构信任、关怀、帮助的人际关系。⑤真诚倾听他人的故事,接纳并改善其感受。⑥以创造性和务实的姿态提出人文关怀的系统解决方案。⑦运用适宜的方法对护理对象进行健康教育。⑧创造人格被尊重、疾苦被关怀、伤病被救助的场所精神与氛围。⑨尽力协助满足每位生命个体病中的躯体、心理、灵性需求。⑩以开放的心态面对生命的无常,神秘与神圣,接纳存在主义、现象学理论。

故事导悟

生命不能承受之重

护士罗老师所在的妇科肿瘤病房收治了一位外地来的患者。患者刚生完孩子,腹水不见消除就来医院就诊,后确诊为卵巢癌晚期。患者本人及其家人都被这个噩耗吓到了。她不能接受这一现实,整日以泪洗面,情绪十分低落,家属也愁眉不展。

作为她的责任护士,罗老师经常来到她的床边安慰、鼓励她,举其他人战胜癌症的例子帮她树立信心,并用她的小宝宝来激发她生存的欲望。每次化疗后她的胃口很差,恶心呕吐加之大面积的口腔溃疡让她吃不下东西,罗老师就在家里熬好粥并做些清淡可口的小菜带到病房,送给她,让她能吃一口就多吃一口,增加营养。

第2次来化疗时,罗老师提前给她预留床位,在她回家疗养期间经常给她打电话聊天。在二次探查手术后,因癌细胞已全腹扩散,患者回家乡用中医治疗。罗老师经常打电话关心她,还把收集的治疗护理信息寄给她。在得知患者感到很孤单,希望罗老师能去看看她后,罗老师利用休息的时间乘动车2小时来到她的家里看望她。罗老师陪她说话,给她按摩疼痛的腰部,并不顾家属的劝阻陪伴患者一晚上。罗老师离开之前,患者握着她的手留着泪说:“你能这么远来看我,我要是走,也会感到安慰……”

请思考:

1. 晚期肿瘤的患者有哪些痛苦?
2. 罗老师运用了华生关怀科学理论的哪些临床博爱程序对患肿瘤的女士给予关怀?
3. 通过关怀患者,患者及其家人、罗老师各从中收获了什么?

(3) 护理人文关怀要点:①关怀与爱是宇宙中最普遍、最伟大和最神秘的力量。②人的关怀与爱的需求通常容易被忽视。尽管人们有时知道彼此之间需要关怀与爱,但常常没有这样相互给予。③由

Note:

于护理是一门关怀性的专业，其维持关怀理念及实践的能力将会影响人类文明的发展，并且决定护理对社会的贡献。④首先，人们自己必须具备关怀与爱的意愿，和善并有尊严地对待自己。⑤在对人的健康、疾病的关注过程中，护理总是带着人性关怀的性质。⑥关怀是护理的精髓，也是护理实践最中心的、最一致的焦点。⑦在个人及团体层面上，人们对人文关怀在健康实施系统的重视不够。⑧护士的关怀价值观与护理已经融合。⑨对护理专业来讲，从认识及在临床实践方面维持并发展人文关怀是当今及未来的一个重要问题。⑩关怀只有通过人际互动才能有效地实践与体现。

有学者对于华生的关怀科学理论进行了分析研究，概括形成理论框架图（图 2-1）。

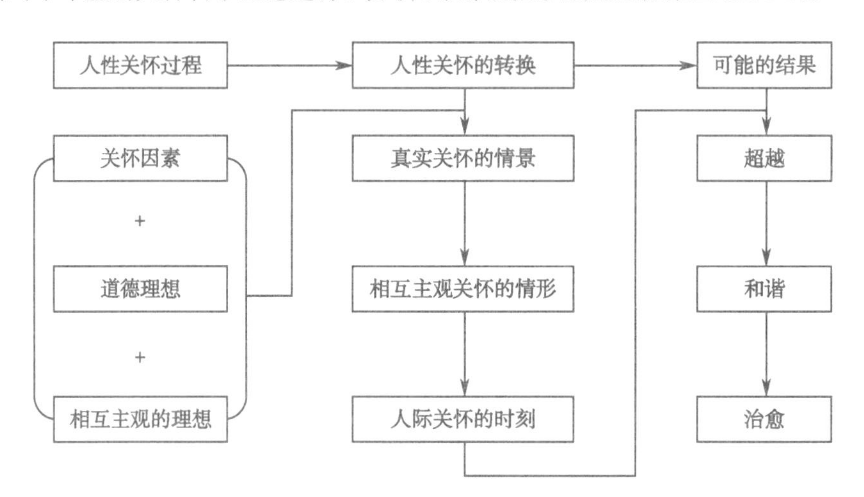

图 2-1 **华生的人文关怀理论结构图**

（三）内尔·诺丁斯的关怀教育理论

1. 概述 内尔·诺丁斯（Neil Noddings），美国当代著名教育哲学家、德育学家，美国教育哲学协会和约翰·杜威研究协会前任主席，哈佛大学杰出妇女教育贡献奖和美国教育研究协会终身成就奖的获得者。她是关怀道德教育学派的代表人物，著有《关心：伦理和道德教育的女性视角》等重要著作。

2. 诺丁斯关怀教育理论的基本内容 内尔·诺丁斯认为关怀与被关怀是人类最基本的需要，人们可以以关怀为核心来组织整个教育。关怀本身就包括很多不同的对象，包括对自我的关怀、对亲密的人的关怀、对有联系的人以及远方陌生人的关怀、对非人类的动植物的关怀、对人造的工具和物品的关怀以及对思想的关怀等。

(1) 关怀的内涵：诺丁斯认为关怀是对人、对事的一种道德品质，包括两种含义：一是如果一个人关注到某事并为之操心，他就是在关怀这件事；二是如果一个人意识到某人并对其关注与寄予期望，他就是在关怀这个人。因此，关怀是生活中应有的待人待事的一种能力与态度，是一个人内在的责任、情感所驱动下外在的行为表现。

(2) 关怀的性质：诺丁斯认为关怀不仅可以是一种“美德”，更是一种“关系”，而且没有关系就没有实质上的关怀。诺丁斯认为，只有构建互惠的人际关系，才能实现人与人之间更好地良性互动。在这种互动中，被关怀者获得帮助，而关怀者也得到了肯定与认可，关怀与被关怀双方在付出与收获中都体验到人与人之间的美好情感，进而建立、保持与促进这种关怀关系。

(3) 关怀的形式：诺丁斯指出，关怀有两种基本形式：一种为自然关怀（natural caring），它源自人自身爱的情感，带有鲜明的“原始性”，表达的是具有情感特征的生物所应做出的基本选择，如母亲对孩子的关怀。另一种为伦理关怀（ethical caring），是基于人的道德感，建立在自然关怀基础上。它弥补了自然关怀无法触及的领域，使得所有人都能感受到他人的关怀，也使得所有人都能够承担起关怀他人的责任。自然关怀是伦理关怀的基础，但其关怀范围有限，必须发展强化伦理关怀，扩大人际间的关怀范围。

Note：

(4) 关怀的途径：根据诺丁斯理论，关怀的途径包括：①体验关怀，就是关怀他人或接受他人关怀的自我感受，体验的差异直接影响关怀或被关怀的意识。②理解关怀，是建立与促进“关怀性”关系的重要环节，被关怀者对关怀者的关怀行为的感知只有靠理解才能实现，这种情绪体验往往是被关怀者回应关怀者的情感动力。③感激关怀，主要体现在情感、认知与行为三个层面。④回报关怀，是指有关怀品质及回报能力的人，在适当的时候对关怀行为做出一定的反应。体验、理解、感激及回报四者之间前后承接，环环相扣。

3. 诺丁斯关怀伦理与护生关怀能力养成 诺丁斯所构建的关怀伦理思想，从目标到课程体系上都强调了学生关怀能力的培养。护生学会关怀，首先应体验关怀。护理教师应具有良好的关怀素养，与护生平等对话与交流，从护生的实际需求出发建构自己的关怀理念，进而对护生实施关怀教育。护理教学可从营造关怀的教学氛围、护理专业课教学中渗透人文关怀、强化教师的关怀榜样作用等方面培养护生的人文关怀意识和能力，具体见本章第三节。

知识导航

护理专业课教学中人文关怀教学的渗透

培养护生的关怀能力是护理教育教学的重要使命和神圣职责。学校除开设人文关怀课程外，还需要重视在内科护理学、外科护理学、妇产科护理学、儿科护理学、老年护理学等专业课的教学中渗透人文关怀教学。专业课教学中，教师一方面要讲(传)授科学的知识和技能，同时要注重关怀知识和能力的教学，培养当代所需的护理人才。专业课中人文关怀教学的方法包括但不限于：营造课堂关怀的氛围、教师对学生的关怀行为、讲授临床对患者关怀的故事、实施关怀后患者及护士的体验和感受、专科护理技术示范中融入人文关怀、学生关怀故事的分享等。我国护理学者依据诺丁斯的关怀教育理论，研制了5个维度39个条目护理专业课教学中人文关怀教学问卷，可为护理专业课人文关怀教学实施及效果评价借鉴。

关于人文关怀理论，国际上还有一些学者从不同的角度对其进行阐述，建立了各自的关怀模式或理论，如美国护理学者乔安妮·达菲(Joanne Duffy)采用结构 - 过程 - 结果的方式阐述了质量 - 关怀模式。结构指主要参与者，包括患者及其家庭、医疗服务者和保健系统；过程指医疗服务者提供的干预或专业实践，以关怀性关系为中心、以关怀要素为基础的过程能促进患者的参与度和依从性；结果指参与者认知、情感、行为的改变等中间结果和生活质量、护患纠纷、满意度等最终结果。参与者的特征、属性和经历，可影响关怀过程，进而影响结果，结果是动态的，可以不断改进。

第三节 人文关怀能力培养与评价——心灵陶冶，能力历练

一、人文关怀能力概述

(一) 人文关怀能力的定义

根据心理学理论，能力是直接影响活动效率，完成某项目标或任务所具备的个性心理特征。人文关怀能力(humanistic caring ability)是指尊重人的主体地位和个性差异，关心人丰富多样的个体需求，激发人的主动性、创造性、积极性，促进人自由全面发展的能力。人的关怀能力并不是与生俱来的，需要通过环境、教育和实践习得。

(二) 护士人文关怀能力

护士人文关怀能力是护士秉承人性、德行，融体力、智力、知识、观念、情感、态度、意志等为一体的内在素养，外化为自觉地服务于患者的实际工作本领和才能。人文关怀能力是护士基于一般能力发

Note:

展出来的特殊能力，是护士人文素养的重要组成部分，体现了护理本质的需要，是综合护理能力的核心之一，对护士自身发展和提高护理质量至关重要。

（三）护士人文关怀能力构成要素

护士人文关怀能力是一种由多种能力要素组成的内在素质，国内外学者对其构成要素给出了不同解释，可总结归纳为以下 7 种：

1. 价值判断能力 泛指对事物价值属性的领悟、分析和判断能力。护士应形成人道、利他的价值观，尊重患者的主体地位和自主性，从患者的最大利益出发，做出最有利于患者利益的护理抉择，并由此获得满足感。

案例导思

要不要留置胃管？

一位肿瘤晚期男性患者，意识不清，无法言语和行动，预期寿命 2 周，家属已签署放弃抢救同意书。因近一周进食明显减少，患者的儿子提出留置胃管。老伴认为丈夫在意识清楚时有过“不要任何管路，有损尊严，要干干净净离去”的表达，坚决拒绝；儿子则认为不留置胃管就是让父亲“挨饿”，指出父亲当时只是针对呼吸机等抢救措施，并不涉及胃管留置问题。

请思考：如果你是责任护士，你认为应该怎么做？

2. 情感交流能力 指个体在情感方面采用有效且适当方法与对方沟通交流的能力，包括爱心及施爱能力、对患者的尊重与理解、情感调控能力、情感了解能力、情感语言与表达技巧等。

3. 身心调适能力 指运用心理学理论和方法，调适心理，缓解各种压力，排除心理障碍，达到适应环境、身心健康的能力。身心调适能力一方面保证护士的健康工作心境，另一方面可用于指导患者科学调适心理和社会压力。

4. 精神支持能力 指鼓励和支持他人树立信心，对各种应激充满美好设想和希望的能力。护士应理解患者寻求精神寄托的行为，指导患者进行积极的自我暗示，帮助其树立恢复并保持健康的信念。

5. 健康帮助能力 指护士运用专业的知识技能，及时、准确评估与患者健康相关的需要，并采取恰当的照顾行为和健康指导，提供支持性的生理、心理、精神和社会环境，满足患者各种健康需要的能力。

6. 解决问题能力 指运用科学理论分析和解决实际问题的能力，包括观察力、预见力、专业力、思维力、沟通力、决策力、协调力和执行力等，统筹安排工作内容，做出最佳决策。

7. 共情同理能力 指站在他人的立场，设身处地地感受和理解他人处境和情感的能力，可分解为倾听观察、换位思考和共情表达。共情同理能力是护理人文关怀的基础，既是一种理念，也是一种能力和技巧，同时也是一种有效的工作方式。可通过摆脱“自我中心感”、对他人需要敏感、主动倾听和观察、换位思考和善解人意、准确地共情表达五个步骤培养共情同理能力。

实践活动

护理实践中共情同理能力训练

活动组织：不同学生分别扮演患者、家属、护士、医生，就慢性阻塞性肺气肿患者因上呼吸道感染导致病情加重、阵发性夜间呼吸困难难以入睡这一场景进行角色扮演。

活动结束后请每个角色扮演者讲述其角色最关心的问题，并请其他同学从扮演者的情感体验出发发表感想。

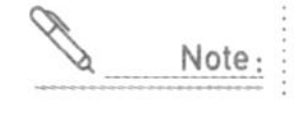

教师启发引导：护士在临床实践中要以患者的利益为出发点，有意识地摆脱"自我中心感"，站在患者角度思考，主动倾听和察觉患者的需要，解决患者最关心的问题。此外，察觉同事的需要有助于建立高效、和谐的合作关系，提高团队解决问题的能力。

（四）护士人文关怀能力的影响因素

1. 社会人口学因素　护士的人文关怀能力与年龄、性别、学历、工作年限、职称、婚姻状况、是否任职等有关。随年龄、学历、工作年限、职称的增长或提升，护士人文关怀能力或能得到增强。

2. 护士个人因素　包括护士的家庭关系、情绪劳动和情绪智力水平、人格特征、共情能力、人际沟通能力、个体社会资本等。家庭关系融洽、情绪劳动和智力水平高、性格外向、共情和人际沟通能力强、个体社会资本水平高是人文关怀能力的正向因素。

3. 专业认知因素　包括职业认同感、人文关怀重要性的认知、工作满意度、自我评价等。工作压力、聘任方式可通过影响专业认知间接影响护士人文关怀能力。专业认知越积极，自我评价越高，人文关怀能力越高。

4. 人文关怀教育和关怀体验　参与人文关怀课程、感知他人关怀行为有助于提高护士人文关怀能力。

5. 职业环境因素　良好的人文关怀环境能促进人文关怀内化为信念和价值观念，包括舒适的物理环境和关怀氛围、护理人文关怀实践、医院人文关怀文化建设等。

二、护士人文关怀能力的培养

生物 - 心理 - 社会的现代医学模式强调心理和社会因素对健康的影响，护患关系更需要情感和内心体验的相通，培养护士的人文关怀能力是护理专业发展的需要。

（一）设置护理人文关怀课程

人文关怀课程（humanistic caring curriculum）是将理论和实践连接的手段和工具，直接影响关怀型护理人才结构的形成和人才培养质量。关怀课程最早由美国韦伯州立大学于 1953 年基于南丁格尔理论设立，由于医学教育出现了以技术为核心的偏向，直至 2000 年毕维斯（Bevis）和华生发起护理课程改革运动，关怀课程开始受到各个院校的重视和发展。

1. 课程对象　关怀课程对象不仅仅是护理专业学生，还包括护理教育者、临床护士、护理管理者。学校和医院一体化关怀培养模式是未来的发展趋势。

2. 课程目标　课程目标因课程对象不同而不同，但不同国家和地区的课程目标没有明显差异。

（1）学校课程目标：基本目标为具备人文关怀意识，掌握人文关怀知识，习得人文关怀能力，表现人文关怀行为；硕士培养增加关怀教育、管理、研究能力的提升；博士培养要求对所处环境、医疗系统，甚至整个社会开展关怀理念的传播与推广。

（2）医院课程目标：强化关怀责任，提升临床护士和管理者关怀能力，建立关怀氛围，改善护患关系，提高护理质量，提升护士满意度和患者满意度。

3. 课程内容　关怀课程多以华生的关怀科学理论和诺丁斯的关怀教育理论等为指导，根据课程对象的特点设置针对性课程内容。

（1）护生：包括哲学、社会学、美学等人文社会科学课程；护理心理学、护理伦理学、护理礼仪与人际沟通等护理人文科学；人文理念在护理专业课程中的渗透；人文关怀知识、模式和理论的学习与实践等。

（2）临床护士：包括人文关怀知识、人文关怀理论、医院文化、专业知识与人文科学的整合、职业道德和职业精神、优质服务理念和良好的职业形象、关怀性护理操作流程、人际沟通能力、共情能力、叙事能力与合作能力等。

（3）护理教育者：包括崇高职业意识和关爱生命信念、自然和专业关怀知识、教育学与心理学知

Note:

识、关怀行为和言语的使用、临床关怀能力等。

(4) 护理管理者：包括人文关怀信念、人文关怀理论、组织与管理理论、教学与培训、研究、沟通和管理能力、人文关怀护理管理等。

(二) 运用多种培训模式

在关怀课程中融合多样的教学策略，灵活呈现教学内容，能让护士在情境中感知人文关怀，激发护士情感，提高人文关怀能力。

1. 体验式教学 通过以情境模拟、角色扮演、体验感悟为过程的教学方法，可激发、调整、升华护士知识、情感、行为等方面的潜能与素质。

2. 案例教学 选择经典案例，融入人文关怀因素，引导学生积极思考、主动探索，以提高分析解决问题及团队合作能力。

3. 反思教学 在整个教学过程贯穿自我反思，包括回顾、描述、研究、分析、修正和重试等，加深人文关怀的理解和内化。

4. 叙事教学 运用摄影、绘画、小说、诗歌等文艺法，描述身边的人文关怀故事，让同伴领会他们的感受，触发移情，激发内在的关爱，自然地表达人文关怀。

5. 基于问题的教学 强调以问题为基础，以受众为主体，要求护士应用人文关怀思想解决问题。

6. 巴林特小组 小组成员讲述实际案例，各成员站在患方立场自由表达观点，案例提供者通过成员的发言，发现自身在护患互动中的认知盲点，对护患关系形成新的认识，提高人文关怀能力。

知识导航

叙事医学和叙事护理

叙事医学(narrative medicine)是在2001年由美国内科医生丽塔·卡伦(Rita Charon)提出的医学概念，将其定义为“具有叙事能力的医生开展的人道且有效的医疗实践活动”。在该医疗活动中，医生通过理解、体验、回应患者的疾苦与困境，为其提供充满尊重、共情和生机的医疗照护。叙事医学是一个极富人文关怀和情感魅力的领域。叙事内容不仅包含疾病信息，还再现了叙事者的疾苦观、生死观、医疗观，是叙事者信念、思想、意图所构建的另一种真实意境，其核心在于倾听患者故事、共情和反思。

叙事护理(narrative nursing)是指护士通过倾听、吸收、重构患者故事，指导患者树立正确的疾病观、诊疗观和生活观，帮助患者重写生命故事、创造生命意义的护理干预方法。反思是叙事的核心之一。

(三) 结合线上线下培训途径

关怀教学培训可采用现场和网络教学相结合的途径。现场可进行理论授课、讨论、角色扮演等教学活动，让学员充分、深度参与与体验。关怀教育课程还可与网络媒体相结合，如微课、教学APP、网络教育平台等，充分利用网络教学多样性的优势，拓展人文关怀教育的方式，打破课程在时间、空间上的局限，照顾到护士学习时间不集中、不固定的职业特点。例如，通过“微课 - 课程学习平台 - 在线互动讨论”三位一体的形式，构建“心理 - 人文 - 社会”的心理健康和人文关怀培训平台；开发集人文关怀叙事素材和叙事护理为一体的网络教学系统；将数字故事用于手术室护士人文关怀培训。

(四) 营造人文关怀氛围

1. 优美舒适的物质环境 优化学校和医院的环境，让护士舒适的学习、工作、生活，如增加绿化面积、改善住宿条件、丰富食堂食物、及时更新设备、装扮个性化科室等。

Note:

2. 健康丰富的精神环境 完善学校和医院的文化、制度建设，开展高质量人文活动，展现健康向上、丰富多彩的文化内涵，如设置“人文关怀”展板，提供护患交流契机；开放院史馆、树立名人雕像或讲述名人事迹，增加专业自豪感；开展人文讲座、科普文章比赛等，推动人文精神内化。

3. 关爱和谐的人际环境 制订人性化的管理制度，推行“无惩罚”的管理环境；在思想、工作、学习、生活上关心尊重护士，构建人文关怀“传递链”。

（五）强化榜样作用

1. 关怀型教师的培养 无论是学校老师，还是临床带教老师，除具备扎实的专业知识和专业技能外，还应丰富自己的文化底蕴，熟悉关怀理论，内化关怀意识，在授课过程中，融合和展现专业关怀行为，引导学员的关怀感知。

2. 关怀护理的示范 高年资护士对专业的热爱、对患者的关怀、对低年资护士及护生的爱护和支持，可起到角色榜样作用，低年资护士及实习生通过关怀行为的观察、感知和模仿，逐渐形成自身的人文关怀意识和行为。

三、护士人文关怀能力的评价

人文关怀能力测评将主观、复杂、内在的关怀现象简化到客观、可观察的层面。这有利于对护理人员人文关怀能力现状的了解，为加强人文关怀能力及提升人文关怀效果提供依据。

1. 国外相关量表和问卷 国外学者依据华生及其他理论家相关理论，设计了关怀能力测评问卷或量表。

(1) 关怀能力量表(caring ability inventory，CAI)：由 Nkongho 教授于 1990 年发表，以关怀相关文献、四大理论假说(关怀是多层次的，每个人都有关怀潜力，关怀能力可以培养，关怀可以测量)、华生的关怀科学理论和 Mayeroff 八大关怀评判要素为理论基础。量表通过评价是否具有人文关怀相关理念和行为，间接反映护士关怀能力，分为“理解”“勇气”和“耐心”3 个维度，共 37 个条目，为自评量表，采用 Likert 7 级评分法，适用于临床护理和护理教育领域。

(2) 关怀效能量表(caring efficacy scale，CES)：由 Coates 于 1997 年发表，理论依据是华生的关怀科学理论和 Bandura 自我效能理论。量表以关怀态度和护患关系的自我效能感为主要维度，评价护士表达关怀和建立关怀关系的能力和信心，包括正反两向的条目各 15 条，为自评量表，采用 Likert 6 级评分法，适用于临床护理、护理教育和护理管理领域。

2. 国内相关量表和问卷 国内测评工具既有对国外工具的汉化，也有国内学者自行研制的工具，还需在实践中进一步应用和验证。

(1) 护生人文关怀能力量表：学者以华生的关怀科学理论为基础编制，用于衡量护理人员人文关怀能力，包括形成人道、利他价值观，灌输信念和希望，促进情感交流，帮助寻求精神力量，提供良好环境，协助满足基本需求，帮助解决问题，促进健康教育 8 个维度，共 45 个条目。为自评量表，采用 Likert 5 级评分法。

(2) 护士人文关怀品质量表：学者以护士人文关怀品质结构理论模型为基础，使用德尔菲法于 2011 年编制，包括人文关怀理念、知识、能力、感知 4 个分量表，其中的人文关怀能力量表包括人文关怀体验能力(专业感悟能力和情境分析能力)和关怀行为能力(情感沟通能力、精神支持能力、人际协调能力和解决问题能力)。为自评量表，采用 Likert 5 级评分法。

(3) 基于儒家思想的护理人文关怀能力问卷：学者以儒家人文思想和以人为本的人文关怀理论为基础于 2012 年修订，包括“仁”“礼”“信”“和”4 个维度，共 59 个条目。为自评量表，采用 Likert 5 级评分法。

(4) 护士人文执业能力测评工具：学者以关怀理论与关怀经验为基础，于 2014 年构建护士人文执业能力评价表，包括护理沟通能力、心理适应能力、护理审美能力、法律运用能力和关怀实践能力 5 个维度。

Note:

第四节 护理人文关怀的践行——仁心仁护，彰显大爱

一、医院文化与人文关怀

（一）医院文化的本质是人文关怀

“医学是人文科学中最科学的，是科学中最人道的。”医学的主体是人，从诞生起就包含着人文主义和人道主义精神，“以人为本、服务于人”是医学的本质和最终目的。医院文化是医学群体长期形成的理想信念、思想观点、行为准则、价值观念与道德规范的总体反映，其本质就是人文关怀。

（二）医院人文关怀文化

医院人文关怀包括两个方面，对内管理以员工为本和对外服务以患者为本。通过人文关怀文化建设可促进医务人员将医院人文关怀理念内化于心、外化于行，提升患者满意度，增加员工幸福感，深化优质服务理念和内部人文精神。

1. 物质文化 物质文化是医院人文关怀最表层部分，表现为服务患者和员工的特色人文建筑风格、布局构造、医疗环境、技术装备等，为患者和员工提供关怀性环境。例如，“人车分流、专车专流”的院内道路；合理的绿化；急诊绿色通道的设立；整洁、温馨、安全的病房环境；充电区、候诊座椅、轮椅租赁等便民的措施；色香味俱全的营养餐；智能化的导诊机器人；单独的医护生活区；交通便捷的职工宿舍等。

2. 行为文化 行为文化是医院人文关怀精神的具体展现，指医疗活动和医院管理中的人文关怀行为，以动态形式存在。人文关怀行为文化促使员工为医院发展贡献自己的经验，进行创造性人文活动，如保持安静整洁井然有序的病房环境、严格的技术操作流程，“说话轻、走路轻、关门轻、操作轻”的要求，整洁的仪容仪表、得体的行为举止、细致入微的基础护理、个性化护理、对患者隐私的保护、弹性排班、合理休假等。

3. 制度文化 制度文化指明确规定医院管理者和医务人员在工作中遵循人文关怀行为准则及风俗习惯。完善的人文关怀制度能为医院人文精神的发展提供良好的土壤，如病房管理制度、外出检查制度、健康教育制度、抢救制度、告知制度、人才培养制度、人性化管理制度等。

4. 精神文化 精神文化指在医疗服务中长期形成的人文关怀的意识和信念，包括基于人文关怀的办院宗旨、服务理念和价值观，是深层次的文化建设，也是医院人文关怀文化建设的终极目标。

二、护理人文关怀组织管理

人文关怀实践的推进离不开科学有效的组织管理。护理人文关怀组织管理是通过建立组织结构，规定职务或职位，明确责权关系等，推进护理人文关怀的开展，激发护士人文关怀的积极性，实现改善护理服务质量的目标。医院护理人文关怀组织管理主要包括以下内容：

（一）护理人文关怀管理组织

1.“院领导 - 护理部 - 科室”组织构架 护理人文关怀实践的推行离不开上级领导的重视和支持、职能部门和相关科室的通力合作。为有效地把所有护士集中起来为实现护理人文关怀这一目标而共同努力，需要成立高层次、权威的管理组织，引领和指导医院护理人文关怀建设。一般由分管院领导、护理部主任负责，护理部副主任或护理督导分管，总护士长 - 护士长分级实施，形成自上而下多层次的人文关怀管理组织。

2. 非正式组织 除正式组织外，还可以从各科室抽调护士形成人文关怀非正式组织，如关怀小组、志愿服务小组等，选派资深、知识丰富的护士担任组长，抽调各科骨干护士参与组成，负责人文关怀知识宣传、标准指导、实践培训和质量督查等。

Note:

（二）各级护理人员人文关怀职责

1. 护理部主任人文关怀职责

(1) 制订护理人文关怀规划和年度计划，或者将人文关怀纳入到护理工作规划和计划中，目标明确，措施具体，并部署实施。

(2) 制订、修订护理人文关怀制度、规范和标准；组织培训及落实。

(3) 关爱护理人员。通过不同途径了解护理人员的心声，采纳合理化建议；对有困难的同事提供帮助。

(4) 制订人文关怀培训计划，组织人文关怀培训，进行人文关怀培训考核。

(5) 定期或不定期到临床了解人文关怀实施情况，指导、评价相关工作。

(6) 组织护理人员开展人文关怀研究，通过研究促进护理人文关怀发展。

(7) 进行人文关怀宣传，充分利用各级各类媒体报道人文关怀的先进人物和事迹，传播弘扬正能量。

(8) 定期向领导汇报，听取指导，与相关部门联系，获取支持和配合。

2. 护士长人文关怀职责

(1) 在病区积极宣传、大力倡导人文关怀理念，如通过制作人文关怀宣传册或宣传栏，组织不同形式的活动，营造人文关怀的氛围，调动护理人员的积极性和创造性。

(2) 组织人文关怀知识及方法培训及经验交流，提升护理人员人文关怀意识及能力。

(3) 主动向患者及家属介绍自己的身份，与其建立关怀性关系；每天与患者及家属进行沟通，尤其对病区内的特殊患者，如病情危重患者、家庭贫困患者等，应了解其需求，认真听取患者及家属的意见，并为其提供必要的帮助。

(4) 尊重、关爱护理人员。主动征求护理人员关于排班及病区管理的意见，合理安排休假；执行下夜班护理人员“睡眠日”制度；为护理人员送生日祝福；丰富护理人员的业余生活，缓解工作压力；了解护理人员的思想动态，对有特殊情况的护理人员，及时向上级报告并联系家属给予相应帮助；帮助护理人员进行职业规划等。

(5) 采取措施，指导本病区护理人员落实关怀护理实践。

(6) 评估责任护士对患者实施人文关怀的情况，及时给予指导；定期进行患者及家属对护理服务满意度及关怀满意度的调查，不断改进和完善。

(7) 鼓励、组织护理人员参加医院爱心志愿小组；还可以成立科室爱心团体，组织开展各种爱心活动，如定期到社区、养老院、孤儿院或有特殊需求的患者家庭，为他们提供健康教育、心理辅导、生活帮助等。

(8) 组织并鼓励护理人员积极申报关怀护理相关课题并撰写论文；对临床护理实践中的关怀瞬间、感人事迹进行发掘并撰写相关稿件，促进关怀护理科研与实践，扩大关怀护理的社会感召力。

3. 临床护士人文关怀职责

(1) 树立利他主义价值观和人文关怀理念，强化关怀的意识和责任感，充分认识到关怀患者及家属是重要的本职工作。

(2) 积极参加医院及科室组织的人文关怀相关培训，努力提高人文关怀能力，掌握人文关怀的实施方法。

(3) 执行人文关怀举措、制度及规范，在护理服务的全过程中坚持“以患者为中心”，关怀、尊重患者及其家属，包括礼貌称呼并主动与患者及家属沟通，与患者建立关怀性关系，评估患者的关怀需求并及时提供个性化、令其满意甚至超出期望的服务。

(4) 积极参加医院及科室组织的志愿者与爱心活动，关怀他人，服务社会。

(5) 与同事建立良好的关系，团结互助；保证充足的睡眠，养成良好、健康的生活方式，积极参加户外活动等，及时疏解不良情绪，促进身心健康。

Note：

(6) 对护理服务、爱心活动及生活中的关怀故事、关怀瞬间等进行记录或书写反思日记等，积极参加关怀护理经验交流会与同事分享，共同感悟关怀的魅力，提升关怀意识及能力。

(7) 参与护理人文关怀相关研究，撰写报道稿，分享经验与成果。

(三) 护理人文关怀标准

标准是为了在一定范围内获得最佳秩序，经协商一致制定并由公认机构批准，共同使用的和重复使用的一种标准性文件。按体系分类，标准划分为四种，即国家标准、行业标准、地方标准、企业标准。按标准的专业性质，标准分为技术标准、管理标准和工作标准三大类。标准具有统一、复制、保护、连接、简化、推动、积累等作用。护理的发展有赖于护理标准的制定和实施，护理人文关怀的发展也是如此。

国际上有学者对护理人文关怀标准进行了探索，包括急诊科护理人文关怀标准、人文关怀通用标准、住院患者护理人文关怀标准、养老院关怀标准等。总体来讲，人文关怀的标准有待加速推进。

(四) 护理人文关怀流程

护理人文关怀流程将人文关怀方法与实践有机结合，有利于护士对患者实施全人、全程护理。

1. 评估 评估患者人文关怀需求。可直接询问患者的需求与不适；也可采用心理痛苦评分筛查表、灵性需求评估表等获取患者心理心灵人文需求，并辅以开放式问题。

2. 计划 以关怀理论为依据，以专业及人文知识技能为基础，根据需求内容，制订切实可行的短期计划，包括人文关怀的目标和关怀的具体措施。

3. 实施 在护理工作的各个环节，包括门诊、急诊、入院、检查、手术、治疗、交接班、出院、出院延伸服务，运用关怀技巧和专业技能满足患者人文需求。

4. 评价与改进 护理管理者通过走动式督查、满意度调查等评价关怀实践效果，发现问题，及时分析原因，提出改进措施并实施。

案例导思

人文关怀 试点先行

人文关怀得到了某大型三甲医院护理部的高度重视。为全面推行护理人文关怀，加大人文关怀工作的力度，提高其成效，该医院护理部遴选了首批八个病区作为人文关怀试点单元。护理单元具有浓厚的关怀氛围，墙上有人文关怀展板，刊登人文关怀丰富的内容和图画；责任护士礼貌称呼患者并主动进行关怀性沟通；护士长组织大家进行关怀知识的学习和技能的演练；除了关心患者帮患者解决复杂的问题，护士长还关爱护士；每个月科室护理同事在一起分享关怀故事；关怀的事例经常被报道。科室的患者满意度更高了，对护士有了更多表扬和赞美。护士工作虽然辛苦，但比之前更有成就感。

请思考：

1. 人文关怀试点单元的护理工作与传统护理工作模式有何区别？
2. 如何做一名人文关怀示范护士？

三、护理人文关怀措施

(一) 关怀患者的措施

护理人文关怀不仅体现在具备“以人为本”的理念，更重要是在护理过程中对患者的关怀护理，这是一种专业性关怀。

Note:

1. 以人为本，尊重患者的生命尊严

(1) 尊重患者的生命：护理人文关怀首先要尊重患者的生命价值，尽最大努力救死扶伤，维护患者的生命。当生命无法挽回时，让患者享受到生命的尊严。

(2) 尊重患者的人格：接受患者特征性的思想和行为，不因患者的独特性而有偏见。

(3) 尊重患者的隐私：患者隐私包括身体、疾病信息、个人信息等。查看患者时征得患者同意，并创造密闭环境；不在公共场合讨论患者疾病信息；不随意向患者朋友或他人透露患者病情。

(4) 尊重患者的选择：与患者有效沟通，保证患者对各种医疗选项充分知情；采用同理心和移情技巧，协助其综合考虑自身情况，包括家庭背景、文化程度、疾病情况、经济条件等，做出最合适的选择；当患者的选择确定后，理解其选择，不予强行干涉。

(5) 尊重患者的习俗：了解患者的宗教信仰，熟悉患者的生活习惯，并在最大程度上给予满足，减少患者对医院环境的陌生感和排斥感，促进患者康复。

2. 多元互动，理解患者的文化背景 不同文化背景的人有不同的关怀需求和体验。例如，对一般高热患者，护士可触摸其额头来表达关注和关心，但对某些少数民族患者，则绝对不可以碰其头部。在临床过程中，护士应了解患者的文化程度，提供其理解能力范围内的健康宣教手段和内容；了解患者的职业，选择其乐于接受的称呼，如某教授，使患者度过角色转变过程；了解患者的民族，避免产生误会与纠纷；了解患者的习惯，如老人们出门要看黄历等。

3. 整体护理，尊重患者的整体存在

(1) 就患者个体而言：表现为在护理中，既看到病，更看到人，了解患者的整体舒适感，从饮食是否合理、运动是否适量、心理是否健康、身体是否舒适等全面评估和护理。

(2) 就护理过程而言：表现为对服务对象的院前、院中和院后服务。入院前在社区等开展义诊、疾病筛查或健康教育服务；住院中为患者提供整体护理服务；出院后提供健康随访和护理健康教育服务。

(3) 在护理技术中融入人文关怀：护理人员每天实施大量的护理技术操作，帮助患者达到治疗效果和康复。在操作过程中，护士不仅要保证技术规范科学，做好核对等保障患者的安全，还需要在评估、操作前准备、实施等步骤中充分体现人文关怀，让患者有好的体验，提高患者对护理的满意度。

4. 提供帮助，满足患者的健康需求 健康需求是患者为了保持健康所需的健康信息及健康服务，包括：生理、心理健康服务；医院、社会、社区、家庭的健康服务；高超的医疗技术；内容广泛、形式多样的医疗保健健康知识等。护士要对患者健康需求敏感，主动提供服务；应用换位思考和共情，根据患者健康需求，适需提供服务；利用高水平的护理知识和操作技能，提供能解决健康问题的深层次专业服务。

5. 加强评估，提供个性化护理服务 每个患者都是一个独立的个体，在疾病状态下，对人文关怀的需求会因不同的情境而有所差异。护士在实施关怀行动之前，首先应重视患者的个体差异，围绕患者的个体特性提供个性化护理服务，给予针对性的帮助，让每个服务对象在需要某种帮助的时候，得到应有的支持与帮助。

6. 加强沟通，协调护患人际关系 护患之间相互信赖的关系，能促进患者正性情绪的表达，为患者营造一个维护、改善与支持其健康的环境。整洁大方的服装、温和的语气、关心的话语、适当的表情、主动的倾听、适时的反馈、耐心的讲解、适当的触摸、共情与理解、多样化的健康宣教等有利于护患关怀关系的建立，促进患者主动参与和配合护理工作。

(二) 关怀护士的措施

关怀护士可以减轻护士在工作环境中的压力感，利于身心健康，促进护士对患者、同事及自身的关怀。

Note:

1. 护理管理者对护士的关怀

(1) 提供安全护理用具和必要的职业防护用品;加强职业防护培训与督导。保障工作场所安全、舒适。

(2) 关心护士成长,引导护士进行职业生涯规划。根据护士能力和特长分配科室任务,并授予相应的权力。

(3) 尊重护士:维护护士的自尊,认可其努力和付出;发生差错时,单独交流,心平气和地询问,引导护士自我反思;发生纠纷时,处事公平,保障护士的合法权益。

(4) 弹性排班:设置排班需求本,为有特殊情况的护士提供方便;节假日排班照顾家中有孩子的护士;高年资护士与低年资护士合作搭班;不安排下夜班护士加班、培训、学习等。

(5) 合理分配绩效:根据层级、学历、患者满意度、护理教学、科研成果、投诉等情况合理分配绩效,做到公平透明,奖罚分明。

(6) 生活上的关怀:热情接纳新护士,让其产生归属感;特殊节日时,为不能归家的护士准备节日礼物;减少怀孕、哺乳期护士的夜间值班;关心护士生活,帮助其解决家庭关系、恋爱、家人健康等方面的困扰;组织集体文娱活动,放松心情等。

知识导航

护理管理者对护士的关怀

护士对护士长人文关怀满意度评价问卷由我国学者于2016年编制,问卷由3项一级指标(人性、人际、工作)、8项二级指标(人道利他价值观、传递人文精神护理理念、促进情感交流、帮助寻求精神力量、提供良好环境、帮助解决需求、科学解决问题、促进个人发展)及36项三级指标构成。通过专家咨询和对217名在三级甲等医院临床一线工作5年以上的在职护士进行问卷调查,得出问卷总体Cronbach α系数为0.937,各维度Cronbach α系数为0.743~0.898。问卷总体折半信度系数为0.801,各维度折半信度系数为0.748~0.872。问卷内容效度检验结果显示,各条目的CVI值为0.83~1.00,全部条目的平均CVI值为0.91。探索性因素分析提取8个公因子,累积方差贡献率为65.852%。目前国内已有多家医院使用此问卷,具有较好的信度及效度,可以用于了解护士对护士长人文关怀满意度的现状,为提升护士长人文关怀能力及护理管理质量的相关研究提供依据。

2. 护理人员之间相互关怀措施

(1) 同事间主动交流,相互尊重,相互关心。对遇到困难的同事及时给予力所能及的帮助。

(2) 工作中团结协作,相互支持。如发现同事工作中出现问题及时给予善意提醒。

3. 护士自我关怀措施 护士要做好自我关怀,使自身达到身心平衡状态,才能更好为他人提供有效的帮助。

(1) 工作中强化自我保护意识,预防感染,尽力做好职业防护。

(2) 保证良好的营养与睡眠。

(3) 进行适量的运动锻炼,如瑜伽、慢跑等。适当参加休闲活动,如外出旅游(亲近大自然)、亲友聚会,看电视、电影,听音乐等。

(4) 通过深呼吸、情感交流、转移注意力、换位思考、参加心理讲座或阅读相关书籍等方式及时宣泄和调节不良心理或情绪。

(5) 努力维系良好的人际关系,包括与服务对象、领导、同事、家人、朋友等之间的关系。

(6) 遇到困难和挫折时,主动寻求他人帮助。

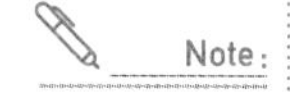

四、护理人文关怀质量管理

1. 建立护理人文关怀质量评价标准　护理部应制订有护理人文关怀质量关键评价标准，标准应充分体现人文关怀特色和专科特点，兼顾量性指标与质性指标；宜包括结构指标、过程指标及结果指标；每项指标应具体可测量。

（1）结构指标：可包括护理人员关怀知识、关怀性环境、关怀设施、关怀制度、关怀计划等。

（2）过程指标：可包括关怀流程或措施、关怀培训等的落实情况及护患关系等。

（3）结果指标：以患者就医体验为主（患者关怀满意度、感受到关怀的案例，如对护理人员特殊形式的表扬如感谢信、锦旗等，患者对护士的有效投诉、工作场所暴力事件的数量等）；还应包括护士职业满意度、护士执业环境等。

护理人员应熟知人文关怀质量评价标准，并遵照执行。

2. 护理人文关怀质量督导　护理管理者通过现场查看、询问患者、询问护士、查看记录等方式，了解人文关怀措施的落实情况；定期了解患者就医体验，对在院或出院患者进行人文关怀满意度调查；每年度进行护士职业满意度调查，通过护士座谈会了解护士关怀感知。定期收集患者对护理人员的感谢信、锦旗等，了解工作场所暴力事件的数量、患者对护理有效投诉次数等并进行总结分析。

3. 护理人文关怀质量持续改进　只有持续进行质量改进，人文关怀实践才能进入良性循环。对护理人文关怀亮点措施、经验和成效及时在医院推广，并适当给予奖励或表彰；对发现的问题及时进行原因分析，提出改进措施并实施。在人文关怀质量管理过程中应充分发挥护士的主观能动性，鼓励护士使用医疗失效模式与效应分析、根本原因分析、品管圈等质量管理工具发现人文关怀实践的不足，分析原因，制订切实可行的改进方法，促进人文关怀质量的持续改进。

（刘义兰　霍晓鹏）

本章小结

关怀是护理的本质和核心。本章介绍了人文关怀的定义、东西方人文关怀的历史与发展，以及人文关怀的重要性，并描述了关怀能力的要素、提升策略及评价方法。本章还着重介绍了医疗机构对患者人文关怀的系列创新举措包括护理人文关怀组织管理、护理人文关怀质量管理。护理人员要不断学习关怀理论知识，强化关怀意识，主动履行关怀职责，有效对患者、护理人员、家人、亲友及自身实施关怀，为和谐社会及人类的美好做出更大贡献。

思考题

1. 在健康中国建设中，护理人文关怀的价值体现在哪些方面？
2. 谈谈如何对特殊人群如门诊和住院的老年患者实施人文关怀？
3. 关怀能力的要素有哪些？如何提升护士的人文关怀能力？
4. 作为临床护士，你将如何履行人文关怀职责？
5. 请问如何理解“有时治愈，常常帮助，总是安慰”？

Note:

反思日记

1. 回顾近期来自己对家人、同学、朋友及自己进行关怀的情况。你给予了什么人哪些关怀？是否足够？自己从这些对他人的关怀中有什么收获？今后还可以从哪些方面加强对他人和自己的关怀？

2. 回想你或周围的人在医院就诊经历中所遇到的不愉快经历，从人文关怀管理的角度提出改进方案和具体措施。

3. 简要描述最令你感动的一个人文关怀的事例。该事例对你今后从事护理工作有什么启发？

案例分析

案例1 某三甲医院护士在飞机上施救后不留名，家属执意寻找，通过拨打医院总机，终于找到这名美丽的护士曾老师。

"如果不是那位热心护士施救，后果不堪设想。"杨女士说。55岁的杨女士回忆，3月28日，她独自乘坐飞机返回家乡。起飞后，她突然感到胸口发闷、呼吸急促，汗流不止。空乘人员立即广播寻找医生，一位20多岁的年轻女孩自称是护士，赶来施救。女孩询问杨女士的病史后，给她冲了两杯糖水，让她服下速效救心丸，并给她进行按摩。半小时后，杨女士的病情逐渐好转。"她不停给我擦汗、喂水，还给我喂饭，2小时里，她一直守在我身边，跟我聊天，帮助我稳定情绪。"杨女士说，那位女孩长发、鹅蛋脸。她通过乘务人员才知道这个女孩姓曾，是某三甲医院呼吸内科的护士，对方却不肯留下电话。杨女士很想找到这位好心护士，当面致谢。

请分析：此案例中，护士曾老师的行为从哪些方面体现了护士的风采？成功施救乘客的事例对构建和谐社会有怎样的意义？作为一名护理人员，需要具备哪些能力和素养才能有此出色的表现？

案例2 李女士5个月的孩子患了重症肺炎，要住进重症监护病房（ICU）。看着孩子急促的呼吸和轻度发紫的小嘴，她心里没了主张，忐忑不安地交了住院费，匆匆忙忙地来到ICU病房的门口，按了门口的门铃。护士小王急忙跑来开门，刚跑到门口，听到门铃又响了，小王不高兴地说道："没看到我跑来了，还按门铃做什么！"

李女士不好意思地说："孩子病得好重，我好着急。"

小王："是住院吗？进来。"

小王又说："把孩子给我，您在这里别动，医生会过来问情况。"

李女士不情愿地慢慢递过孩子。小王有点不耐烦："快点，快点，孩子病成这样，还磨磨蹭蹭的。"

本来就十分焦急的李女士听到这句话，感到更加内疚、自责，心里一急，"哇"的一声大哭起来。宝宝似乎听见了妈妈的哭声，也哇哇地哭起来。看着护士生硬地抱着孩子匆忙离开的背影，李女士的心就像万箭穿心般疼痛。

请分析：从护理人文关怀的角度出发，你认为护士小王的行为有哪些需要改进的地方？请从护理人文关怀技巧和共情角度出发，讲述如果你是值班护士，你会怎么做？

Note:

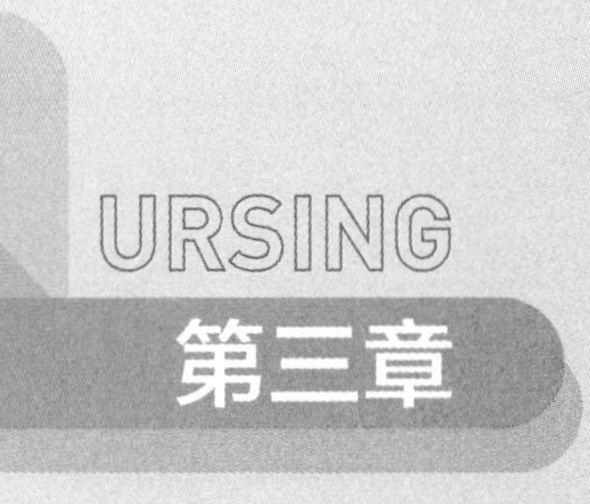

第三章

护士的科学思维修养——给生命插上睿智的“翅膀”

03章 数字内容

学习目标

知识目标：

1. 掌握临床护理工作中评判性思维、创新性思维的应用与护士各种临床思维能力的培养。
2. 熟悉思维的概念和分类；临床思维的概念和特点；评判性思维的概念和组成；创新性思维的内涵和特征。
3. 了解科学思维的基本过程和问题解决的思维过程；临床思维的过程和方法；评判性思维的测量；创新性思维的主要形式。

能力目标：

1. 能根据患者具体的病情变化进行独立思考并做出合理有效的决策，为其提供高质量的护理服务。
2. 能运用科学思维方法培养自身临床思维、评判性思维和创新性思维，并在临床护理实践中解决相应的护理问题和开展护理创新。

素质目标：

具有客观洞察护理问题、缜密解决问题的能力，发挥思维能动性，促进护理质量的提高。

【关键概念】 思维 评判性思维 创新性思维 护理临床思维

导入情境与思考

王女士,69岁,离异,子女在外地。确诊糖尿病7年,近半年遵医嘱在家中每日早、晚餐前自行注射胰岛素。近期发现血糖波动显著,王女士几次出现高血糖反应。门诊医生认为剂量不足,遂加大剂量,但血糖控制还是不理想。

请思考:

1. 作为护士,你认为还会有哪些可能的因素导致患者血糖升高?
2. 为保证注射治疗效果,对居家自行注射胰岛素的患者应做好哪些护理?

“思维是地球上最美丽的花朵(恩格斯语)”,正是这朵美丽的花,使人类成为“宇宙之精华、万物之灵长”,在生物界独领风骚。思维的每一次突破和飞跃,都成为人类不竭创造的源泉!护理专业要取得长足而深入的发展,护士要成为过硬的临床护理专家,离不开护理人才扎实而灵活的思维能力。故此,本章将从思维的基本命题入手,一步步带领大家解开科学思维、护理临床思维、评判性思维、创新性思维的神秘面纱!

第一节 科学思维概述——“地球上最美丽的花朵”

一、思维概述

(一)思维的概念

思维(thinking)一词在汉语中与“思考”“思索”是近义词。《词源》中说:“思维就是思索、思考的意思。”从生理学上讲,思维是一种高级生理现象,是脑内一种生化反应的过程,是产生第二信号系统的源泉。从心理学上讲,思维是人脑对客观事物间接的和概括的反映,即人们对感性材料进行分析和综合、做出判断、进行推理的认识活动过程。思维科学认为,思维是人接受信息、存贮信息、加工信息以及输出信息的活动过程,并概括地反映客观现实的过程。这是思维本质的信息论观点。

思维反映了客观事物的本质特征及事物之间的规律联系。例如,护士巡视病房,发现某患者面色苍白、呼吸急促、四肢湿冷、脉搏细速,判断患者可能发生休克。虽然此时她并没有测血压,但她运用已有的知识经验(休克患者的典型表现),对感知到的现象(面色、呼吸、脉搏、皮温)在头脑中进行了加工、处理,提出假设、检验假设,推断出患者可能处于休克状态,这个过程就是思维。

(二)思维的分类

1. 按思维的水平及凭借物分类 可分为动作思维、形象思维和抽象思维。

(1)动作思维(action thinking):又称实践思维,即思维依赖实际操作解决具体的问题。例如,护士在处理患者输液时液体滴入不畅的问题,可以一边做调整输液针头角度、抬高输液瓶架等动作一边思考,找出故障的原因,从而排除故障,就是动作思维。

(2)形象思维(imaginal thinking):即依赖具体形象和头脑中的已有表象解决问题。例如,护士为患者创造优美舒适的病室环境时,首先头脑中构思许多布局图像,在实施中边观察、边调整,这也离不开形象思维。

(3)抽象思维(abstract thinking):又称理性思维,主要是通过概念、判断、推理等形式,能动地反映客观世界的认识过程。例如,护士运用逻辑思维对护理对象进行护理评估与诊断,制订护理计划,拟出护理措施与评价方法,就是将医学、护理学、心理学、健康教育学等知识结合思考的逻辑思维过程。

2. 按思维探索答案的方向不同分类 可分为聚合思维和发散思维。

(1)聚合思维(convergent thinking):又称集中思维、求同思维,即把问题提供的各种信息聚合起来得出一个正确答案的思维。例如,20世纪60年代研究人员用霉花生喂养大白鼠、鱼等动物,结果被

Note:

喂养的动物大都患癌症死了，汇总这些资料得出结论：不同地区、不同种类的动物喂养霉花生后都易患癌症，因此霉花生是致癌物。经过进一步研究发现，毒花生内含有黄曲霉素，而黄曲霉素正是致癌物质。这就是聚合思维法的运用。

(2) 发散思维(divergent thinking)：又称求异思维、逆向思维，是依据已有的信息向不同方向扩散，去探索符合条件的多样性答案。例如，一题多解的过程就用到发散思维。对复杂病例讨论时，提出的可能性越多，对病例的认识就越全面。发散思维的能力是衡量一个人创造力高低的重要标志之一。

3. 按解决问题的态度分类 可分为习惯性思维和创新性思维。

(1) 习惯性思维(habitual thinking)：又称常规思维、惰性思维，即运用已有的知识经验解决问题的程序化思维，既规范又节约时间。例如，护士发现患者高热，立即予以物理降温；发现婴儿啼哭，马上反应可能是饿了，给予喂奶等。

(2) 创新性思维(creative thinking)：指在思维过程中产生新颖的、独特的、有创见的、具有社会价值的思维。例如，护理事业的创始人南丁格尔为护理学创造了一套较完整的理论和实践体系。创新性思维是在一般思维的基础上发展起来的，是后天培养与训练的结果，是智力水平高度发展的表现。

(三) 护士具备科学思维的重要性

1. 有利于护理学科的发展 护理学是一门因人的健康需求不断发展完善的学科。护理模式在科学思维的指导下逐渐演变，并在实践中不断改进以适应护理学发展的需要。例如，一直沿用数十年，并成为护理核心制度之一的“分级护理制度”，就是护理前辈黎秀芳、张开秀创立的，这一制度的创立，使护理人力利用趋向合理、工作秩序趋向有条理、护理质量得到提高，并很快在国内推广。近年来，护理学者又运用科学的方法，对患者分类系统、护理工时测定等进行了探索，在此基础上推出了“护理分级”的国家标准(WS/T 431—2013)，使分级护理进一步完善和规范，促进护理学科的发展。

2. 有利于护理质量的提高 临床护理实践中，护士应用护理程序对患者进行评估、诊断、计划、实施、评价。护理程序为护士解决护理问题提供了科学方法，为护士的工作思维提供了结构框架。科学思维有助于护理工作者在护理程序各个步骤能够严谨、科学，做出更加合理、有效的决策，为服务对象提供高质量的护理服务。例如，护理人员通过对患者实施关怀评估，了解患者个性化的关怀需求，更有针对性地实施关怀，能最大程度改善患者就医体验，提高患者关怀满意度，并促进护患关系和谐。

3. 有利于护士专业素养的提升 护士的科学思维是提高护士自身素质的必然要求和必经之路，护士的科学思维能力越强，其洞察事物、解决问题的能力就越强，从而更好地发挥护理的积极能动性，提供高水平的护理。例如，专科护士或临床护理专家基于对患者的系统评估，科学思维判断，做出决策，为患者解决一个个复杂的问题。护士在工作中体现的科学性、展示的专业水平和能力，不仅有助于患者康复，也有助于赢得患者的感谢和信任及医生的尊重，从而提升护理专业人员的形象。

案例导思

改造病服，再也不怕监护仪导线缠成“麻花”

监护仪用于监测患者心率、呼吸、血压、血氧饱和度等数值的变化，但临床使用时各种导线相互缠绕，不利于患者床上活动，患者容易将导线压在身下引起压力性损伤；导线长时间接触皮肤，还可能引起过敏。

为解决以上问题，护士对病服进行了改造：剪裁两个长约 43cm、宽约 6cm 的 L 形通道缝制在原有病号服上，作为导联线通道，避免导联线直接接触皮肤。在原有病号服上导联心电电极片的相应位置挖 5 个直径约 1.5cm 的导联接头粘贴电极片入口。制作一个长 20cm、宽 20cm 的口袋替代原有病号服的口袋，用于收纳多余的导联线。

请思考：在本案例中，为什么护士能解决监护仪导线缠绕的问题？

提示：护士改造病服体现了护士科学思维中的创新性思维。

Note：

二、科学思维的基本过程

科学思维的基本过程可分为分析与综合、分类与比较、抽象与概括、归纳与演绎等过程。

（一）分析与综合

分析（analysis）是把客观事物的整体分解为各个要素、各个部分、各个属性，然后逐个分别加以考察，从而认识研究对象各部分、各方面本质的思维方法。例如，认识一台汞柱式血压计，可将其分解为水银测压计、输气球、袖带、阀门等各个部分分别进行认识。一般来说，分析总是把一个大而难的问题分成若干小而易的问题，体现由浅入深、由易到难、由表及里的过程。

综合（synthesis）是把客观事物的各个要素、各个部分分别考察后的认识联结起来，然后从整体上加以考察的思维方法。综合比分析更高一个层次，综合是在分析的基础上进行科学的概括，把对于简单要素的认识统一为对于事物整体的认识，从整体上把握本质和规律。例如，学习人体的各个系统后，再将其结合起来，弄清楚各系统间的相互关系，形成对人体的整体认识。

分析与综合是同一思维过程的两个方面，任何学科都是分析综合而成的体系。没有分析就不可能有正确的结论，没有综合就只能感知事物的各个部分。例如，急性炎症就综合了红、肿、热、痛、功能障碍等5个共同特征。

（二）分类与比较

分类（classification）是根据研究对象的共性和特性将若干现象区分为不同种类的思维方法。分类的方法可以按照表面现象分类，如对护理不良事件按用药错误、身份错误等现象进行分类；另一种是按照事物的本质分类，如门捷列夫发现元素周期律。

比较（comparison）是认识对象间的相同点或相异点的逻辑方法。要区分事物，就要进行比较。通过比较鉴别可以找出事物的独有特征。例如，稽留热和弛张热是两种高热类型，前者温差一日之内不超过1℃，后者则在1℃以上。

分类与比较是两种基本的逻辑思维方法。分类是比较的前提，比较是分类的依据。例如，临床发热类型有很多种，通常将其分为稽留热、弛张热、间歇热、回归热、不规则热等类型，然后再比较它们各自的特点，以便针对性地开展护理。

（三）抽象与概括

抽象（abstraction）是抽出事物的一般的、共同的、本质的属性与特征，舍弃非本质特征的思维过程。例如，苹果、香蕉、梨、葡萄等，它们共同的特性是带有甜味的植物的果实，这一类果实称为水果。得出水果概念的过程，就是一个抽象的过程。要抽象，就必须进行比较，没有比较就无法找到共同的部分。

概括（generalization）是把同类事物的本质特征加以综合并推广到同类其他事物上，使之普遍化的过程。例如，护士通过护理实践得出结论：“长期卧床患者容易发生压力性损伤、肺炎、泌尿系感染、营养不良等并发症”，并把这个结论推广到昏迷、截瘫等各类长期卧床患者护理中去的思维过程就是概括。

抽象与概括的过程是一个裁剪的过程，不同的、非本质性的特征全部被裁剪掉了。抽象与概括的结果形成了概念和理论，实现了认识过程的飞跃。例如，局限性红肿硬结是炎症的本质属性，而部位则是炎症的非本质属性，通过概括本质属性而形成炎症诊断的依据。

（四）归纳与演绎

归纳（induction）是从个别事实中推演出一般原理，获得带规律性的本质认识的逻辑思维方法。归纳法可帮助整理护理现象和事实，从中概括出一般护理原理，也可以在概括护理经验的基础上形成护理研究的假设，还可以通过归纳法进行逻辑论证，获得新的研究成果。例如，护士通过调查统计重型颅脑创伤患者早期的摄食情况，归纳出“重型颅脑创伤患者早期营养供应不足”的结论，提出了营养支持方案。

Note:

演绎(deduction)是从一般到个别的推理方法。与归纳法相反,演绎是从已知的某些一般原理、定理或科学概念出发,推断出个别或特殊结论的一种逻辑推理方法。例如,已有研究和资料表明,对新生儿进行抚触可促进消化功能,解除新生儿便秘,而解除便秘有助于改善新生儿黄疸。护士由此演绎出结论:对新生儿抚触可降低新生儿黄疸,并据此结论做了有关临床试验,获得了成功。

三、问题解决的思维

(一)什么是问题解决

问题解决(problem solving)是由一定情境引起的,有特定目的,需要运用各种认知活动、技能等解决问题的过程。思维过程体现在解决问题的过程中,问题解决是思维活动的动力。

(二)问题解决的思维过程

问题解决的思维过程包括四个阶段:发现和提出问题、分析问题、提出假设、检验假设。

1. 发现和提出问题　爱因斯坦曾说:“提出一个问题往往比解决一个问题更重要。因为解决一个问题或许只是一种技能,而提出新的问题,新的可能性,从新的角度去看问题,却需要有创造性的想象力,而且标志着科学的进步。”发现问题是思维活动的积极表现,与个体的需要、动机、求知欲和知识经验等有关。责任感强、求知欲旺、知识雄厚的人勤于思考,容易发现和提出问题。例如,患者一入院,护士就要对其进行入院评估,就是为了发现患者现存和潜在的健康问题,从而进一步制订护理计划和措施。

2. 分析问题　即寻找问题的主要矛盾,分析问题的原因和性质,找出问题的关键。分析越透彻越有利于解决问题。分析问题很大程度取决于个体的知识经验,知识经验越丰富,在分析问题时就越容易抓住问题的实质。例如,在新入院患者的诸多护理问题中最常见的有不适应新环境等问题,只有全面系统地分析有关资料,才容易发现问题的关键。

3. 提出假设　即考虑解答方法。解决问题的关键,是找出解决问题的方案,即提出解决问题的方案、策略,确定解决问题的原则、方法和途径。解决问题的方案通常以假设的方式出现,假设的提出是从对当前问题的分析出发的,同时也依靠已有的知识经验。例如,对新入院患者,护士做出“有不适应新环境可能”的假设,针对这一假设,护士采取热情接待、自我介绍与环境介绍、同室病友情况的介绍等措施来帮助患者解决这一问题。

4. 检验假设　通过直接的实践(直接检验法)或智力活动(间接检验法)来检验假设是否正确,是问题解决的最后一步。通过检验,如果假设正确,问题便得以解决;如果假设错误,那么需要寻找新的解决方案,重新提出假设。如上述措施使新入院患者迅速适应医院环境,护士就能证明这些措施是有效的;否则,就需要采取新的措施。

(三)影响问题解决的因素

同样的问题,有的人发现了,有的人发现不了;发现同样的问题,有的人能解决,有的人不能解决。这除了能力外,还受许多因素的影响。

1. 心理定式(mental set)　是心理活动的一种准备状态,指个体在过去经验的影响下,对解决相似的新问题时的心理活动倾向性,容易习惯地运用和以前同样的方式进行处理。心理定式最早是德国心理学家缪勒(Müller)发现。他曾经通过大量的实验来证明心理定式的存在。比如当一个人连续10~15次手里拿着两个质量不相等的球,然后再让他拿两个质量完全相等的球,他也会感知为不相等。心理学上一般把心理定式解释为“是过去的感知影响当前的感知”,思维定式也可以解释为“是过去思维影响现在的思维”。定式对问题的解决有正面影响,也有负面影响。在学校里,老师经常会鼓励同学准确而迅速地形成学习上的思维定式,但思维定式不利于创新思考。

排除定式的负面影响可采取两种办法:①请固守一种方法处理问题的人说出为什么要这样做,然后让他来考虑是否有其他的方法可用。②如果尝试无结果,可稍停一会儿。这样可能打破某些特殊的定式,从而提出新观点或找到解决问题的新途径和新方法。

Note:

2. 功能固着(functional fixedness) 指个体在解决问题时,容易看到某个物体的通常功能和用途,而难以看出此物体的其他新功能和用途,从而影响问题解决。功能固着影响人的思维,不利于新假设的提出和问题的解决。例如,电吹风,一般人认为它是吹头发用的,其实它还可以用作衣服、墨迹等的烘干器。在护理工作中也需要克服功能固着的影响。例如,在野外急救的时候,护士可以把木板当担架用,把树枝当骨折固定的夹板用,把衣服或被单撕成一条条当绷带用。

3. 迁移(transfer) 指已获得的知识、经验、技术对学习新知识、新技能和解决新问题的影响。如起到积极作用、有利于问题的解决,称之为正迁移;如起到消极作用、不利于问题的解决,则称为负迁移。例如,毛笔字写得好的人,钢笔字往往也会写得不错。一般来说,新旧情境间共同的因素越多,越易于促使问题解决,产生正迁移;相反,知识经验片面、概括水平低或使用不当,会妨碍问题的解决,导致负迁移。护士在工作与学习时,要注意利用正迁移的积极作用。例如,学习数学会促进临床药物使用中计算技能的应用;语言学习中掌握丰富的词汇知识将促进工作中阅读技能的提高,而阅读技能的提高又可以促进更多词汇知识的获得。

4. 动机强度(motive strength) 动机是问题解决的内部动力,动机强度与问题解决的效率有关。心理学家耶基斯和多德森的研究证实,动机强度与工作效率之间并不是线性关系,而是倒U形的曲线关系。耶基斯·多德森定律(The Yerkes-Dodson Law)表明,在一定范围内,动机增强,解决问题的效率也随之增加,但当动机过度强烈时,会给个体造成很大的心理压力,使个体处于过度焦虑和紧张的心理状态,干扰记忆、思维等心理过程的正常活动,反而影响解决问题的成效;而成就动机强度过低时,缺乏参与活动的积极性,工作效率不可能提高。所以,适中的动机强度最有利于问题的解决。在护理职业生涯中,如果能将自己的成就动机调整至适宜强度,则会提高工作积极性,取得较好的工作成效。

5. 个性特征(personality trait) 问题解决的效率也受个性特征的影响。个性品质中的自信力、灵活性、意志力、情绪稳定、毅力等会提高解决问题的效率;反之,则妨碍问题解决。苹果公司创始人、首席执行官史蒂夫·乔布斯(Steve Jobs)是美国最伟大的创新领袖之一,他拥有非凡的勇气去创造与众不同的事物,并以大无畏的精神改变着这个世界。

第二节 护士的临床思维——工欲善其事,必先利其器

一、临床思维概述

(一)临床思维的概念

临床思维是医务工作者在临床诊疗护理时的思维活动,是医务工作者根据已知的科学知识和原理,结合患者的临床信息,应用科学的、合乎逻辑的思辨方法和程序进行临床推理、做出临床决策的过程。在护理领域,临床思维是指护士在充分收集与疾病相关资料的基础上,运用各种思维方式与方法,在对所获取的资料进行分析判断、概括推理、验证补充、修改完善,对患者的健康问题进行评估、诊断、护理、预防的思维过程及活动。

科学的护理行为要以科学的思维作为前提。护理质量的优劣既取决于护士本人的知识、技术和经验,也取决于护士的临床思维广度和深度。如果护士的临床思维是混乱的、武断的,甚至错误的,将可能对患者产生危害。

(二)临床思维的特点

临床护理工作的主要服务对象是具有生物属性和社会属性的患者,患者所患的疾病具有复杂性、个体差异性以及动态变化等特点,患者的一切行为不可避免地与周围的人发生各种各样的社会关系,因此护士的临床思维也必须顺应这些因素,才能满足护理工作的需求。临床思维具有以下特点:

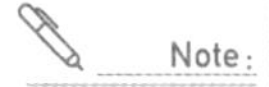

1. 时限性 临床思维的重要特点是时限性强。虽然疾病是一个自然历程,但是在很多情况下,

临床决策不能等待疾病的全过程充分表现以及所有检查的逐项实施，为了及时抢救患者的生命，临床思维决策需要在短时间内完成。在对一些急重症患者的救治过程中，护士需要协同医生争分夺秒地对患者的病情做出正确的判断，迅速敏捷地配合医生给予患者有效的治疗与护理。在这些情况下，简短的问诊、有针对性的检查、扎实的专业知识、丰富的临床经验、过硬的护理操作技能是做出准确临床判断，救治患者的关键。

2. 动态性 临床思维活动本身是一种动态过程，这一动态过程最终目的是实现将思维从认识事物到改变事物的扩展。在对患者的护理过程中，护士需要准确分析导致护理问题发生的原因，制订有效的护理方案，并给予针对性地护理。然而疾病的发生、发展、变化也是一个动态的过程，有些疾病的某些症状并不表现在整个病程，只是在疾病发展的某一阶段才出现；有的疾病因为不同的因果关系，或累及和损害多种组织，可能出现多种发展的可能性。例如，对于一位骨折术后的患者，在术后的2~3天，疼痛可能是患者的主要护理问题，随着时间的推移，疼痛程度的缓解，患者又可能出现其他诸如食欲减退、便秘、情绪低落等健康问题。因此，护士在患者疾病的发展过程中须结合患者病情变化、治疗效果反复修正护理方案。

3. 差异性 在临床实践中，尽管每种疾病都有其共同特点和规律，但由于患者的免疫力、年龄、性别、家庭状况、社会心理支持等差异，会使得疾病临床表现、对疾病的认识和反应千变万化。护士在临床护理工作中应充分认识疾病的共性特点体现于在具有差异的个性表现之中，将每位患者都视为独特的个体，从患者的实际出发实施护理。例如，高血压的患者，其职业、文化程度的不同，服药依从性也会有所不同。因此，护士应该在全面评估患者健康知识和需求的基础上，针对不同患者的关注点，针对性进行健康教育。

4. 复杂性 护理服务的对象是一个个具体的人。人体本身就是世界上最复杂的有机整体，而人类的疾病同样也是复杂多样，近几十年来新发现的疾病就在上万种之多，临床症状达10万种以上。就常见病和多发病来说，就有数百种。有的患者不只罹患一种疾病，而是同时患有两种或多种疾病，或者出现并发症，因而出现症状交错和叠加，使某一疾病的主要症状甚至特异症状都可变得模糊不清。因此就要求护理人员善于观察、勤于思考，在复杂的症状和患者的临床表现中及时发现问题并给予有效的护理。

5. 全面性 任何一种疾病都可能有复杂的病因，生理、心理、社会等方面的因素都可能参与其中，护士除了认真观察患者的病情外，还要从各方面获取与治疗、护理相关的资料。这些资料是护士临床思维的基础，如果缺乏这些资料，即使掌握正确的思维方法，也难以开展工作。例如，股骨骨折术后的患者，需要早期开展功能锻炼，促进康复。然而何时开始功能锻炼以及选择哪种功能锻炼方式，就需要医护人员对患者进行全面的评估。评估的内容不仅仅局限于局部组织的恢复情况，还包括患者的生命体征、全身的肌力、疼痛以及自我效能等心理行为状况。

6. 交互性 从临床思维的表面上看，医护人员是临床思维的主体，患者是思维的客体，但是由于患者是具有主观能动性的个体，其对主诉内容的选择、对治疗效果的感受、对诊疗护理的设想等都是具有主体性的，这就使病史及临床症状这一客观内容加入了患者的主观因素，而这些内容都成为临床思维的主要素材。如果患者的主观因素是正确的，则有利于临床判断；反之，则会干扰医护人员的思维。例如，某些患者主诉疼痛时不能准确阐述疼痛的类型、部位；一些患者在叙述疾病的症状时掺杂了主观情感，夸大或隐瞒病情，这些都容易导致护士出现思维偏差和判断失误。因此，临床护士在临床思维和诊断过程中，既要充分发挥患者的主观能动性，又要排除患者过多主观因素对临床思维和诊断的干扰。在治疗护理过程中，患者的主体性更为突出，患者不仅是被治疗、被护理的对象，也是参与自我治疗、自我护理的主体。因此发挥患者的主观能动性，调动患者参与治疗与护理的积极性，促进患者早日康复。

（三）临床思维的过程和方法

临床思维作为思维的一种具体形态，在对临床思维对象的认识时同样需要经历一个完整的过程。

Note:

1. 收集临床资料，进行护理评估 收集资料是临床思维的第一步，也是非常关键的阶段。临床思维的核心是认识患者存在的健康问题，而疾病本身都具有现象和本质两个方面。现象主要是指患者的病史资料、症状、体征及辅助检查资料等，本质主要是个体病因、病变。本质通过临床现象表现出来，为了透过现象分析本质，便要全面获取资料，以明确患者的护理问题及护理需求。收集资料是一个动态的、循环的过程，贯穿于临床实践的全阶段，在此过程中要注意资料来源的真实性、资料获取的完整性以及全面性，以确保临床思维的准确，并为患者提供有效治疗与护理的基础。例如，儿科的患者（患儿）对陌生的医院环境及医务人员易产生恐惧的心理，加之表达能力弱和病痛等原因无法准确表述病情，或者过分夸大疼痛，使得医护人员不能准确地获取病情信息和资料。此时患儿主诉就不能作为判断病情的主要资料，护士还应从患儿的精神状态、啼哭的声音、饮食以及大小便的情况等方面进行病情观察和资料搜集，为发现患儿的健康问题提供准确的依据。

2. 分析汇总资料，提出计划方案 该过程是临床思维的主体阶段。护士在具体临床实践中将掌握的大量与患者健康问题相关的资料进行组合、比较、抽象、概括和综合分析，从中找出关键环节，进而确定其健康问题及引起健康问题的原因，建立对患者健康问题的初步判断。初步诊断提出后，通过多种思维方式进一步评价和检验临床决策，力求完善护理计划和方案。例如，某慢性心力衰竭患者，在治疗期间告诉护士有轻度恶心，此时护士不应简单地认为是饮食不当而引发的恶心，而要考虑到患者有可能是心力衰竭加重或是某些药物的副作用，综合分析引发其恶心的因素，及时报告医生，给予有效处置，从根本上解决患者的问题。

3. 动态实施修正，完善护理措施 由于疾病本身的复杂性、患者体质的个体差异性以及现有资料的局限性，在诊断初期往往只是获得疾病全过程中的某一阶段的一个片段资料。在初步确定诊疗护理方案后，需要在临床实践中实施护理方案。例如，一老年肺源性心脏病患者，发生肺部感染，痰液黏稠，排痰困难，此时可采用雾化吸入稀释痰液的护理措施。然而疾病是一个处在不断变化之中的动态过程，需要用发展的观点进行分析、观察护理效果，及时修正护理诊断和措施，使之更符合患者的实际。当该患者并发心力衰竭、呼吸衰竭，即便稀释痰液也无力咳出时，就要使用吸痰的方法，否则容易加重感染，甚至导致窒息。

4. 总结经验教训，提高思维水平 医学是实践科学，也是经验科学，而经验的取得一方面是来自书本上学到的知识，另一方面是临床实践的不断积累。可以从成功的经验中学习，也可以从失败的教训中学习。

知识导航

跌倒预防新方法——患者参与跌倒评估

医院内患者跌倒是最常见的护理不良事件，跌倒可能导致患者受到伤害、影响患者康复甚至安全，增加医疗费用，并可能导致医疗纠纷。预防跌倒的常用方法是用工具来评估筛查患者跌倒风险并实施相应的预防措施。跌倒发生率居高不下。目前跌倒风险评估主要由护理人员完成，护理人员对住院患者跌倒的风险评估主要依赖其临床经验，如果使用不当，会错误地估计患者的风险。

人们意识到，跌倒风险评估不能单从护理人员的角度考虑，还应该让患者参与跌倒风险自我评估。跌倒风险自我评估（self-assessment of fall risk questionnaire，SAFR）问卷由美国学者 Verna Sitzer 于 2016 年提出，其目的是让患者参与跌倒风险评估，也可为护士提供有价值的信息来源，促使患者主动参与到跌倒风险管理。部分医院采用基于 SAFR 自评问卷建立的新型跌倒风险模式，有效降低了患者的跌倒发生率，取得了满意效果。

Note:

二、护士临床思维的培养

(一) 护士应具有的临床思维品质

护士的临床思维无论从认识论还是方法论角度，都与其他领域的思维相似，是其个人认识与临床实践活动长期积累的结果，是思维能力的反映，代表着护士临床思维发展的程度和水平。护士应具备的临床思维品质包括：

1. 系统性　系统性是客观事物的普遍本质，人体生命活动最突出的表现就是它的联系性和整体统一性。人体是一个由许多细胞、组织、器官组成的整体，各部分的形态结构、代谢过程和生理功能虽然各不相同，但并非彼此孤立，而是处于相互关联、相互影响、相互制约之中；同时，人更是一个身、心、社、灵的整体。在病理状态下，某一器官、系统的病变又会影响或波及另一器官，甚至影响全身功能状态；人的身体、心理、社会状态等相互影响。护士临床思维的系统性是将认识对象的整体性作为思维起点，了解人体与环境、生理与心理、局部与整体、结构与功能之间的关系，才能综合分析患者的情况及提出合理、全面的护理措施。

2. 灵敏性　临床思维的灵敏性是指在思维目标选择、思维方式的转换、思维方法的使用等方面具有灵活性和变换敏捷的特点。在临床实践过程中，患者的病情有时变化很快，护士需要有足够迅速的应变能力，分秒必争，当机立断，在很短的时间内做出正确的判断和决策。正确的思维只有在一定的时间内施行方可取得良好的效果。例如，一外科护士在夜班查房时看到某甲状腺手术后患者呼吸急促，发现其面色发紫、口唇发绀，立即做出甲状腺术后出血、血块压迫气管、造成呼吸困难的判断，边通知医生边施行抢救，使患者得到及时救治。

3. 深广性　临床思维深广性主要指临床思维具有深度和广度，从全局考虑，不被事物的表面现象所迷惑，思维过程中能够上下通达，左右顾及，抓住事物本质，全面应对问题。例如，某髋关节置换术后的患者在经过了排尿训练后拔除了尿管，但拔管后 6 小时患者无尿液排出，医生建议再次插尿管。责任护士经查体与思考，认为此患者不存在尿潴留，且已有尿道损伤的表现，不宜再插管。通过观察询问，发现患者饮水不足，考虑尿少与此有关，便鼓励患者多饮水并配合静脉补液，果然解决了患者的问题。

4. 评判性　临床思维的评判性是指护士在临床思维过程中，能够严格且客观地对思维内容和思维过程进行检查和评价，对现有的思维成果进行反省、反思和验证，及时发现问题，不人云亦云，同时善于虚心地接受他人的意见及放弃错误的想法和行为。在临床工作中虽然护士应严格执行医嘱，但是当护士发现医嘱违反法律、法规、规章或者诊疗技术规范规定时，应当及时向开具医嘱的医师提出。例如，护士在执行医嘱过程中，发现医生给血糖高的患者输注葡萄糖而忘记加胰岛素的时候，护士不是机械地执行该医嘱，而是提醒医生，以确保患者的用药安全，护士的这种表现，就体现了临床思维的评判性。

知识导航

改良神经外科患者术前皮肤准备方式

良好的手术区皮肤准备工作是减少术后切口感染的重要环节。传统开颅手术患者的皮肤准备方法是术前 2 天清洗头发，术前 1 天使用电动剃头刀剃除患者全部头发，然后再清洗头部。但这种方法容易造成局部皮肤微小的伤口，增加感染的概率；而且该方法会明显影响到个人形象，容易使患者尤其是女性患者产生排斥心理。护理工作者改良了术前皮肤准备方法：术前 2 天每天清洗一次头发；手术当日进入手术室后先使用理发剪将切口线两侧各 2cm 范围的头发剪短，后使用电动剃头刀进一步剃除头发。如果是女性患者，还可以将剩余头发结成辫子妥善固定在远离手术区处。这种改进，既实现了充分暴露术野、减少头皮损伤的效果，又有效保证手术切口周边的无菌、减少术后伤口感染的发生，并使患者头部外观形象迅速恢复，提高了患者的满意度。

Note:

5. 预见性 护士临床思维的预见性是护士在对认识对象充分调查了解的基础上，结合对事物发展规律性的认识，对其今后可能的发展状况、发展方向以及发展结果，预先做出的判断和估计。由于临床预见是遵循事物发展的规律，客观而实事求是地分析事物发展的趋势，并且具有科学性和前瞻性，因此根据预见的方向制订治疗和护理计划，可以提高工作效率，有效应对突发情况，使患者获得最佳的治疗护理效果。例如，对于有大量呕吐和腹泻症状的急性胃肠炎患者，护士考虑到患者有体液丢失，能够预见性地判断其可能会出现低钾、低钠、低血容量的情况，根据这些判断，护士告知患者补充液体，并注意观察患者的血压、脉搏以及神志的变化，防止患者休克的发生。

（二）护士提升临床思维能力的方法

临床思维能力涵盖的范围广泛，涉及临床实践的各个层面，是从事护理工作的护士必须具备的基本素质。因此掌握正确的临床思维方法，养成良好的临床思维习惯至关重要。临床思维作为思维的一种具体形态，虽然与一般思维品质的养成有共同的途径与环节，但也有其特有的模式和方法。

1. 学好专业理论，奠定临床思维基础 提高临床思维能力，需要坚实的医学理论知识作为基础。用正确的理论指导护理实践，只有这样，才能透过患者细微的病情变化早期发现和处理其现存的和潜在的健康问题，否则即使疾病的临床特点很明显，如果不认识这一现象，也会视而不见。例如，妇科和口腔科常使用的抗厌氧菌药物甲硝唑，某些患者在使用该药后可出现恶心、呕吐等胃肠道反应，如果护士缺乏对该药这一副作用的认识，就无法识别患者消化道症状出现的原因。而一旦对疾病原因不明确，患者常常需要服用大量抗恶心、呕吐的药物来缓解病症，不但增加了患者的负担，还降低了患者的生活质量。

2. 不断更新知识技能，拓宽临床思维视野 临床工作前的在校理论学习，只是护理工作的基础，现代医学技术飞速发展，各种新技术新观念层出不穷，仅靠既往的学习无法满足护士临床工作的需要。例如，在早期对髋关节置换术后患者的术后指导是 3 周后允许患者下床活动，而近几年的研究和临床实践证明，大部分患者术后 3 天左右就可以下床活动。早期下床活动不仅能提高患者术后的康复速度，还可以有效避免因长时间卧床而引起的并发症。因此，护士应不断更新知识和理念，拓宽临床思维的视野。

3. 学习哲学思辨方法，提升临床思维水平 要对患者做出正确的护理判断和决策，需要护士学习运用哲学思辨的方法，在思维过程中不以偏概全，不被疾病的表面现象所迷惑，把握现象与本质的关系、局部与整体的关系、主要矛盾与次要矛盾的关系。例如，护士在护理呕吐患者时只注意查找呕吐原因、擦拭呕吐物而忽略防止误吸及窒息的护理措施，这些危险因素就很容易引发吸入性肺炎等更加严重的健康问题。因此养成良好的临床思维习惯，就能从纷繁复杂的临床表现中发现问题的关键点。

4. 加强临床护理实践，培养临床思维品质 护理活动具有很强的实践性，临床思维能力的培养来自于护理实践，护士良好的临床思维也服务于护理实践。在护理实践中，护士缜密的思维，科学的判断，不断创新，能够实现临床思维能力和护理质量的提升。例如，某护士在常规给患者测体温、呼叫患者的名字时，见患者应答时含混不清，护士心生疑惑，进一步沟通，发现患者确实语言表达发生问题，便将这一情况向医生进行了报告。医生查看患者后，安排患者进行了 MRI 检查，结果显示患者出现脑梗死；患者得到及时治疗，病情好转。又如，护士观察到下肢肌力差的患者在测量体重时，常常站立不稳，容易跌倒而发生意外伤害。在生活中这些患者常常使用助行器来保持站立平衡。因此护士便考虑将两个设备简单组合，使患者能够安全地测量体重。

5. 参加临床思维专项培训 随着我国教学改革的不断深入，案例教学、情景模拟教学、PBL 教学、高级综合模拟人、标准化病人等手段逐渐用于护生及护士的临床思维培训中。还有学者采用互联网技术，利用医院的病例数据，设计开发出以临床症状为线索的临床思维培训平台，让学生处于特定的临床环境中进行思考，促进学生临床思维的形成。护生要充分利用这些资源进行学习。

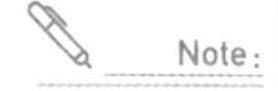

护士临床思维能力的培养，是由诸多因素促成的，只有整体的协调发展才能使临床思维能力得到完善和提高。

第三节 护士的评判性思维——在反思中走向科学

一、评判性思维概述

（一）评判性思维的概念

评判性思维（critical thinking）又称为批判性思维，是指个体在复杂情景中，能灵活地应用已有的知识和经验对问题的解决方法进行选择，在反思的基础上加以分析、推理，做出合理的判断和正确的取舍的一种高级思维方法及形式。评判性思维过程包括解决问题、做出决策和进行创造性思考。从护理的角度来看，评判性思维是对临床复杂护理问题所进行的有目的、有意义的自我调控性的判断、反思、推理及决策过程。

评判性思维不是将批判和挑剔作为看待事物的出发点，而是一种公正客观的质疑，进而推理反思并进行自我调控，是理性、有目的、完整的自主思维认知活动。随着现代护理的发展，护士也被赋予了多元化的角色，专业决策能力已成为护士应具备的最重要的临床技能之一。在护理实践过程中，评判性思维已成为护士确立护理问题、提出临床决策的思维基础。

（二）评判性思维的组成

评判性思维的组成主要包括智力因素、认知技能因素和情感态度因素三个部分。评判性思维的组成如下图（图 3-1）所示。

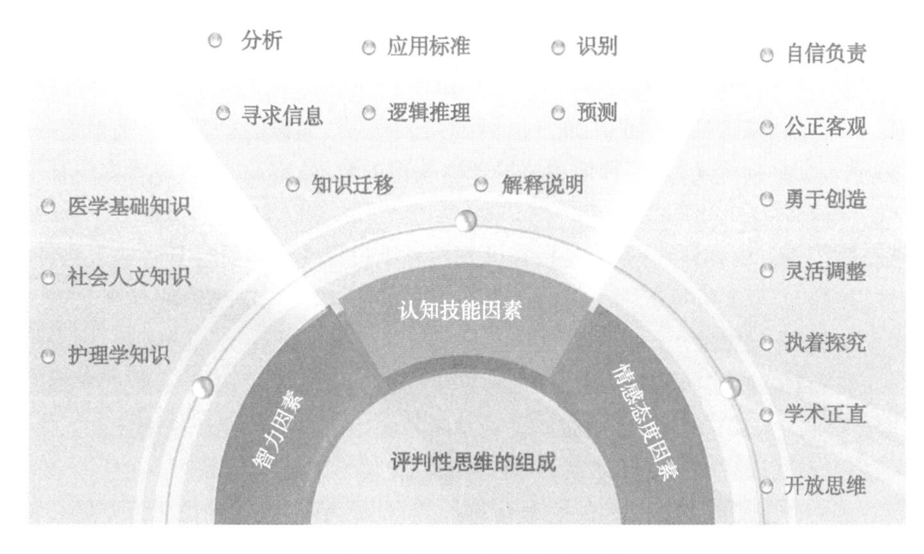

图 3-1 评判性思维的组成部分

1. 智力因素 智力因素是在评判性思维过程中所涉及的专业知识，护理学的专业知识包括医学基础知识、社会人文知识和护理学知识等。护理人员在进行评判性思维时必须具备相应的专业知识，才能准确判断患者的健康需要，做出合理的临床推理及决策。

2. 认知技能因素 认知技能是护士认识问题、解决问题的一些技巧和方法，这些认知技能有助于护士综合以往的知识和护理经验，对思维对象做出合理的判断。认知技能因素主要包括如下：

（1）分析：是指在思维过程中全面剖析认识对象的本质、功能和事物之间关系。护士要使收集到的资料发挥应有的价值，必须应用评判性思维对资料进行深入分析和思考，发现事物表面现象背后隐藏的问题。

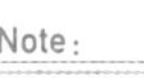
Note:

(2) 应用标准:根据所建立的个人、专业和伦理原则等标准做出判断,对感知、经验、情景、判断、信念、意见、论证的可信性进行评价。护理专业中的评价包括评估护理措施,评价证据得出的合理性,评价结论的正确与否等。

(3) 识别:在各种问题和答案中找出不同点和共同点,并仔细辨别进行分类和排序。例如,急诊复合伤的患者,常常存在多器官损伤,在抢救护理过程中,护士需要分清主次先后进行救护,使患者在最短的时间内接受合理的救治。

(4) 寻求信息:即通过确认相关资源,并从这些资源中收集客观的、主观的、既往的、当前的与健康问题有关的信息来获取证据、事实或知识。护士的评判性思维是建立在全面掌握资料基础上的,护士只有不断地获取和更新病情变化信息,才能做出正确的判断和临床护理决策。

(5) 逻辑推理:评判性思维以客观证据作为判断的依据,护士通过对收集的资料进行证实和合理推理,根据患者的实际情况选择最佳的方案。例如,某心绞痛患者突发胸闷、乏力、出冷汗,给予扩血管药物后仍不见好转,护士发现虽然患者的胸痛症状不明显,但有糖尿病病史,由此推理患者可能是低血糖反应,测血糖验证推论后,输注一定量葡萄糖,患者症状得到缓解。

(6) 预测:预测是指在评判性思维过程中,构思行为方案、推测可能的结果。护士在护理过程中,不但要发现患者现存的健康问题,还要预测其潜在的问题,给予有效的干预措施。例如,护理久病卧床的老年患者时,护士除了定时为患者翻身以预防压力性损伤外,还要预见到患者有发生坠积性肺炎、肢体失用性萎缩、便秘等卧床患者常见的并发症的可能,及时采取相应的预防措施,以防患于未然。

(7) 知识迁移:在不同的情境下改变或转换概念的条件、性质、构成和功能。护士将已有的信息资料与知识内容进行整合,应用于具体的问题中。例如,右心功能不全的患者在使用大量利尿剂后,突然出现倦怠、肌张力降低、腱反射消失、心悸,护士通过知识迁移,考虑到这些症状符合低钾血症的临床表现,分析是患者在大量排尿后引发的低钾,报告医生,及时采取急救措施。

(8) 解释说明:陈述分析推理的结果,以使人信服的论证形式呈现推理。在解释过程中,护士通过运用一定的科学论据来论证所做的推理。包括:①范畴归类,如识别患者皮肤破损这一护理问题,并且定义其性质。②解读意义,如解释使用监护仪器获得的数据;察觉、描述患者询问某个问题的目的等。

3. 情感态度因素 也称评判精神,是指在评判性思维过程中个体所应具备的人格特征,包括具有进行评判性思维的心理准备状态、意愿和倾向。主要包括自信负责、公正客观、勇于创造、灵活调整、执着探究、学术正直、开放思维。

(1) 自信负责:自信主要体现在护理评判性思维者在综合运用专业知识、一定的实践经验的前提下,经过缜密思考加工信息,相信自己能做出正确判断并做出抉择。护士在临床护理工作中,需要对自己的推理能力以及完成某项任务或达到某一目标感到自信。

(2) 公正客观:"评判"不只是针对他人,还包括挑战自己。在运用评判性思维质疑和验证他人观点时,也要用同样严格的检验标准来质疑和验证自己的观点,以相同的方式对待双方或所有方面,客观正确评估自身观点。此外,护士还应坚持正确性或合法性标准,而不是根据个人或群体的偏见做出判断。

(3) 勇于创造:评判性思维过程的本身便具有创造性。护士在临床实践过程中应具有一双发现问题的眼睛,具备一对解决问题的巧手。例如,护士在护理实践中发现某些器械存在应用方面的缺陷,动手发明了一些更适用于临床护理的创意用具。人对于外界环境的认识是无止境的,包括疾病在内的整个宇宙未被认识和发现的东西还很多,创新的精髓就是要敢于怀疑和超越,勇做"第一个吃螃蟹的人"。

(4) 灵活调整:主要体现在护理过程中能灵活地适应、调节和修改已有的想法、观念和行为。例如,护士在很多护理活动中,如危重患者的抢救、急诊患者的处置时,不是固守护理常规、消极地等待医生

Note:

和医嘱，而是灵活果断地采取急救措施，此时护士灵活的思维在抢救患者生命的过程中起到了重要作用。

(5) 执著探究：一个人只有对世界充满好奇探究之心、对思维对象充满兴趣，才具有进行评判性思维的动力。护士在护理实践中需坚持应用评判性思维不断探究，寻求更简便、更经济、更有效的护理方法，推动护理技术的革新，精练护理操作流程，解决护理工作中遇到的各种问题，为患者提供更安全有效的护理。

(6) 学术正直：是指护士在评判性思维过程中诚实地寻求和呈现真相，当实践结果与预想的结果相悖时，或是发现自己的观点有纰漏时，能够重新分析原因，修正自己的观点，并且能够完整、真实地呈现事实。

(7) 开放思维：是指护士在思考问题过程中能够广泛听取并综合多方面的不同意见，在拒绝或是接受新的观点时不武断、不保守，全面地分析利弊；同时能时刻意识到自身可能存在的偏倚，客观分析、审视自己的思维结果，得出合理的结论。

二、评判性思维的测量

客观、综合地评价评判性思维能力是培养和发展护士评判性思维能力的基础，可以帮助护理工作者了解自身评判性思维能力的水平，对护理教育和护理实践具有重要的意义。

(一) 国外评判性思维能力评价工具

目前国外评价评判性思维能力的工具达 20 余种，常用的有：

1. 加利福尼亚评判性思维技能测验(California critical thinking skill test，CCTST) 该量表包括 34 个测验项目，分为分析、评价、推理、归纳和演绎 5 个子量表。在 CCTST 中，分析包括 6 种子技能：分类、对意义进行译码、澄清意义、检查观念、觉察争论和把争论分解成其组成成分；评价包含 5 种子技能：评价主张、评价论据、陈述结果、证明程序的合理性和提出证据；推理包括质询证据、形成替代的假设和得出结论 3 种子技能。CCTST 是一种多项选择测验，其项目大部分是中性的，主要是大学生和成人熟悉的话题，不需要特定的专业知识背景。

2. 加利福尼亚评判性思维倾向问卷(California critical thinking dispositions inventory，CCTDI) 主要用于测量评判性思维人格倾向。包括寻求真相、开放思想、分析能力、系统化能力、评判性思维的自信心、求知欲和认知成熟度 7 个维度，共 70 个条目，采用 6 分制 Likert 评分法，每个条目都从“非常赞同”到“非常不赞同”，全卷测试时间不得少于 20 分钟，各维度的得分少于 40 分则显示评判性思维特质较弱，大于 50 分则表明具有强烈的评判性思维特质；问卷总分范围 70~420 分，280 分以上表示具有正性评判性思维能力，350 分以上被认为评判性思维能力较强，280 分以下则认为评判性思维能力较弱，当分数低于 210 分时，则表示明显缺乏评判性思维能力。

3. 其他方法 其他量表还有 Ennis-Weir 评判性思维书写测试(Ennis-Weir critical thinking essay test，EWCTET)，主要是用于评估反思和开放性思维能力，通过让受试者将某一特定问题撰写成短文，对短文中陈述的观点进行评价，进而评估受试者的评判性思维能力。Cornell 评判性思维测试(Cornel critical thinking test，CCTT)，主要是用于测量广泛的评判性思维能力，如观察、假设、归纳、演绎等。

(二) 国内对评判性思维及其评价工具的研究

近年来我国学者对国外的评判性思维评价工具进行翻译和修订，使其更适合我国的文化背景和国情。例如，有学者等对 CCTDI 量表进行改编，修订了 CCTDI 的中文版量表，即 CTDI-CV。该量表符合我国的文化和国情，具有较高的信度和效度，是我国护理领域较为常用的评判性思维测量工具，对我国护理评判性思维的测评及研究起到了推进作用。此外学者夏素华等编制的测定护理专业学生评判性思维的问卷，也有较高的信度和效度，且较适合我国的护理教育实践。

Note:

三、评判性思维在护理实践中的应用

随着人们对健康需求的不断提高，护士将承担更多的责任，由从前以医嘱执行者和生活照顾者为主的角色逐渐转向集护理、科研、管理、教育于一体的"护理专家"。评判性思维作为护理专业教育的核心能力，具有广阔的应用价值。

(一) 在临床护理实践中的应用

在临床工作中，护理程序是系统性解决护理问题的工作方法，将评判性思维贯穿于护理程序的各个环节，有助于护士进行深刻缜密的思考，做出正确的临床决策。例如，在护理评估阶段，用评判性思维思考临床资料的收集是否全面、真实、客观；在护理诊断阶段，思考对护理问题和相关因素的判断是否正确；在制订计划阶段，思考如何合理地选择排列首优、中优和次优的问题，制订切实可行的护理计划；在实施阶段，应用评判性思维，根据患者的病情变化实施护理操作；在评价阶段，通过分析和反思等思维手段，对患者及护理活动进行整体评价，判断预期目标的实现程度，及时发现和查找护理问题。

(二) 在护理管理中的应用

护理管理是护理质量的保证，将评判性思维应用于护理管理过程中，有助于护理管理者从多视角、多方位、理性地认识和分析问题，寻求最佳的问题解决途径，做出合理有效的临床判断以及客观公正的决策。例如，在"建立护理不良事件主动上报制度"的过程中，护理管理者不是简单地批评护士不遵守制度，隐瞒差错，而是运用评判性思维去分析护士为何会隐瞒差错，管理系统有无纰漏，相关奖惩制度有无问题，并考虑应如何转变管理理念，细化操作流程，提升护士预防差错出现的意识。护理管理者在工作中主动运用评判性思维，可营造团队评判性思维的思考氛围，提高护士的整体科学思维能力，进而提高护理质量。

(三) 在护理教学中的应用

护理教学除了为学生传授护理学的基本理论、基本操作技能外，更重要的是培养学生在护理实践中的解决问题能力。在许多国家，评判性思维已被列为是本科护理教育的重要培养目标之一。护理教育者在发挥教师主导性的同时，培养学生发现问题、自主思考、解决问题的能力，调动学生的参与性和创造性，帮助学生将这种思维品格和技巧内化为自身的应用能力。在课堂教学过程中创设平等民主的师生交流氛围，鼓励学生积极参与问题的解析，鼓励学生分析、质疑、讨论，敢于大胆提出自己的见解。

(四) 在护理科研中的应用

护理科研是护理活动的重要组成部分，是对护理学内在规律以及护理工作有关现象的探索和研究的过程，这一科研活动本身就需要应用评判性思维。用评判性思维指导护理研究，能够对各种观点、方法、现象、常规等进行思考和质疑，对研究内容进行假设、论证、比较、推理、分析，并以此为基础进行调查和实验，探求合理的护理问题解决途径，得出新观点、新方法、新模式，直接或间接地指导护理实践。

第四节 护士的创新性思维——不可缺失的核心竞争力

一、创新性思维概述

(一) 创新性思维的内涵

创新性思维(creative thinking)也称创造性思维，是人们创造性地解决问题与发明创造过程中特有的思维活动，是一切具有崭新内容的思维形式的总和，是能够产生前所未有的思维成果的特定范畴。创新性思维的过程极为复杂，其形式多种多样，可以从以下三个方面理解其内涵：首先，创新性思

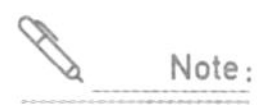

维是重新运用已获得的知识、经验，提出新途径、方式、方法、方案等，并创造出新思维成果的一种思维；其次，创新性思维是在一般思维的基础上发展起来的，是人类思维能力高度发展的体现；最后，在创新性思维过程中，抽象思维与形象思维、逻辑思维与非逻辑思维、发散思维与聚合思维等相互补充，是多种思维形式优化组合的结晶。

（二）创新性思维的特征

创新性思维及能力是个体在先天条件与后天学习、实践活动交互作用的过程中形成的，具有以下10个特征：

1. 独特性　是具有创造能力的人最重要、最有价值的思维特色。有了独特性，个体在看问题时，就不会人云亦云，而是独立思考，在见解、思路、方法上都有新意，表现为与众不同、别具一格、独辟蹊径、独具匠心。

2. 求异性　"新"者"异"也，创新性思维是一种求异（求新）性思维，是用已有知识、经验的重新组合作为基础，以获得新思维成果为目的，是冲破传统思维模式、超越习惯性思维的产物。因此，求异（求新）性的先决条件是敢于在科学的基础上对传统的东西进行否认与怀疑，敢于挑毛病、寻疵点，使原有之物得到修正、调整、补充和完善。

3. 广阔性　思维的广阔性对人们认识和思考事物非常重要。既看到事物的整体，又看到各个细节；既看到正面，又看到反面。护理工作联系面广，复杂烦琐，需要从各方面考虑问题，就要用到这种思维品质。

4. 敏捷性　创新性思维必须思维敏捷、行动迅速，发现别人觉察不到的问题，提出别人想不到的构思，拿出别人做不到的成果。

5. 偶然性　所谓"长期苦探索，偶然喜得之"，由于创新性思维通常都要经过"准备-酝酿-顿悟-验证"这样一个过程，因而具有偶然性（或称之为突发性、随机性），而偶然的背后隐含着必然，突发的基础是长期的积累。

6. 跳跃性　创新性思维过程中最精彩的一段是一些偶然因素诱发的灵感或顿悟，一种导致成功的判断和结论随之产生，其起点与终点不一定在一条光滑连接的"曲线"上，因而这种思维具有跳跃性。

7. 综合性　知识是创新性思维的必备基础，见多识广的人才有可能站得高、看得远；综合各种知识能力强的人才有可能产生新的联想，提出独特的见解。创造是灵活运用各种知识，综合多种思维方法的一门高超艺术。

案例导思

科学家屠呦呦与青蒿素

2015年10月5日，时年84岁的中国著名女药学家屠呦呦因青蒿素等抗疟药的卓越贡献，成为2015年诺贝尔生理学或医学奖的得主之一，她也是有史以来获得诺贝尔生理学或医学奖的第12位女性、首位华人。

起初，人们都认为中药方剂需要煎煮，却不知道高温会破坏所有的青蒿素，因此初期提取有效成分的工作失败。1971年下半年，屠呦呦教授从东晋葛洪所著的《肘后备急方》中记载的"青蒿一握，以水二升渍，绞取汁，尽服之"受到启发。她猜测高温有可能对青蒿有效成分造成破坏。于是，她降低了提取温度，由乙醇提取改为用沸点更低的乙醚提取，并经过一系列纯化，获得青蒿素。如今，青蒿素每年都在挽救全世界无数疟疾患者的生命。

请思考：科学家屠呦呦发现青蒿素的过程有哪些思维方法值得大家借鉴学习？

8. 联动性　创新性思维是一种联动思维，它善于由此及彼、由里到外，由一类事物联系到另一类

Note：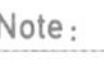

事物，从一种思路延伸到多种思路，由正向到逆向，从纵向到横向……引起“连锁反应”，这意味着创新性思维具有灵活性、多变性、流畅性，可产生奇特的、五彩缤纷的效果。

9. 跨越性 创新性思维不是循序渐进，而是超越常规和常识，跨越时间和空间，呈现出无限递进式的状态。只有这种极度超越和飞速跨越的思维，才会使新思维川流不息、连绵不断，才能适应多种情况的变化。

10. 开放性 兼顾上下左右的关系，系统内外的关系，注重空间环境的开放，视野触角的开放，发展过程的开放，思维就会进入一个创新的境界，这就是创新性思维的开放性。

二、创新性思维的主要形式

创新性思维形式具有多样性，护士只有在护理实践中灵活掌握创新性思维的形式，才能自由地实现创新，获取创新的硕果。创新性思维包括以下5种形式：

（一）逆向思维

逆向思维（reverse thinking）也叫反向思维、倒转思维，是运用反常规性的、反方向性的或者反程序性的思考方式去解决问题的思维过程，也就是常说的“反其道而行之”。人们在认识事物的过程中，实际上是同时与其正反两个方面打交道，只不过由于日常生活中人们往往养成一种习惯性思维方式，即只看其中的一方面，而忽视另一方面。逆向思维有利于摆脱思维定式，克服思维的惰性和呆板性，促使大脑开窍，思维活跃。逆向思维有以下几个特点：

1. 反方向性 指解决问题时，思维不是沿着原有的方向进行，而是向着相反的方向进行，使得问题解决，即一种反向求解的方法。伽利略从“温度升高会导致水的膨胀”得到启发，反过来思考水的体积变化是否也能体现温度的不同，最终制成了世界上第一支温度计。

2. 超常规性 逆向思维打破了思维定式，从表面看来似乎有悖于常规，但从深层角度看，却能达到常规性思考所达不到的目的。例如，留声机的发明就得益于从“声音引起振动”到“振动还原为声音”的逆向思维。

3. 开拓性 在一定的条件下，运用逆向思维可以引出新问题，开拓新领域。例如，传统的破冰船，都是依靠自身的重量来压碎冰块的，因此它的头部都设计得十分笨重，转向非常不便。前苏联的科学家运用逆向思维让破冰船潜入水下，依靠浮力从冰下向上破冰，不仅节约了许多原材料，而且不需要很大的动力，自身的安全性也大为提高。

（二）发散思维

发散思维（divergent thinking）又称辐射思维、求异思维、多路思维，是从一个思考对象出发，沿着各种不同方向寻找两个或更多可能解决问题方案的思维。发散思维是创新性思维中最基本、最普遍的方式方法，是人类创新性思维的原动力。发散思维有以下几个特点：

1. 多向性 发散思维让考虑问题像自行车车轮一样，以车轴为中心沿半径向外辐射，进行“扇形开发”，答案就出现了向多个途径的延伸。

2. 变通性 所谓变通，就是在不违法、不违规、不违反总目标的前提下拓宽办事思路，改善办事方法，即在发散中从一个类别转移到另一个类别上去。发散思维的变通性反映了创造主体转移思维方向的能力，变通性越强，创造性就越大。

3. 新颖性 由于发散思维不受已知的或现成的方式、方法、规则或范畴的约束，在扩散中求得多种不同的解决办法，可以衍生出多种不同的结果，所以具有新颖性。

（三）灵感思维

灵感思维（inspiration thinking）是一种特殊的思维现象，是一个人长时间思考某个问题得不到答案，中断了对它的思考以后，却又会在某个场合突然产生解答这个问题的顿悟。灵感思维有以下几个特点：

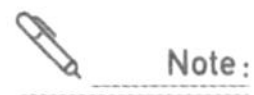

1. 突发性 所谓“踏破铁鞋无觅处，得来全不费工夫”，灵感是在人们不注意时，没有去想它的时

候突然出现的，完全是由意想不到的偶然事件诱发的，它有一种突如其来之感。

2. 跳跃性　灵感是在思维摆脱了常规的逻辑思维模式束缚后在跳跃性的认识中产生的，整个思维过程不可能是连贯性的，其结果也是一种自发、自然的过程。例如，阿基米德由洗澡中的现象跳跃到皇冠的鉴定方法，从而发现了著名的阿基米德定律。

3. 闪现性　即产生过程极其短暂，一刹那、一瞬间，以至于思维者只意识到思维的结果，却意识不到其中的过程。灵感的呈现容易转瞬即逝，因此要紧紧把握闪现的灵感。

（四）超前思维

超前思维（forward thinking）即根据客观事物的发展规律，通过把握其发展趋势而在客观事物尚未出现时产生的一种前瞻性思维。回顾世界科技发展史，牛顿的经典力学、爱因斯坦的相对论、普朗克的量子理论、孟德尔的遗传学说等，都是超前思维的硕果。超前思维有以下几个特点：

1. 前瞻性　前瞻性是建立在对客观事物规律敏锐的认识基础之上的，是根据对事物内在本质和发展规律的揭示预见到的事物未来的发展状况，是对未来事物的预先把握，并可以为未来实践提供指导。

2. 变革性　超前思维本质上是一种变革性的思维，而只有当思维的变革走在事物变革之前，才能引导事物的发展变化。

3. 动态性　超前思维是以对未来的把握为目的，但它在把握对象特征之后仍然处在动态之中，即要继续在动态之中把握对象。

（五）联想思维

联想思维（associative thinking）就是通过由此及彼、触类旁通、举一反三的思维活动，推出新事物、新特征的思维方法。前苏联的心理学家哥洛万斯和斯塔林茨用实验证明，任何两个概念或事物经过四至五个阶段都可以联系起来。例如，山羊和煤炭，小麦和足球，在含义上相差甚远，但通过联想可以找到其中的联系。例如，山羊→青草→矿山→煤炭；小麦→田野→体育场→足球。联想思维有以下几个特点：

1. 发散性　联想的过程不是线性的、逻辑的，而是发散性的。作为联想的基础之一的意象，是流动的、变异的，则联想可以是多端的、发散的。例如，早期的自行车是无轮胎的，骑起来非常颠簸，英国邓禄普医生在花园里浇水，发现橡皮水管富有弹性，联想到用橡皮管充当轮胎，有弹性，骑起来省力，由此发明了自行车的充气内胎。

2. 多维性　联想是多维的。联想的形象可以是现实生活中存在的，也可以是观念化或概念化的形态；联想可以由外界刺激引起，也可以由自身方向产生。例如，由洗衣服想到发明洗衣机，再想到自动控制洗衣机，然后想到甩干机、烘干机等。

3. 跨越性　联想可以跨越思维的“相关度”，跨越时间和空间，具有极大的自由度和跨越度。例如，由青菜联系到绿色→田野→大地→人→眼睛→看→电视→故事→文学→诗→杜甫→唐朝→唐三彩→陶瓷……此时的思维上下左右，四面八方，无边无际地自由联想，辐射跨度越大，联想的内容就越丰富，创造性就越强。

三、护理实践中的创新性思维

创新是学科发展的动力和源泉。护理是历史悠久的专业，也是一门亟需不断创新发展的学科。护理学科要更好地服务于人民健康，创新刻不容缓。

（一）护理实践中创新性思维的应用

1. 护理理论创新　护理理论创新包括提出新的护理理念、学说、概念、模式、职能等多方面的创新。科学发展的事实表明，学科发展只有在理论上有所创新，其学术水平才能相应得到提高。护理学的发展同样离不开理论创新。例如，面对人类疾病谱的改变趋势，美国护理学家奥瑞姆进行了护理理论创新，提出了自护的护理模式，这一理论提高了护士在恢复、维持和促进健康中的地位，丰富了护士

Note：

的职业内涵。华生在对护理认真、深度思考的基础上，提出了关怀科学理论。这一理论明确了护理的本质和核心，对护理事业发展及人类健康提供了新的独特的视角。

2. 护理实践创新 护理实践创新包括护理教育实践、护理技术、护理器材、护理管理与护理服务等的实践创新。

我国的护理教育正摆脱传统教育思想的束缚，进入一个快速发展阶段。大批护理院校探索了适合国情的护理人才培养模式，进行了全面优化护理专业课程的改革，包括编写体现护理学科发展和人才培养需求的新型教材；积极开展线上线下混合式教学法、建构式互动教学法、翻转课堂教学法等；自行研制出许多CAI课件和虚拟仿真教学系统等。护理教育实践的创新成果必将在中国护理事业的发展跃迁中充分显现。

护理技术创新包括操作技巧或护理方法改进等。例如，腹壁或会阴部人工肛门的患者对稀便无法自控，不能自控灌肠液，用普通肛管灌肠的结果是灌肠液反流较多，不仅影响灌肠效果，而且污染患者皮肤，增加患者痛苦。某护士受气囊肛管用于肛肠疾病术后大出血之启发，运用了联想思维，采用气囊肛管为人工肛门患者灌肠，收到满意的效果。

护理器材创新包括对各种护理设施器具的研制或改良。例如，骨科患者常因下肢牵引、打石膏、严重创伤或长期留置导尿管而无法穿裤子，或者只穿一条裤腿，不仅影响患者的形象，伤害其自尊，也给护理工作带来不便。为此某护士运用逆向型思维研制了一种简便裤，穿脱过程中裤腿不经过患肢，患者无痛苦，可自行穿脱经常更换。

护理管理创新包括质量管理、质控方法、规章制度、人力资源管理等。创新就是最好的管理。例如，有的护理管理者运用超前思维探索了如何顺利通过ISO 9000国际认证，建立有效的质量管理体系；有的医院采用信息化管理流程接送手术患者，实现了手术患者接送与病区、麻醉复苏室工作的精准对接，降低医护人员术前准备缺陷率，缩短患者术前等待时间，提高患者满意度；有的医院基于护理信息化管理系统，安全、有序、高效地完成护理人力资源管理、应急物资调配、疫情防控培训、护理质量控制、疫情防控信息报送的等工作，保障了疫情期间医疗护理工作的开展。

护理服务创新包括当前正在实施的“互联网+”护理服务等。在护理工作中充分体现“以患者为中心”，如开设急救绿色通道，实施快捷有效的全程服务；为不同病种的患者成立“温馨之家”，促进病友支持系统的建立；采用“互联网+”模式实现术后康复护理、用药指导、患者随访、并发症的预防等护理服务向家庭的延伸。

进行护理实践创新要针对当前护理实践中最困难的问题进行思考，大胆地重新建构组合已有的知识、方法，也可把边缘科学的新方法融入到护理工作中，使护理实践创新得以实现。

（二）阻碍护理实践中创新性思维的因素

1. 专业及其环境因素 护理工作长期从属于医疗，在既往的功能制护理模式中，护士将病情观察中获得的第一手资料直接反馈给医生，只需遵医嘱行事，久而久之，失去了思维的主动性。有的管理者对护理科研项目不重视，在时间、经费等方面的支持力度不大，这一定程度上影响了护士创新的积极性。

2. 教育与知识因素 传统护理教育采取的是接受式、填鸭式的教学模式，以老师讲解知识为主，学生被动学习；在教学内容上，注重知识的系统性、逻辑性，忽视学生对知识的综合应用；在考试上，重概念轻应用，理论考试要符合标准答案，操作考试要遵守操作程序……这种护理教育模式，易养成护理学生对老师、对书本的依赖性及不越雷池的保守思想，一定程度上限制了学生创新性思维的发展。

另外，创新性思维要以一定材料即主体原有的知识结构为基础。低水平的教育使护士缺乏合理的知识结构，不利于信息存贮和信息提取，势必影响护理创新。

3. 心理与个性因素 高创造性的个体应具有理想、决心、敢于前进，并能有效地自我激励等个性品质。然而长期以来，护理专业的教育层次偏低，使得护士心理上容易产生压抑感和自卑感，缺乏敢

Note:

于“吃螃蟹”的信心和勇气;另外受传统的“枪打出头鸟”思想的影响,有些护士易产生从众心理,一味地“从众”,创新性思维就难以形成。

(三)护士创新性思维的培养

思想家爱德华(Edward)博士说,“良好的思维能力,是可以通过专门的训练来获得的。”创新性思维是一门科学,它不仅要求更新观念,树立强烈的创新意识,还要求熟练地掌握和运用科学的思维方法。

1. 基本创新性思维的训练 基本思维程序是“观察 - 联想 - 思考 - 筛选 - 设计”。深入细致地观察事物是创新性思维的起点,通过观察,触发联想,提出问题,然后进行广泛深入地思考,设想出种种解决问题的办法。通过科学的筛选,选出较好的设想再进行周密的设计。要发展护理学科,提高护理队伍的素质,必须重视创新性思维能力的培养。

2. 多种思维方式的训练 常见的创新性思维训练的方法如下:

(1)头脑风暴法:头脑风暴法又名智力激励法,是由美国创造工程专家奥斯本(Osborne)发明的一种创新方法。它通过举行轻松的集体讨论会,鼓励团队成员毫无顾忌地提出各种想法,在集思广益的基础上产生思维共振,在短时间内充分发挥团队个体的创造力,从而获得较多的创意设想。

实践活动

我是发明、创新小能手

活动组织:4~5 名学生为一组,以头脑风暴的形式提出学习、生活以及护理实践中需要改进的器材、设备或者发明的新产品。对所提出的发明创意进行具体的设计和完善。每组以讲解结合手绘图片、简易模型等形式在班内进行分享。

教师启发引导:在小组之间巡回,鼓励学生思考、发言;可参与到小组讨论、点评,分享自己的观点;在各组分享汇报完毕,启发其他组的同学为创新作品提出修改建议。

(2)思维导图法:思维导图(mind map)是一种将放射性思考具体化的方法。每一种进入大脑的资料,如文字、数字、符码等,都可以成为一个思考中心,由此中心向外发散出成千上万的关节点,不断发散,各个结点又连结。思维导图运用图文并重的技巧,把各级主题的关系用相关的层级图表现出来,利用记忆、阅读、思维的规律,开启人类大脑的无限潜能。思维导图在临床护理思维中得到应用,如图 3-2 所示。

(3)移植演变法:日本文豪芥川龙之介说:“我们的生活所需的思想,也许在三千年前就思维殆尽。我们只需要在老柴上加新火就行了”。移植演变法指把某一领域的科学原理或方法,移植到别的新领域,即“老柴加新火”,从而产生新的创意。移植并非机械的复制,更侧重于对原理与方法的移植,并且在移植中开展再创造。

(4)和田十二法(Hetian Twelve Law):又叫“和田创新法则”,是我国学者许立言、张福奎借用奥斯本检核表的基本原理加以创造提出的一种新的思维技法。例如,将医用棉签和碘伏相加,就得到使用上更便利快捷的碘伏棉签;把注射液体瓶从笨重的玻璃瓶换成轻盈的塑料瓶,不但可以更节省空间人力,还更便于回收处理。

3. 系统综合能力的训练 创新性思维包括了各种思维形式,是以感知、记忆、思考、联想、理解等能力为基础,以综合性、探索性和求新性为特征的高级心理活动。培养自身创新能力就需要护士能以变应变,以高效动态思维取代低效静态思维。

4. 努力践行创新性思维 这是成功的关键。近年来,护理发明层出不穷,护理新材料、新产品不断问世,解决了临床上的实际护理问题,减轻了患者痛苦,提高了工作效率,使创新有了社会价值。护士不再墨守成规地工作,而是大胆创新,成为护理质量提高的不竭动力和源泉。在临床护理实践中,

Note:

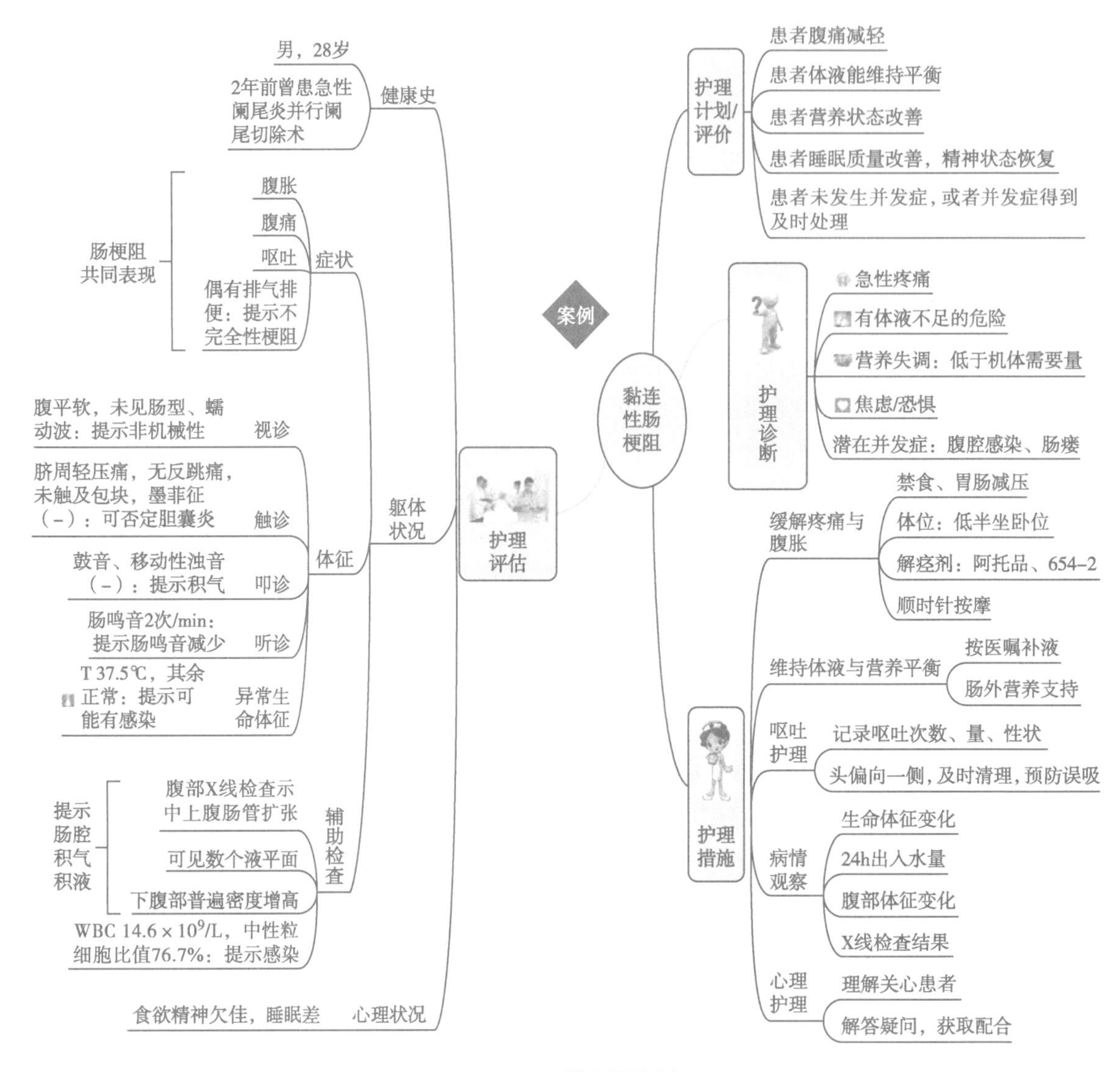

图3-2 思维导图实例

通过成立护理创新团队、健全护理创新奖励机制、开发护理创新网络平台等方式，激励护士在实践中不断激发创新性思维，促进护理质量的全面提高。

（陈 嘉 臧 爽）

本章小结

本章解释了“思维”“创新性思维”等有关概念及其特点，深入分析了护士的临床思维过程。在此基础上，重点讨论了临床护理工作中评判性思维、创新性思维的应用与护士各种临床思维能力的培养。护理人员需运用所学，密切结合临床护理实践，在实际工作中合理运用临床思维、评判性思维和创新性思维，解决相应的护理问题和开展护理创新；并学会根据患者具体的病情变化进行独立思考并做出合理有效的决策，具备客观洞察护理问题、缜密解决问题的能力，积极发挥护士的思维能动性，促进护理质量的提高和护理学科的发展。

Note：

思考题

1. 请联系个人生活、学习或工作实际，谈谈如何提升护士的创新性思维能力？

2. 请思考评判性思维对日常学习、生活以及未来护理工作有何意义？你认为应该如何培养自己的评判性思维能力？

3. 请举例说明归纳和演绎的区别及其相互关系？

4. 为什么创新性思维都要具备人文特点？

反思日记

1. 请结合最近一周以来自己的学习、生活和工作的实际情况，反思和分析自己评判性思维能力是否有所提升。结合具体事例写下自己的体验，并为自己制订一份培养评判性思维能力的计划。

2. 临床思维能力对于护理工作者和护理学生来说至关重要。请自拟一份提高临床思维能力的计划，并与授课教师共同讨论。

案例分析

案例 1　美国加利福尼亚大学的研究人员试验了一种新的除草方法，让绵羊担任葡萄园的“除草卫士”。试验开始，研究人员让绵羊吃一些葡萄叶子，并在葡萄叶子上滴加一种无毒无害但味道很差的药剂，因此绵羊就会认为葡萄叶子很难吃，并“敬而远之”，却对葡萄园的野草“情有独钟”。这样一来，绵羊可以代替化学除草剂帮助葡萄园处理杂草，但又不会破坏葡萄的正常生长。

请分析：研究人员这是利用了绵羊的哪种思维定式？

案例 2　心肺复苏的顺序从 2010 年心肺复苏指南发布时已经发生了改变，从历来的 ABC（即开放气道 - 人工呼吸 - 胸外按压）改为了 CAB（胸外按压 - 开放气道 - 人工呼吸）。

这一改变的原因是由心源性心搏停止的特征所决定的。对于心源性的心搏停止，在心搏停止早期，血液中氧含量还比较高，所以对于目击心搏停止发生的情况最重要的还是及时进行人工循环的支持，即进行胸外按压。

对于因溺水等原因导致窒息性心脏骤停（还包括自缢等长期缺氧窒息）的伤病者，他们正是因为缺氧导致了心脏骤停，因而此时供氧是首要目标，会建议采取 ABC 的操作顺序，优先实施人工呼吸通气，是由于溺水的根本机制是缺氧。《新英格兰医学杂志》在 2012 年发表有关论文提出了关于溺水的循证医学，推荐最初 2 次人工呼吸增加到 5 次人工呼吸，目的是在第一时间提供给患者充足的氧气。《2016 年国际联合会急救与复苏指南》明确指出按压前要先进行 2~5 次人工呼吸，然后按 30∶2 持续进行心肺复苏。

请分析：心肺复苏顺序的改变表现出了医护科研工作者的哪些临床思维品质？

Note：

URSING

第四章

护士的文化修养——护理魅力的彰显

04章 数字内容

学习目标

● 知识目标：

1. 掌握护理文化的内容、文化构建的层面及护士应具备的文化修养。
2. 熟悉文化、多元文化、护理文化等的概念及定义，熟悉文化的结构和功能；文化视域下的健康观、生命观及维护自身和他人健康珍爱生命的责任。
3. 了解不同文化背景下的健康观、疾病观和死亡观及对护理的影响。

● 能力目标：

1. 能运用多元文化理论，评估服务对象的需求并提供文化适宜的护理。
2. 能参加校园、医疗机构护理单元文化建设。

● 素质目标：

具有基于现代先进文化的护理价值观及态度，能有效维护并促进患者及自身的健康。

【关键概念】 文化　文化学　文化修养　多元文化　护理文化

导入情境与思考

某医院拥有先进的设备、现代化的建筑，门诊采用酒店式服务，要求护士在接诊时面带微笑，使用统一规范的语言，如“您好，欢迎光临”“谢谢，请慢走”等，期望打造医院服务品牌。但是当患者来到医院就诊时，总是打量一番后选择离开。

请思考：

1. 该医院期待打造的医院服务品牌为什么没有得到患者的认可？
2. 如何理解文化对医院形象及服务对象的影响。
3. 护士该如何接待来就诊的患者及其陪同人员？

护士，作为“白衣天使”，人类健康的守护者，唯有对人及人的生命有了深刻认识，才会更加珍爱生命，更加尊重服务对象。哲学家兰德曼指出：“谁想知道什么是人，那么应该，而且首先应该知道什么是文化。”文化与人类形影不离。文化可以促使护士从不同视角多层次地理解服务对象，深化了护士对人的主体性和人的本质的认识，为提升护士的人文修养、打造软实力铺就了坚固的基石。

第一节　文化修养概述——生生不息的传承

一、文化

（一）文化的概念

文化与人类文明紧密相连。在人类历史上，人类运用勤劳的双手和多彩的智慧，创造出了许多彪炳千秋的不朽文化。

1. 文化的含义　在中国，“文”字在甲骨文中就已经存在，指道德、礼乐、典章制度。“化”字意思是变化，后来引申为教化、风化、感化。中国古代最早将文、化二字放在同一句子的文献是《周易》，其《贲卦·象传》说：“关乎天文，以察时变，观乎人文，以化成天下。”其中“文”与“化”连用的基本含义是“以文教化”，强调摒弃武力征服的野蛮行为，而代之以人类文明的道德伦理和礼仪去发挥规范和教化功能，从而达到习性开化和文明教化的目的。

英文“文化（culture）”一词，来源于拉丁文“cultura”，原意是种植、耕耘、培养、教育、发展的意思。《牛津词典》把“文化”在英语语境中首次使用的人文用法定于1510年。由此可见，西方“文化”与中国古代文明中的“文化”在原意上有着根本区别，中国古代“文化”专注于精神教化功能，而西方“文化”则经历了由物质生活领域到精神生活领域的演变过程。英国人类学家泰勒（Edward Burnett Tylor）认为：“文化或文明，就其广泛的民族学意义来说，是包括全部的知识、信仰、艺术、道德、法律、风俗以及作为社会成员的人所掌握和接受的任何其他的才能和习惯的复合体。”这是迄今为止最具影响的文化定义。

《辞海》对文化所下的定义是“从广义指人类社会的生存方式以及建立在此基础上的价值体系，是人类在社会历史发展过程中所创造的物质财富和精神财富的总和。可分为三个层面：物质文化、制度文化、精神文化。狭义指人类的精神生产能力和精神创造成果，包括一切社会意识形式：自然科学、技术科学、社会意识形态”。著名哲学家梁漱溟从民族生活的角度对文化加以阐释，认为：“所谓文化不过是一个民族生活的种种方面。总括起来，不外三个方面：一是精神生活方面，如宗教、哲学、艺术等。二是社会生活方面，如社会组织、伦理习惯、政治制度及经济关系等。三是物质生活方面，如饮食、起居种种享用”。

2. 对文化本质的理解　文化与人密切相关，但它是人的非生物学组成部分；文化是人在改造世界的活动中使自身的本质力量得以展开，得以实现的一个最终结果；人是文化的载体，但不是文化本

Note：

身；人通过改造自然的实践活动所创造的物质财富及精神财富才是文化；文化是人创造的，反过来文化又会塑造人，影响人对自然的改造；文化是人类创造的复合体，文化产生的前提是人与自然的关系，所有文化创造活动都是在人与自然的统一中展开并通过一定的载体表达的，如音乐、绘画等。

（二）文化的结构

1. 文化的层次结构 多数学者倾向于将文化分为物质文化、行为文化、制度文化和精神文化，它们之间既相对独立，又相互制约，从而构成一个意义与价值共存的文化世界(图 4-1)。其中物质文化是基础；行为文化是外壳，是各种文化的动态反映；制度文化是关键，把其他三种文化统一为一个整体；精神文化是主导及中心，决定着其他文化的变化和发展方向。

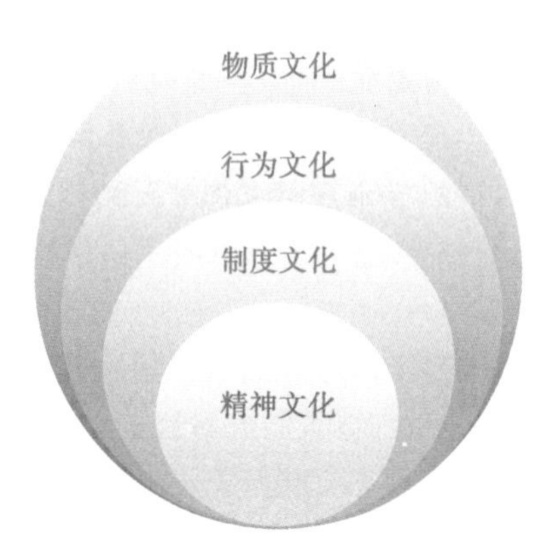

图 4-1 文化的层次结构

(1) 物质文化：又称显性文化，是人类在社会发展过程中创造的物质成果及其所体现的意义，包括饮食、服饰、建筑、交通、生产工具等。物质文化是文化要素或文化景观的物质表现。

(2) 行为文化：行为文化属实践文化、现象文化。它是在意识与行为的统一活动中生成的文化，是以动态形式作为存在方式的活动文化，包括人们的言行举止、风俗习惯。例如，在见面礼节中，中国的拱手礼，法国的拥抱礼，显示出不同的行为文化。

(3) 制度文化：又称方式文化，是指人类在社会实践中形成的各种社会规范。制度文化是管理文化的一种有形载体，它更多地强调外在监督与控制，是行业倡导的文化底线，往往以各种规章、准则等形式表现出来。制度文化对人的调节方式主要是外在的、硬性的调节。

(4) 精神文化：也称社会意识，是意识因素占主导地位的文化，如人的道德观、价值观等，主要通过内在的文化自律与软性的文化引导来对人进行调节。精神文化形成深层内化的形态结构，表现为极为稳定的状态。

2. 文化的空间结构

(1) 文化区：是文化空间分布的最小单位，是一个大文化中具有相同或相似文化特色的区，如一家医院内、外、妇、儿不同科室可形成不同的文化区。

(2) 文化区域：是指共享一种文化模式的区域，由多个文化区组成，如拥有不同医院文化的公立或私立医院可形成不同的文化区域。

(3) 文化圈：是指不同的文化模式之间存在的空间范围，其空间地域比文化区域更广阔，如中国的护理文化、美国的护理文化。

(4) 边际文化：是指两种或两种以上的文化区域的边际处产生的混合文化，展示了两种文化的冲击与融合，如中国乐器与西洋乐器的融合而形成的现代音乐。

（三）文化的功能

1. 凝聚功能 文化具有凝聚力。每个民族都是一个共同的文化体，长期历史积淀下来的对民族文化的价值认同感把人们紧紧联系在一起，形成一种社会文化环境。

2. 规范功能 文化中的制度文化、行为文化本身就具有规范性，作为文化的价值观提供人们辨别是非的标准，规范着人们的思想行为，使人类社会在一定秩序中发展。若违犯法规，将会受到制裁或惩罚。不同的文化规范出不同的行为模式，如护理的组织文化就对护士的行为起到规范作用。

3. 认知功能 文化在人类认识外界环境中产生。人创造了文化，文化时时刻刻又在影响人的生活。每个人、每个民族都在前人的基础上生存和发展。通过文化而再造文化，文化无疑是具有认知功能的。人类必须借用前人文化成果，以提高人类对自然的认知能力。

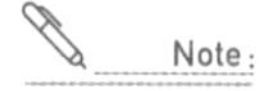

4. 载体功能 随着“互联网 +”时代的到来，人类交际方式不断丰富，文化作为载体对人类的发展起到了越来越重要的作用，如护士通过各种富媒体学习并掌握护理技能。

5. 塑造功能 文化作为一种精神力量，对个人成长有着深刻的影响。良好的文化可以丰富人的精神世界，促进人的全面发展。人们对文学及艺术作品的创造和欣赏，可以丰富自己的内涵，培养自己的情操，提升自身的人文素养。

6. 经济功能 文化可以创造财富，在市场经济条件下，文化的经济功能越来越突出。画家的绘画作品是文化所表现出的直观的经济功能。另外，文化可作为一种软实力渗透到市场竞争过程中，体现其价值。

（四）文化的特征

1. 文化的普同性 作为文化创造者及承受者的人类，自从进入群居社会，无论是东方还是西方，无论古代还是现代，无论人们的地域、习俗和民族有多大的差异，都无法掩盖人在制造工具、劳动、运用符号等需求上的一致性，这些在文化本质特征上的一致性形成了人类文化的普同性。

2. 文化的差异性 文化的差异性源于人类生存的自然环境、社会环境等的不同。文化是靠社会群体积累传承和推广的，存在于社会群体的每个人的文化素养受其所处社会环境的影响而有所差异，从而形成不同的文化。

不同文化背景的人在价值观等方面有所差异，如“橘生淮南则为橘，生于淮北则为枳”。人的文化背景也要适应特定的环境条件，因此不同民族、不同地域民众的生活方式、习俗等，是文化差异的一种集中体现。

文化的普同性和差异性之间有着密切的联系，同中有异，异中有同。护士在护理工作中，需要充分理解服务对象的文化的普同性，同时考虑到差异性，才能做好个性化的护理服务。

（五）文化学的概念

最早提出“文化学”这一术语的是德国籍物理化学家、诺贝尔化学奖获得者威廉·奥斯特瓦尔德（Friedrich Wilhelm Ostwald）。他把文化学定义为研究文化本质规律的科学，他认为“把人类种系与其他动物物种区别开来的这些独特的人种特性，都被包括在‘文化’一词中。因此，对这门关于人类特殊活动的科学可能最适于称作文化学。”综合学者们的观点，可以认为，文化学是研究人类文化现象的发生、发展及变化规律的科学。文化学从宏观的角度探讨文化本身以及诸文化相互关系、文化与社会及自然的相互影响。

实践活动

安慰：不同文化背景患者的个性化护理展示

活动组织：每4~6名学生为一组，小组讨论对“文化的普同性和差异性”的理解（5分钟），并用情景剧的形式表现护士对不同年龄、不同性别、不同国家、不同信仰的患者如何进行安慰。各组轮流上台展示。

游戏规则：①可以使用语言或动作，时间不超过2分钟。②全组成员均需参加。③小组可派一成员进行讲解（旁白）。④老师及学生评委点评，最能体现个性化护理的小组获胜。

游戏要点：既要体现文化的普同性和差异性的内涵，又要有外显的表现形式。

二、文化修养

文化的沉淀影响人的素质，文化的取向左右着医学的精神。新时期护理人员必须具备良好的文化修养才能与“白衣天使”的称号相匹配。

（一）文化修养的含义

“文化修养”是指掌握科学知识和人文知识，崇尚科学、反对迷信和伪科学，对人文文化、科技文化中的部分学科有了解、研究、分析、掌握的技能，可以独立思考、剖析、总结并得出自己的世界观、价

Note:

值观的一种素养。文化修养是通过参与文化活动、接受文化知识教育以及对社会生活的体验而逐步培养出来的。

伟大的古希腊文化、古罗马文化造就了西方医学文明;不朽的黄河文化铸就了祖国医学的灵魂。博大的中华文化是中国医护人员人文修养的源泉,“大医精诚”的宏论千年不古,“医者仁心”的训导代代相传,如今的医德修养无不根植于中华民族丰富的历史文化之中,传统文化中的诚信观等均深刻影响着中国医学界的人文精神。

知识导航

大医精诚

大医精诚,即“精”于高超的医术,“诚”于高尚的品德。医学是至精至微之术,要专心探求医学原理;医学也是至善之术,要有慈悲同情之心,不为名利,一视同仁,要不辞辛苦一心赴救。孙思邈对其著作《千金方》的解释说:“人命至重,有贵千金,一方济之,德逾于此,故以为名也。”传统医学重视人的生命价值,强调为医既要有较高的医术,又要有较高的医德,目的就是要维护人们的生命健康。较高的医术遵循的是医学的规律性,体现了医学的科学精神;较高的医德体现了医学的人文关怀。大医精诚体现了医学科学精神和人文精神的结合。

(二)文化能力

1. 文化能力的组成 文化能力(cultural competence)也称文化理解力、文化敏感性、跨文化效能和多文化性,是指个体在与他人沟通交流的过程中,运用自己所拥有的文化知识,用客观的、批判的、开阔的眼光去评价他人的文化,并对他人的语言、行为、态度等背后存在的文化根源具有的理解和洞察能力。

2. 护士的文化能力 是指护士在护理工作中显示出的对其服务对象的文化根源所具有的洞悉及理解能力,是护士人文修养的重要组成部分。护士的文化能力主要包括文化自觉、文化知识、文化敏锐度、文化技巧。文化自觉指护士能深入自我检视个人和专业的文化背景;文化知识则是指护士能寻求、取得关于不同文化及族群的知识;文化敏锐度指护士能欣赏与尊重护理服务对象的信念及价值观,重视他们的文化,理解他们因文化不同而表现出的不同行为;文化技巧则是护士执行文化评估,顺利与服务对象进行沟通,抛弃个人偏见,为服务对象提供适合其文化背景的照护措施。这些文化能力是一种可持续性发展的能力。

(三)护士文化修养的作用

1. 有助于护士综合素质的提升 通过加强护士的文化修养,培养护士的关爱、仁爱品质,提升护士的人文关怀和沟通能力等,不断提升护士的综合素质。

2. 有助于护士个人及群体美好形象的塑造 提高每一位护士的文化修养,让护士更有爱心、责任心,给患者更全面的照护,赢得社会的认可,体现护理工作的价值,有助于形成个人及群体良好的形象。

3. 有助于对患者护理质量及身心健康的促进 通过对护士真、善、美的培养,树立修身意识、学习意识、创新意识,提升护理内涵和护理质量。同时,良好的文化修养有助于护士更加细微地观察和体会患者的病情状况和心态,从对患者整体健康需求出发,促进患者身心健康。

4. 有助于人际关系及社会和谐的营造 提高文化修养使护士工作更加认真严谨,通过为患者提供热情、周到的服务,可有效预防和减少护患纠纷的发生,改善医患关系,促进社会和谐。

5. 有助于护理事业发展及人类文明进步 通过加强护士文化修养,打造高素质的护理团队,提供高质量的护理服务,促进护理事业的可持续发展。同时,护士文化修养要求护士更加严格遵循护理礼仪,规范自己的言行、举止,从自身做起,不断促进人类的文明进步。

Note:

实践活动

如何创建关怀型文化的班集体

活动组织:8~10 名学生为一组,每组设组长 1 人,秘书 1 人。分别讨论如何成为具有关怀文化的班级。讨论时间 10 分钟。组长引导每位组员发表观点,鼓励大家发表自己独特的观点,每位同学的观点都应得到尊重,没有对错之分。组员之间还可因受到他人启发而出现新的观点。讨论后每组派代表发言。班长组织汇集、整理所有人的观点,吸纳合理、可行有价值的观点,制订关怀型班级倡议,发至每位同学并实施。

教师启发引导:在小组之间巡回,鼓励学生发言;可参与到小组讨论中,分享自己的观点。

第二节　多元文化——多彩世界的本源

随着互联网时代的到来,信息流通越来越发达,文化的更新转型也日益加快,各种文化的发展均面临着不同的机遇和挑战。在现代复杂的社会结构下,必然需求各种不同的文化服务于社会的发展,这些文化服务于社会的发展,也造就了文化的多元化。

一、多元文化的含义

多元文化(multiculturalism)指在一个区域、地域、社会、群体和阶层等特定的系统中,同时存在具有独立文化特征而又相互联系的多种文化。

文化的多元性不是现代社会才有的,古代中国、古希腊和古罗马均存在由于文化的多元性而导致的各种社会矛盾和冲突。如何妥善处理不同地域,不同民族之间的多元文化,一直是急待解决的问题。

20 世纪初,“文化多元论”作为对“同化论”的反叛而引起欧美学术界的关注。就文化本身而言,长期以来,是以达尔文的“进化论”为基础的,认为文化是从野蛮到高度文明的发展历程。质疑者则认为文化是由不同时间和地点的人们以不同的方式集体所做的事情,这一理念成为现代多元文化主义的基础。“多元文化论”认为,一个由不同信念、行为方式、肤色等多民族文化组成的国家,各民族间的关系应该是相互支持而且平等的,其本质是群体认同和群体权利。

知识导航

学者对“多元文化”的多元解释

多元文化的概念本身是针对传统的单一文化概念而言的,但近年来已经被广泛运用于教育、政治及其他领域。20 世纪下半叶,美国产生了多元文化主义,沃特生(Conrad William Watson)在《多元文化主义》一书中指出,多元文化主义是一种文化观、一种历史观、一种教育理念,同时也是一种公共政策。王希在《多元文化主义的起源、实践与局限性》一文中认为多元文化“既是一种教育思想、一种历史观、一种文艺批评理论,也是一种政治态度、一种意识形态的混合体”。英国著名多元文化教育家詹姆斯·林奇(James Lynch)认为,多元文化指特定地域如行政区、村庄、市镇、国家或全球范围内多种文化共同存在并相互作用的现象。

Note:

二、文化与人

(一) 文化与社会生活

文化是人类社会特有的现象,会对社会生活产生重要影响。这种影响可以表现为文化成为社会生活的中介和导向,它教会人们用怎样的方式生活,用怎样的标准评价自己的生活。例如,关于饮食文化,素食主义者认为动物性食物有害人的健康,他们会严格控制自己对动物性食物的摄取,这会形成他们独有的素食生活。摩尔根认为,人类发展的每一个阶段都包括一种不同的文化,并代表一种特定的生活方式。文化作为一种精神力量,对社会生活的影响无处不在,除了影响个人对工作、生活的选择之外,也会影响到群体的政治、经济、教育等制度的建立,从而影响民众的生活。

(二) 文化模式与生活方式

1. 文化模式 文化模式是多种文化特质或多个文化丛经过长期接触、融合而形成的具有鲜明特征的文化系统,是一种比文化丛更复杂、更高层次的文化结构概念。文化模式包括符号、物质特质、艺术、科学、习俗、家庭社会制度、方式、政府与战争九个方面。

2. 生活方式 生活方式是指一定社会制度下社会群体及个人在物质和文化生活方面各种活动形式和行为特征的总和,包括劳动方式、消费方式、社会交往方式、道德价值观念等。从人们的衣食住行、劳动工作、社会交往、参与的社会群体和文化等方面,通过个人或群体的具体的精神活动和物质活动体现出来;具有社会性、民族性、时代性、类似性、多样性、差异性等特征;在有阶级的社会里,还有阶级性;由社会生产方式决定,受政治、经济、文化等条件的制约。不同社会、阶级、民族和职业的群体或个人都有自己的生活方式,中国社会主义精神文明建设提倡文明、健康和科学的生活方式。

3. 文化模式与生活方式的关系 文化模式与生活方式相互影响,相互制约。

(1) 文化模式在形成过程中受生活方式的影响:生活方式受政治、经济、文化等条件的制约,不同社会、民族和职业的群体或个人呈现不同的生活方式,不同的生活方式影响文化模式的形成。

(2) 文化模式影响人们生活方式的选择:生活方式是一定社会历史条件的产物,其形成和发展受客观的社会因素以及人的主观因素的影响,其中作为重要精神活动的文化模式对人的生活方式产生着重要的影响。例如,中国的"孝文化"深刻地影响着人们的养老方式。食品的选择、加工以及饮食的方式也因文化而异。空间感觉同样会受到文化模式的影响。

(三) 文化与健康

"楚王好细腰,宫中多饿死",这是中国古代一个非常经典的故事。在"好细腰"的文化影响下,人们不惜损害自己的健康,可见文化与健康之间关系极为密切。文化不只影响人们的健康观念,也会影响人们追求健康的行为。

1. 文化对健康概念的影响 健康是一种生命状态,同时也是一种社会文化观念,健康的概念随时代的进步发生着改变。1989 年联合国世界卫生组织(WHO)对健康做了新的定义,即"健康不仅是没有疾病,而且包括躯体健康、心理健康、社会适应良好和道德健康"。这个概念对传统的"无病、无残、无伤、长寿就是健康"观念形成冲击,体现了人类社会对健康更高的追求。如今科学技术发展带来的健康问题也越来越受到人们的关注,网络成瘾、空调病、汽车代步对人类健康的损害成为新的健康问题。

2. 文化对疾病问题的影响 多元文化的存在与多种疾病问题有关。

(1) 文化对发病原因的影响:文化中的价值观、习俗及生活方式会直接或间接地影响某些疾病的发生,如公共卫生及卫生习惯不佳的人群传染病的发生率高。

(2) 文化对疾病表现的影响:中国传统文化讲究"克己",造就了人们的忍耐精神,这种忍耐使他们对疾病所导致的临床表现不敏感、不在乎,从而贻误病情;某些宗教信仰也可能会使人们在遭遇病痛的时候认为是宗教力量的作用而拒绝求治。

Note:

3. 文化对健康行为的影响 文化会影响民众对待健康问题的态度以及处理的方法，从而影响他们的健康状况。

(1) 文化影响民众的就医决策：传统文化认为，女性是柔弱的，而男性是坚强的，故患病时，女性会比男性更积极地寻求帮助。受教育的程度也会影响人们选择帮助的方式，往往受教育程度高的人会积极了解疾病的病因、处理方式并配合医护人员的工作。

(2) 文化影响民众对治疗手段的选择：在中国，由于中医文化博大精深，对民众有重要的影响力，许多人在患病时会选择中医治疗，特别是在养生保健方面。但在西方社会，民众较少选择中医作为治疗手段。

故事导悟

桓侯之死

扁鹊见蔡桓公，立有间。扁鹊曰："君有疾在腠理，不治将恐深。"桓侯曰："寡人无疾。"扁鹊出，桓侯曰："医之好治不病以为功。"

居十日，扁鹊复见，曰："君之病在肌肤，不治将益深。"桓侯不应。扁鹊出，桓侯又不悦。

居十日，扁鹊复见，曰："君之病在肠胃，不治将益深。"桓侯又不应。扁鹊出，桓侯又不悦。

居十日，扁鹊望桓侯而还走。桓侯故使人问之，扁鹊曰："疾在腠理，汤熨之所及也；在肌肤，针石之所及也；在肠胃，火齐之所及也；在骨髓，司命之所属，无奈何也。今在骨髓，臣是以无请也。"

居五日，桓侯体痛，使人索扁鹊，已逃秦矣，桓侯遂死。

请思考：蔡桓公所持的"医之好治不病以为功"思想对我国民众就医行为的影响。

(3) 文化影响民众对医疗保密措施的选择：在美国，非常强调患者的知情权，所以会将包括癌症在内的病情如实告诉患者，使患者充分计划他的人生；而中国则比较强调保护性医疗制度，以免患者因经不住打击而受到伤害。

(4) 文化影响人们的健康行为：文化会影响人们采取有益或者有害于健康的行为。中国古代以"三寸金莲"为美，这一文化习俗使许多女性成为残疾，损害了广大妇女的健康。缅甸的少数民族克扬族(Kayan)认为女孩子脖子长显得美丽，每长一岁脖子上就要加一个铜环，可把锁骨压塌。澳大利亚土著人以皮肤瘢痕为美，为此不惜用石头或贝壳割破皮肤形成瘢痕。

(5) 文化影响民众获取健康的方式：在中国的养生文化的影响下，人们会通过食疗、打太极拳、练气功维护自己的健康，而少数民众则错误地认为"求神拜佛"能维护自己的健康。

三、多元文化与跨文化护理实践

文化背景与人的健康维护之间关系如此密切，护士在护理实践中需要重视对服务对象文化背景的评估，才能对服务对象实施有效的护理。

(一) 多元文化中的护理策略

探讨"多元文化"不只是限于对"文化"种类的研究，而是通过对多元文化的认可给予各民族政治、经济、社会、文化等平等的权利。将这种观点推广到护理实践，护士在为其服务对象工作的过程中，需充分考虑他们的文化认同权、社会公平权以及经济受益需求。

1. 体现文化的平等性 多元文化观点认为，社会是由不同民族、不同群体组成的，社会成分的多元化决定了文化的多元化。各种文化都有其独特的价值，并无优劣贵贱之分，因而各种文化都有平等的生存权和发展权。护士在面对其服务对象的时候，需认同他们不同的文化背景，理解他们不同方式的求医行为及对疾病的态度。

Note:

2. 体现文化的交流性 文化间的交流是多元文化形成的必要条件和存在基础。护士与护理服务对象之间同样存在文化交流问题，不是所有的民众都受过良好的医学教育，他们关于健康维护的看法与护士常常会存在文化冲突，耐心了解护理服务对象的文化，与他们进行有效的沟通才符合多元文化的观念。

3. 体现文化的差异性 文化的差异性要求护士根据服务对象的文化特征运用丰富的手段，有针对性地提供护理服务。

4. 体现文化的内聚性 多元文化最本质的目的不是要突出某一种文化，而是提供处理两种以上文化间相互关系的态度和方法，即多元文化不是为了让不同的文化间发生冲突，而是为了不同文化的相互理解及宽容，从而使拥有不同文化背景的人们在保持自我的同时可以和谐相处。护士的工作就是处理护理文化与其他文化的融合，将对护理服务对象有益的文化观念传递给他们，使他们的健康得到维护，并把这些观念变成他们新的文化体系的一部分，完成文化的内聚。

（二）莱林格的跨文化护理理论

理论家马德琳·莱林格（Madeleine Leininger）的跨文化护理理论对多元文化这一理念进行了充分的论证。莱林格认为护士在照顾不同文化的人们时，应深入了解护理服务对象的文化背景，充分重视影响健康的文化因素，努力提供与文化相一致的关怀与照顾。这一理论主张在护理实践中尊重不同文化的饮食习惯，尊重不同文化的审美习俗，尊重不同文化的传统节日，尊重不同文化的禁忌避讳，尊重不同文化的观念差异，尊重不同文化的礼节习俗，尊重不同文化的语言以及非语言差异。医院的服务对象可能来自不同的民族，护理人员在为他们提供护理时，要充分了解其文化背景，提供合适的护理。当然，这对护士的文化素养提出了较高的要求，若没有广博的文化学知识，很难让护理服务对象感受到有效的人文关怀。

第三节 中国传统文化与护理——兼容并蓄的智慧

文化与护理是密切相关的两个领域，护理的对象是人，为了更好地为人提供服务，护士需要了解中国传统文化内涵以及不同文化背景下个体和群体健康行为的差异性，并为其提供相应的文化护理以满足不同层次的健康需求。

一、东方文化与中国文化

东方文化主要指亚洲地区的文化，包括非洲北部部分地区的历史传统文化，其渊源是中国文化、古埃及文化、古巴比伦文化和古印度文化。中国文化是东方文化中最具代表性的思想和哲学体系，至今已有五千多年的历史，包括独具特色的语言文字、浩如烟海的文化典籍、美轮美奂的文物古迹、经典传世的哲学与伦理道德、对社会发展产生深远影响的先贤哲人以及影响世界发展进程的科技发明等。中国传统文化自汉朝开始形成了以儒学为主，释、道相辅的相对稳定的形态，在世界文化史上享有崇高和不可替代的地位。

二、中国传统文化特征与主体思想

中国传统文化是在自身特有的自然和历史条件下产生和发展起来的，具有独特的文化特征和主体思想。

（一）中国传统文化的特征

1. 统一性 中国传统文化是逐渐形成和发展起来的、以中华文化为中心、囊括各民族绚烂多彩文化的统一体，具有非常强大的同化影响力和高度的统一性，在中国历史发展的任何阶段都不曾被分裂和瓦解过。

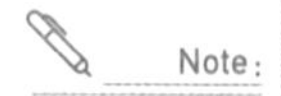

2. 连续性 中国文化在历史发展过程中一脉相承、传承发展、具有一定的连续性。例如，中国文

学传承发展的脉络清晰完整；与之相反，古埃及文化、古印度文化、古巴比伦文化以及古希腊文化无一不在其历史发展的进程中发生过断代。

3. 包容性　中国传统文化本身是一个开放性体系，包容和整合了各种不同文化，是不同民族不同学派的文化取长补短、相互交汇而成的结果，是在汉文化长期吸收大多数少数民族文化精髓的基础上形成的，历来都是兼收并蓄，以博大胸怀对待外来文化。

4. 多样性　中国幅员广阔、民族众多、地质各异，区域文化和民族文化极其绚丽多彩。中国历史上曾经有众多丰富的区域文化及苗、蒙、藏、满、回等不同的民族文化，其风格迥异、各具特色。

5. 体现人本　中国传统文化以人为本位，关注人的生存及其全方位的发展，偏重于政治和伦理领域的实用性。

6. 群体本位　中国传统文化将人和环境的关系看成是一个有机和谐的整体，是一种崇尚群体本位的伦理价值观，强调为家庭或群体利益尽义务。

7. 中庸之道　也就是中国传统文化中的“中和主义”，中国传统文化主张“以和为贵”，追求“中庸之道”。对“中庸之道”的认同使中国人形成了注重保持和谐的社会意识，以及做事不走极端、求大同存小异的处世原则。但对于批判精神、斗争精神的培养形成了一定阻碍。

8. 寻根情怀　中国传统文化是在以农业为核心的自然经济基础上形成和发展而来的。固守土地一种根深蒂固的意识，形成了对土地的热爱和依赖。鉴于此，中国人多具有异乎寻常的思乡和寻根的乡土情怀，以及不主动追求冒险和刺激的生活态度。

（二）中国传统文化的主体思想

文化的主体思想是指渗透于文化现象和活动中的宗旨或思想，也是文化发展的内在驱动力和思想意识基础，中国传统文化的主体思想是“中和主义”。这是古代中国人追求的最高目标和最高境界，反映的是中国古代人的朴素的辩证思维模式，“中”是指矛盾双方都在自身应有的范围内适度发展，使矛盾统一体始终处于平衡状态。孔子将“中”发展为“中庸”，建议人们立身和处事时要采取不偏不倚和无过无不及的态度。中国传统文化的这种主体思想主要体现在人对自然和社会关系的认识和处理上，主张天人和谐、天人协调、天人合一，在人与社会的关系中要做到关系融洽、相容相生、和而不同。

三、中国传统文化与护理

在中国传统文化体系中，“仁、义、礼、智、信”具有重要的地位，谓之“五常”，也谓之“五性”。仁是爱之理，义是宜之理，礼是敬之理，智是知之理，信是实之理。“五性”价值观恰与护理人文关怀的价值取向相符。

知识导航

有关“仁、义、礼、智、信”的名句

1. 仁　子曰：“唯仁者能好人，能恶人。”
2. 义　子曰：“君子喻于义，小人喻于利。”
3. 礼　子曰：“非礼勿视，非礼勿听，非礼勿言，非礼勿动。”
4. 智　子曰：“务民之义，敬鬼神而远之，可谓知矣。”
5. 信　子曰：“言必信，行必果。”

（一）基于传统仁德思想的博爱护理观

仁是爱之理，仁者，爱人，二人也。在护士与患者的二人间，充满了仁爱和道义，护士通过人道主义精神及敏锐的观察力、丰富的专业知识、尊重他人的礼仪修养以及诚信的价值观四种内在

Note:

素养的历练，通过感同身受的关爱、和蔼可亲的微笑、举止“四轻”（说话轻、走路轻、操作轻、开关门轻）的礼貌，实施人道主义。护士以丰富多元的专业知识、熟练可靠的护理技术以及忠实守信的人格魅力来体现对患者的仁爱之心和仁德精神，将仁德与护理有机结合成为博爱人文的专业文化。

（二）基于传统正义思想的人道主义护理观

1. 护理见道义 仁义并举，如同护理所包含的元素一般仁爱有加，道义使然，心系病家、关怀备至、秉持公道、一视同仁。“护理”一词即为有心的照护和规范的整理、梳理和管理，尤其是对于危重症患者而言，则是建立在心的基础上的理性判断和仁爱基础之上的救护道义。

2. 关怀有仗义 护士站在患者角度感同身受、维护患者利益不受伤害，努力为患者及家人着想，济贫扶弱、乐善好施，则是仗义式关怀之道。

（三）基于传统尊重思想的护理礼仪规范

礼者，心之敬，心中有敬，油然自生便是礼。古人云：“敬人者，人恒敬之”，护士心中敬畏生命，继之礼仪规范油然而生。医院是一个尤其需要相互关爱、尊重的场所，礼貌的尊称、轻声细语的问候、温暖心扉的话语，都是以礼相待的行为规范。

（四）基于传统评判观念的觉悟智慧护理观

“智”可引申为知是非，是护士知而成智的内化过程。护理专业化过程正是从知识变为智慧、将技能转化为技术的过程。评判性思维是事物的确定方法，在护理工作中唯有经过反思、评判才可保证护理措施的准确执行。护理是一门科学性与艺术性相结合的学科，这就要求护理工作者需要有科学的评判性思维，而评判性思维包括尊重事实、尊重逻辑、弃旧图新、批判性的继承等思想，与儒学经典《大学》中宣扬的大学之道不谋而合。

知识导航

《大学》节选

大学之道，在明明德，在亲民，在止于至善。

知止而后有定，定而后能静，静而后能安，安而后能虑，虑而后能得。物有本末，事有终始，知所先后，则近道矣。

古之欲明明德于天下者，先治其国；欲治其国者，先齐其家；欲齐其家者，先修其身；欲修其身者，先正其心；欲正其心者，先诚其意；欲诚其意者，先致其知；致知在格物。物格而后知至，知至而后意诚，意诚而后心正，心正而后身修，身修而后家齐，家齐而后国治，国治而后天下平。

（五）基于传统慎独观念的诚信护理观

护士和患者之间需要忠于职守，忠信思诚。“慎独”一词出于《礼记·中庸》：“莫见乎隐，莫显乎微。故君子慎其独也”。“慎”就是小心谨慎、随时戒备；“独”就是独处，独自行事。所谓“慎独”，就是指一个人独处的时候，即使没人监督，也要严格遵守道德原则，强调在没有外在监督的情况下坚持自己的道德信念，自觉按道德要求行事。“慎独”是护士诚信素养的核心之魂。护士常常在无人监督的情形下为患者进行护理，有时也常常需要牺牲个人利益，如深夜一人为患者提供治疗，需要通过护士的慎独自律引导其完成护理操作。

中国传统文化的主体思想对中国社会的发展具有深远的影响。一方面对“中和主义”的认同，使人们普遍注重实现和保持和谐，凡事中庸不走极端，求大同存小异，重视群体利益。另一方面“中和主义”使人们养成了温良、仁爱、平和、宽容的品格，体现了崇尚团结、热爱和平的民族意识，形成了人际和谐的生活方式。

Note:

实践活动

传统文化采风

活动组织：以小组为单位，分组进行当地传统文化采风，如传统建筑、传统美食、地方戏曲、方言、传统服饰及人文生活习性等的采集等。以小组形式，将采风结果进行总结汇报，形式可多样，如幻灯片展示、图片展（示）、视频放映、表演等。根据各组的汇报结果，组织学生进行东方特色文化的讨论。

教师启发引导：结合东方文化的特点，将东方的特色文化与护理巧妙的结合。

第四节　文化视域下的健康生命观——性命相托的守护

健康是人类的基本需要，也是护理的最终目标，维护和促进健康是护士的首要责任。健康包括生理、心理、社会及道德等不同的层面，可以理解为是个人成就、家庭幸福、社会安定、国家富强的基础及标志。因此，从文化的角度来解析健康观和生命观，唤起尊重与敬佑生命意识，对护士实施促进健康的护理活动，提高人类生存质量具有重要的意义。

一、健康观与健康维护责任

（一）健康观的发展

健康是一个复杂、不断演变的概念，因文化背景、个体价值观的差异而不同。从发展的角度来看，人类的健康观随着医学科学的发展和社会进步而不断演变，其过程可以概括为以下几个阶段：

1. 蒙昧阶段　古代生产力水平低下，科学技术思想尚未形成，人类对于健康和疾病的认识是蒙昧和超自然的。人们错误地认为生命和健康都是拜神灵所赐，疾病和灾祸是遭受天谴和受到神灵的惩罚。当时维护健康和预防治疗疾病的方式主要是祈祷和巫术，祈求神灵的庇佑与宽恕。

2. 自然哲学阶段　随着生产力的发展和医学技术水平的提高，人类开始将健康和疾病与人类生活的自然环境和社会环境联系起来观察和思考，由此产生了最早的辩证的整体医学观。这种健康观念通过对立统一的哲学概念来阐释疾病的发生、发展、诊治、康复及转归。例如，古希腊的希波克拉底提出了“体液平衡学说”，该理论认为人体内有血液、黏液、黄胆汁、黑胆汁四种液体，这四种液体的平衡与否决定了个体的健康程度。

3. 机械论阶段　欧洲的文艺复兴促进了西方科学技术的发展，笛卡尔和拉美特利等哲学家发展了机械论医学观。该观点认为人体是一部精密的机器，疾病是机器发生故障的结果，而康复过程的实质则是修缮的过程，因而维护健康应该像维护机器一样精益求精。在这种机械论的健康观念的影响下，医学得到了进一步的发展。例如，巴斯德发现了微生物、哈维发现了血液循环、魏尔啸提出了细胞病理学、莫尔干尼创立了器官病理学等。

4. 生物医学阶段　随着科技时代的进步，自然科学包括医学的快速发展受到工业革命浪潮的强烈冲击。此时的形而上学、机械论的自然观受到了能量守恒与转化定律、细胞学说、进化论等揭示自然界固有辩证法的剧烈冲击。这一阶段，传染病的暴发流行极大地推进了细菌学研究的进一步深入发展，人类开始认识到宿主、环境和病因之间动态平衡与否是疾病发生与否的核心问题。人类对病原微生物的深入探索形成了疾病的单因 - 单果模式，也就是生物医学模式的健康观。该模式在一定程度上揭示了急、慢性传染病的发生、发展及流行规律，从纯生物学角度来阐释维持生态平衡的观念。

5. 生物 - 心理 - 社会阶段　随着人类社会经济、文化、医学及科学技术的发展，人类的疾病谱和死亡谱在世界众多地区发生了显著变迁，如心脑血管疾病、恶性肿瘤的发病率日益升高，超过了传染

Note：

病的发病率。研究发现心脑血管疾病、恶性肿瘤的发生、发展及转归均与人的身体、心理、社会等因素密切相关,同时基于人的生物和社会属性,产生了生物-心理-社会医学健康观。这一观点认为,将人视为一个群体的一员在群体层面上研究健康与疾病问题,针对人们的心理、社会及行为方式等因素进行剖析研究,才可能更加全面、更加准确地认识到健康与疾病二者之间相互关系的本质。

1949年,世界卫生组织(WHO)将健康定义为:“健康不但是没有疾病和身体缺陷,而且还要有完整的生理、心理状态和良好的社会适应能力。”1989年,WHO又提出了健康新概念,即“健康不仅是没有疾病,而且包括躯体健康、心理健康、社会适应良好和道德健康”,将道德健康纳入健康的内容,形成了四维健康观。其内涵包括:

(1)躯体健康:指身体结构完整,功能良好,没有疾病和残疾的状态。

(2)心理健康:指个体能够正确认识自己,情绪稳定,自尊自爱和积极乐观等。

(3)社会健康:指个体能够有效适应不同的环境,胜任个人在社会生活中承担的各种角色。

(4)道德健康:指个体能按照社会道德行为规范约束自己,履行对社会及他人的义务。

四维健康观既考虑了人的自然属性,又兼顾了人的社会属性,打破了将生理、心理和社会机械分割的传统观念,强调了人与大环境的和谐,将健康的内涵扩展到了一个新的认识境界,对健康认识的深化起到了积极作用。

(二)健康维护责任

健康是促进人的全面发展的必然要求,是经济社会发展的基础条件。国际护士会指出,护士的基本职责就是促进健康,预防疾病,恢复健康和减轻痛苦。护士为个人、家庭及社区提供健康服务,并与相关团体互相协作提供服务。

1. 维护患者健康

(1)生理方面:护士应为患者做好生活护理,避免不良刺激,保证患者生理舒适,如安置合适体位,创造适宜环境等。

(2)心理方面:护士应与患者建立良好的护患关系,运用良好的沟通技巧与患者交流,及时了解患者的心理变化,及时进行心理疏导,帮助患者建立正确、豁达的生死观。

(3)社会方面:护士应评估患者的社会支持系统,帮助其获得有力的社会支持。情况允许时,可以鼓励患者的亲友适当探视、陪伴,给予患者关怀和鼓励。

(4)道德方面:护士应评估患者真与伪、善与恶、荣与辱的是非观念,指导患者不以损害他人的利益来满足自己的需要,正确处理人与自然及环境的关系。

2. 维护自身健康

(1)生理方面:护士应养成健康的生活方式,提高健康素养,树立“每个人都是自己健康第一责任人”的理念,以良好的工作状态面对繁忙的临床工作,尽量让身体处于一种自然的、规律的状态,对自己的健康负责。

(2)心理方面:护士应提高自身的适应能力和业务素质,业余时间要培养个人兴趣爱好,提高个人情操,学会自我调节,做到“怒不过夺,喜不过予”,保持一种“涵容以待人,恬淡以处世”的气度。

(3)社会方面:护士应注意塑造良好职业形象,主动建立和维持强有力的社会支持系统,兼顾好本职工作和其他社会角色。

(4)道德方面:护士须以道德来维护自己的职业尊严,充分体现以仁爱、正义为核心的人道主义精神,体现对人的关爱与尊重,牢记为患者服务的宗旨,内化于心、外化于行,强化道德意识和道德教育的培养。

二、生命观与珍爱生命

(一)生命观

Note:

作为人生观的核心,生命观是构成精神世界的基质,决定了人的行为方式和价值观念。不同时代,不同文化背景的人对生命有着不同的理解和思考。人们对生与死的认识,生命本质和意义有着不同的回答。

1. 中国文化的群体生命观 群体本位思想是中国传统文化的基本特质与核心精神。在中国文化中,万物皆自然而然形成,“有天地,然后万物生焉”,生命与生命之间都不是孤立的,每个个体都与群体息息相关。群体生命观重视生命与生命之间内在的联系,“身体发肤,受之父母,不敢毁伤,孝之始也”,对身体的爱惜是孝道的体现,每个人应珍惜自己的生命。同时,个体只是群体的组成部分,应以群体为中心,强调个人对家族、社会等群体的责任、义务和贡献,“舍身求义”正是这种群体本位思想的体现。

2. 西方文化的个体生命观 西方文化以个体为本位,认为万物均是独立的个体。自古希腊时期,西方人就倾向于承认个人的尊严与价值,肯定个人的权利,倡导自由精神。在群体与个体的关系上,西方文化肯定人作为个体存在的价值,把个体看作是人类社会结合的基础。个体生命观鼓励个人创造性的发展,从这样的观念出发,个人往往不依附于家庭,也不依赖于他人,而是倾向自我依赖,强调个体的独立性,表现为“合理利己主义”,即在不损害他人的前提下,每个人都坚定地维护自己的个人利益。

(二)珍爱生命

生命是最珍贵的财富,世界因生命的存在而精彩。每个生命都有存在的独特价值和意义,不可替代。珍爱生命具体表现为对生命的尊重和护佑。南丁格尔曾说过,“护士其实就是没有翅膀的天使,是真、善、美的化身”。护士应怀有对生命的敬佑之心,将珍爱生命的爱心化为关护理实践,提高患者的健康水平,同时也不应忽视对自己生命本身的关注与呵护。

1. 爱护患者的生命

(1)精心护理,敬佑生命:护士在工作中面对的是生命攸关的患者。护士需具有高度的责任感,业务上精益求精,一丝不苟、细致认真对患者进行评估,落实每项护理措施,最大限度促进患者的康复。在护理工作中,还需要做到严谨规范,严格执行各项制度,特别是查对制度,正确执行医嘱,避免操作失误给患者带来伤害甚至影响生命安全。

(2)感同身受,关怀生命:护士应站在患者的角度设身处地为他们着想,体会患者的病痛和疾苦,理解他们心理真实的需求,用平等、仁爱之心对待每一个患者,使护理变得更加有温度。护士要做有心人,细致观察患者,对患者进行心理状态的评估,发现有自杀意向的患者应给予真诚关心,专人陪伴守护,必要时请心理专家进行疏导,安抚、劝导患者。

2. 珍爱自己的生命

(1)心怀感恩,理解生命:人的生命不是独立存在的,而是社会群体的一部分。生命离不开父母养育、师长教诲、万物供给,每个人的生命不仅属于自己,还与家人、朋友的幸福密切相关。心怀感恩,就是懂得对他人抱有感激之心,热爱之情。感恩拥有的一切,才能真正理解生命的意义,珍惜生命,乐观进取,树立正确人生观,积极创造生命的价值。

(2)善待自我,保护生命:生命对每个人来说只有一次。护士在关爱患者的同时,也应注重对自己生命的关怀和呵护。平时做好健康维护,采取健康的生活方式,促进生命的成长和发展。每个人生活在世界上,也面临着各种意外风险,因此,工作生活中要洞察威胁生命的各种险情,注重各方面的安全,如交通安全、安全性行为等,积极防范风险情况的发生。一旦发生意外紧急情况,要采取适当的方式进行自救,保护自己生命安全。人的一生中难免遇到挫折和不顺心的时候,每个人要培养坚韧不拔的毅力,提高自己的心理弹性,采取措施积极应对各种压力。当自己在生活、工作等方面陷入大的困境时,独自应对压力有困难时,应主动寻求他人包括家人、同事及朋友等的帮助和支持,不言对生命的放弃。

Note:

知识导航

逆境商数

逆境商数(adversity quotient,AQ)是20世纪90年代美国著名心理学家保罗·斯托茨提出的概念。逆商是指人们在逆境中的适应能力和应对技巧,用于衡量一个人应对挫折和压力的能力。逆境商数包含四大因素:①控制力,是指在逆境中对可控因素的掌握及改变能力;②责任归属感,是指遭遇逆境时对问题的归因和承担责任的能力;③影响范围,是指对逆境负面影响的延伸控制能力,也就是说把逆境控制在一定范围之内;④持续性,是指逆境的持久性。逆商越高,表明心理抗压能力越强。

三、死亡观与患者临终护理

死亡是有机体作为一个整体的功能的永久停止,每个人都要经历从生到死的过程,死亡是生命的终点,是每个人都不可避免的存在。如何看待死亡,一直都困扰着人类。护士在帮助临终患者树立正确的生死观,消除对死亡的恐惧,学习“准备死亡,面对死亡,接受死亡”中,起着非常重要的作用。

(一)不同文化视角的死亡观

死亡观是人类对自身死亡的本质、价值及意义的根本观点和根本看法。

(1)中国传统的死亡观:在中国社会发展的早期,社会生产力落后,人们还不能用自然的眼光看待死亡,而是采用宗教神话的形式来阐释死亡。此时的死亡观其本质特点是对死亡的反抗,并且错误地认为人死后会转世为其他生灵。随着科学生产力的发展,人们学会了用科学自然的观点来理解死亡,认为死亡是人类的一种自然归宿,生死是无法抗拒的自然法则。儒家文化把人的自然生命作为实现社会价值的载体,在追求社会价值的过程中,人的自然生命才具有存在的意义。

(2)西方文化中的死亡观:最早的西方死亡观具有否定性特征,认为死亡是由自然界的神秘力量所控制。现代西方人的死亡观认为人想要摆脱死亡的普遍性,只有或者必须通过宗教信仰来实现。

(二)患者临终护理

死亡是生命活动不可逆的终止,是人的本质特征的永久消失,是机体完整性的破坏和新陈代谢的终止。中外文化都把从容、无痛苦、有尊严的离世作为人生最大的幸福。临终护理的目的,是为了帮助临终患者减轻痛苦,降低对死亡的恐惧,平静安详地离开人世;帮助家属接受丧失亲人的现实,适应新的生活。

1. 临终患者的护理

(1)评估生理变化,减轻身体疼痛:临终患者身体的各项功能都日渐衰弱,出现大小便失禁、皮肤苍白、食欲下降、呼吸困难等症状,同时还常伴随着不同程度的疼痛,给临终患者带来极大的痛苦。护士应该尽力满足患者的各种生理需求,提供周到细致的生活护理,采取有效措施缓解症状,提高生活质量。临终患者的各个感官逐渐消退,听觉是人体最后消失的感觉,因此护士在跟患者交流时语调应轻柔,语音清晰,也可用手触摸患者,让他感到生命的最后一刻并不孤单。

(2)评估心理需求,恢复内心平静:面对死亡,临终患者都会经历复杂的心理历程,如否认、愤怒、抑郁、恐惧等。不同年龄、性别、文化、经历的患者心理体验有所不同,护士应该充分地评估患者的心理状态,了解其心理需求,营造温暖、安宁的氛围,鼓励患者表达内心的感受,给予适时恰当的心理支持。

2. 临终患者家属的护理 护士应表达对家属极大的同情心和关心,给予精神上的支持和鼓励,指导家属对临终患者进行生活照顾,使其参与到日常的照顾中。患者离世后,死者家属在居丧期间将承担巨大的痛苦,这种不良的情绪对其身心健康、日后生活都将产生巨大的影响。因此护士应该在患

Note:

者死亡后为患者家属提供情感支持。安慰丧亲者面对现实,鼓励他们宣泄内心的痛苦,陪伴并认真聆听他们的倾诉。鼓励丧亲者各种社会活动,通过活动抒发内心的悲伤,获得心理安慰。

第五节　护理文化——护理的永续软实力

一、护理文化概述

护理文化是社会文化在护理领域中的体现,随着社会和医学的不断进步,护理文化也随之发生了不断变革和进步。护理文化的实质是一种调动护士的积极性、主动性与创造性,团结和凝聚全体成员强有力的中介力量,促使护士与服务对象共创安全、和谐的护理环境。

(一) 护理文化涵义与内容

1. 护理文化涵义　护理文化是护理组织在特定的护理环境下,逐渐形成的共同价值观、基本信念、行为准则、自身形象以及与之相对应的制度载体的总和,即共同的价值观。

2. 护理文化的内容　护理文化的具体内容包括以下六个方面:

(1) 护理宗旨:是由护理组织认定并且在护理活动中应该遵循的根本原则和共同的信念与追求,直接引导着护理人员的行动和护理学科的发展。例如,“减轻和消除痛苦,维护和增进健康”就是护理宗旨,具有强大的激励和导向作用。

(2) 护理理念:是护士对护理专业的信念及其所认同的价值观,在长期护理实践活动中形成、内化并在护理活动中表现。它与护理宗旨都归属于信仰体系和观念体系,并且都是在实践活动中应该遵循的。但护理宗旨是组织认定的,不一定转化为全员的共同意志,而护理理念则一定是被全体成员内化了的价值体系。护理宗旨既可以是全员也可以是领导者的,而护理理念则是全员的。例如,“护理的核心是健康照顾”就是护理理念,可以指导护士与服务对象的互动,影响护士的专业护理行为。

(3) 护理道德:是护士应当遵守的职业道德,对于提高社会责任感、树立良好的形象、形成良好的组织气氛有着积极的促进作用。由于护理工作直接涉及人的健康和生命,因此要求护理道德具有很高的标准。护士要践行这些护理道德的基本原则,依此规范自己的言行。

(4) 护理制度:是护士共同的行为规范,包括各项护理工作应当遵循的法规、标准及程序,也包括各项管理制度。护理制度一方面体现了护理宗旨,即价值观念和道德规范,另一方面反映了护理管理的民主化和科学化的程度。

(5) 护理作风:护理作风是指护士在达成组织目标时所表现出来的个性特征,是在护理工作中重复出现的、带有普遍性并且相对稳定的行为方式。2020 年,在抗击新冠肺炎疫情的过程中,护士表现出了优良的工作作风和精神品质,展现了护理工作的独特风尚。

(6) 护理形象:是公众对护士的感知觉印象,是护理文化的社会表现和社会评价。任何一个组织,不仅要对自身发展负责,同时也对社会承担义务。良好的护理形象源于护士的个人形象和组织的外部发展,两者是统一的。

(二) 具有中国特色的护理文化的构建

构建具有中国特色的护理文化要遵循正确的原则,从我国实际出发,与时俱进,以中国特色社会主义文化为主导,建设多学科综合的护理文化。这包括三个层面,即物质文化、制度文化和精神文化。

1. 构建物质文化　在物质文化层面,护理文化包括医院环境和护士形象两方面。首先,要构建和谐护理工作环境,增添人性化护理服务设施,如在病床间安装隔帘,将急救设施封闭式管理,避免各种导线、仪器暴露在患者面前,减少对患者的不良刺激。此外,还需要营造属于护士自己的空间,如护士办公室、护理文化墙等。这些人性化的环境建设不仅有利于患者的身心健康,同时也使护士在工作中以愉悦的心理状态为患者服务。其次,要构建优雅的护士形象,统一规范护士的着装,进行护士素质和礼仪规范培训,在工作中将“美与雅”统一起来,构建良好的护士职业形象。

Note:

2. 构建制度文化 在制度文化层面，护理文化包括护理的组织管理形式和各项规章制度。护理制度是在长期的护理工作实践中总结出来的，是规范人和物的行为方式的一部分。首先，要构建合理的护士长管理制度，如定期召开护士长会，对护士长的管理提出明确要求，对护士长实行任期考评制度等。其次，构建合理的护士管理制度，如严格执行聘用护士准入制度，加大在职护士的培训力度，组织年度考核等。再次，要构建护理质量管理制度，如强调护理工作的安全意识，规范、细化各级护理人员职责、工作制度和流程，重视终末质量和环节质量等。

3. 构建精神文化 在精神文化层面，护理文化包括独立精神和创新精神。独立精神反映了护理的独立人格，体现了护理的主体意识；创新精神则包括护理的各个方面和层面的创新精神，如护理理念、护理哲学、护理体制、用人制度、服务水平等。在该层面需要发挥护理文化的导向作用，树立共同的价值观所形成的护理理念；发挥激励作用，树立正面典型；发挥凝聚作用，树立团队精神；发挥推动作用，树立品牌护理。

实践活动

医院护理文化创意

活动组织：以小组为单位，通过实地及网站信息各收集一家医院的护理文化特征，并在课堂上进行交流。可用文字结合图片的方式进行介绍。

教师启发引导：医院护理文化应该如何体现其内容和形式。

二、构建新时期的护理组织文化

护理组织文化是在一定的社会文化基础上形成的具有护理专业自身特征的一种群体文化，是全体护理人员在实践中创造出来的物质成果和精神成果的集中表现。

（一）建立“以人为本”的护理服务文化

1. 护理服务文化的涵义 随着医疗卫生事业的发展，护理服务文化的提升已成为提升竞争力的焦点问题。优质护理服务需要有优秀的护理服务文化建设作为支撑。

（1）服务和服务文化：服务是为他人做事，并使他人从中受益的一种有偿或无偿的活动，其特点是不以实物形式而以提供劳动的形式满足他人需要。服务文化是指体现服务特色、水平和质量的物质因素与精神因素的总和，是文化的一个重要分支，是文化建设的一个新内容。随着时代的进步，服务文化的影响日显强大，建设高品质的服务文化，提高服务质量，已成为各行业谋求发展的必然选择。

（2）护理服务文化：是指护士为患者和社会群体提供护理、保健服务的实践中所创造的全部物态服务文化和意态服务文化的总和。

护理服务文化具有5个特征。①创新性：护理服务文化是一个全新的命题，它必然带来护理观念和机制上的革命，实现“以医疗为中心”向“以人的健康为中心”的转变。②情感性：护理服务文化是一种情感型的“亲情文化”，护士为护理对象服务，建立忠诚关系。③实践性：护士在提供服务时，需研究服务对象的不同文化需求，以获得认同与支持。④协调性：护理服务文化是一种管理文化，护理是由多部门、多范畴组成的复杂系统，需要各方面的协调配合。⑤社会性：护理服务是个开放系统，护理服务文化不仅在医院发挥着功能，而且也面向社会特定群体，如患者和患者的社会支持系统。

2. 彰显时代精神的护理服务文化 服务文化随历史文化时代的变革而蜕变，不同护理服务文化是不同历史时代的产物。21世纪是服务质量的世纪，也是护理服务质量竞争的世纪。将文化护理融入到日常护理工作中，为患者提供系统的多元化健康服务是现代护理服务的核心内容。

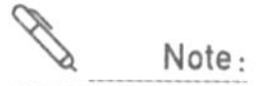

(1) 提供人性化护理服务：人性化护理是指在护理实践过程中尽可能地满足服务对象的合理、正当的要求。在提供护理服务时，从服务对象的角度出发，尽可能满足其生理和心理需求。

(2) 提供个性化护理服务：是指护理服务人员应从细微处关心服务对象，准确地了解并提供每个服务对象所希望得到的服务，针对服务对象的个体差异，满足他们的多元文化需求。

(3) 提供便捷化护理服务：是指在保证护理质量的前提下，借助现代信息技术和管理手段，简化流程，提供各种方便的服务，如门诊设立"一站式服务"等。流程的简化不但使便捷化服务成为可能，还有利于减少安全隐患。

(4) 提供知识化护理服务：是指不仅为服务对象提供护理技术服务，还为服务对象传播和普及医学保健知识，如开展心理咨询辅导、健康教育讲座等。

(5) 提供标准化护理服务：是通过对服务标准的制定和实施，达到服务质量目标化、服务方法规范化、服务过程程序化，从而保证护理服务质量的统一和稳定，如建立标准化的入院患者接待程序等。

(6) 提供延伸化护理服务：是指延伸和扩大护理服务的传统范畴，如对曾经在医院就诊过的患者进行电话随访健康指导等。

(7) 提供温馨化护理服务：是指为护理服务对象营造一个温馨的就医环境，包括视觉环境、听觉环境、触觉环境、嗅觉环境等，以提高服务对象的舒适感和安全感。

(8) 提供专业化护理服务：是指应用整体护理理念，结合实证护理方法，采用护理程序步骤，针对患者需求将高水平的医学知识、护理技术及严谨的职业品质融入护理服务。

知识导航

磁性医院

1983年，美国学者发现部分医疗机构建立的护理实践系统对专业护士具有"磁铁"效应，能够在招聘和管理过程中吸引和留住具有良好专业素养的护士，并为患者提供持续性高质量的护理服务，于是将这些医疗机构称为"磁性医院"。有研究表明，创造优质护理执业环境，能降低工作疲溃感，增加护士留职率和工作满意度，提高患者整体预后水平。"磁性医院"认证项目由美国护士协会(American Nurses Association，ANA)和美国护士认证中心(American Nurses Credentialing Center，ANCC)联合建立。根据ANCC最新公布的磁性模型，"磁性医院"的核心内涵包括5个要素，即变革型领导、组织结构授权、示范性的护理专业实践，新知识、创新和改进，实证结果。磁性医院就是组织文化。截至目前，共有来自美国、加拿大、澳大利亚、比利时、沙特阿拉伯、黎巴嫩及中国的数百家医疗机构得到了磁性医院认证。

(二) 建立"生命至上"的护理安全文化

1. 解读护理安全文化　患者安全问题在世界范围内受到高度关注。保证患者安全是护理人员面临的重要课题和任务，而安全文化是安全管理的灵魂。

(1) 安全文化的概念和由来：安全文化起源于20世纪80年代的国际核工业领域，是人类安全活动所创造的安全生产和生活的精神、观念、行为及物态的总和。安全文化是个人和集体的价值观、态度、能力和行为方式的综合产物；是人类在获取生产、生活资料的实践中，为维护自身免受意外伤害而创造的各类物质产品及意识领域成果的总和；以"安全第一"和"生命至上"作为核心价值观，体现为组织和组织中的每一个人共同持有的态度、意识、行为特征。

(2) 护理安全文化的提出：护理安全文化是指护理安全活动所创造的安全生产和生活的精神、观念、行为及物态的总和。随着安全文化概念的提出，护理安全文化的理念得到了重视和发展。护理安全文化通过营造护理工作的安全氛围，影响护理人员的安全理念、意识、态度和行为等，从而控制其不安全行为的产生，最终达到减少护理差错事故的目的。因此，建立护理安全文化是评价护理质量和识

Note:

别、预防差错事故的重要手段。

2. 构建新时期护理安全文化

(1) 护理安全文化理念的更新：面对日益复杂的护理环境，需要对护士进行护理安全文化的培训，树立安全理念。①提高护理人员对护理服务安全重要性的认识，树立安全第一、安全维系健康和生命、安全创造效益等观念和意识。②转变对“人误”的偏见，抛弃“人不应出错”的传统观念，接受“人皆会犯错误”的事实，敢于正视安全问题。③转变安全管理思路，明确个人差错多与系统有关，要从系统角度查找原因。④建立无障碍不良事件自愿报告系统，当自己、他人或系统出现缺陷时，能及时向有关部门报告。⑤变“苛责文化”为“缺陷分享文化”，改变对发生护理过失的个人予以经济惩罚的传统做法，注重对每件错误的原因分析、改进措施及其效果。

(2) 护理安全文化氛围的营造：营造护理安全文化氛围，可以从安全文化的三个层面着手。①物质层：规范和完善各类安全警示标识牌及安全设施，如建立各类仪器设备的操作流程图，挂在仪器、设备的醒目位置，以便护理操作。②制度层：建立健全一系列保证护理安全的规章制度，如护理技术操作手册、护理突发事件应急预案、护理风险告知制度等，使护理人员在每一个工作环节中都能够有章可循。③行为层：安全的护理行为是更新安全文化理念、建立安全制度的落脚点，所有的制度文化在建立和完善后，都需要落实、强化和督查，使良好的行为逐渐演变成习惯。要尽可能杜绝日常护理行为中的不安全隐患，如护理制度执行不严、工作责任心不强、操作技能不娴熟、护患沟通不够、护理记录不详等。

（李 伟 吴 茵）

本章小结

本章解释了文化、文化学及多元文化等概念和内涵，分析了文化与社会生活、文化与健康的关系，比较了东西方文化的差异，揭示了文化视域下的健康观、生命观、死亡观，以及维护健康的责任；探究了多元文化影响下的护理实践。在此基础上，讨论了护士的文化能力及文化修养。护理人员应理解多元文化对护理的影响，确立正确的护理价值观和态度，积极参与护理文化的构建；做好对患者及自身健康的维护，珍爱生命，让生命绽放出绚丽的色彩。

思考题

1. 请问文化的功能有哪些？
2. 文化对健康行为的影响有哪些？
3. 根据东西方文化内涵的不同，你认为应为患者提供怎样的护理？请举例说明。
4. 请谈谈四维健康观与护理的关系。

反思日记

生命是最珍贵的财富，请结合自己耳闻目睹的感受，思考自己如何在护理生涯中体现对生命的珍爱和健康的维护。

案例分析

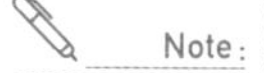

案例 1 为了提高人性化的护理服务，某三甲医院护理部进行以“护理文化建设”为主题的

护理管理工作。制订科室展板，每个病房放置一本患者留言册，护士以及护士长每日都会对留言批阅处理。科室制订人文关怀实施的细则，根据每个科室的特色，实行特色化的人文关怀。护理部每个季度都会举办全院护理人文关怀故事分享会，分享典型的例子；并且根据人文关怀质量考核结果评选护理人文关怀服务“星级护士站”。医院各科室也开展了各具特色的护理文化活动，如儿科病房护士身上随身装有贴纸以及胸牌分别换成卡通图案等；妇产科则实行家人参与制护理产妇，给产妇以充分的人文关怀。

请分析：

1. 文化的层次结构分为哪些？
2. 请根据你所学习的知识，分析该医院护理工作包含哪些文化的层次结构？

教师启发引导：掌握文化的层次结构及其内容，理解其在护理中的体现。

案例 2　田奶奶，86 岁，一位退休的护理工作者，老伴已去世，女儿在外地工作，目前独自一人居住。她平时借助拐杖能走路，可以做简单饭菜，一般在室内活动。田奶奶最近感觉身体不太舒服，想去医院做检查。但家里离医院有十几公里，田奶奶有些发愁。恰逢她原来工作的医院开展“关爱退休护理老师”志愿服务活动，有两位年轻护士来到田奶奶家，把她接到医院，陪同着做完了相关检查，然后把她安全送回了家。田奶奶感动万分，她远在外地的家人也打电话深表感谢。

请分析：年轻护士的志愿服务体现了什么样的文化？

Note：

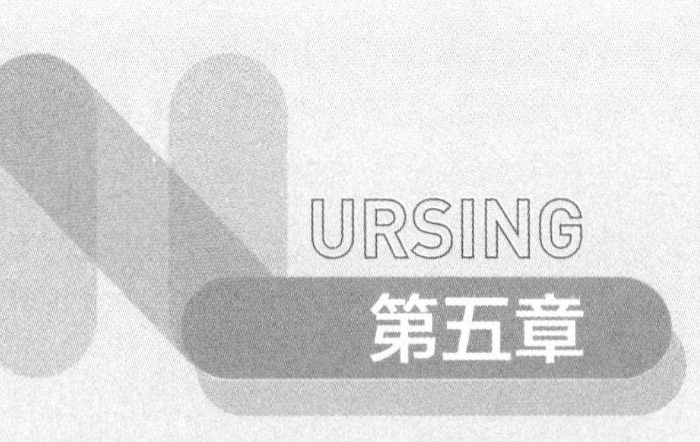

护士的社会学修养——驾驭人生的“大舞台”

05章 数字内容

学习目标

- **知识目标：**

1. 掌握社会、社会学、社会化的概念。
2. 理解社会的特征、社会的构成要素与功能、社会群体的特征、社会组织的构成要素、社会化的内容及过程。
3. 了解护士的社会角色及护士职业规划的步骤。

- **能力目标：**

1. 能运用社会工作的方法开展护理社会工作。
2. 能运用相关知识，进行个人职业规划设计。

- **素质目标：**

具备正确的社会化和职业化观念，扮演好各种社会角色。

【关键概念】 社会　社会化　职业化　社会工作　社会护理

导入情境与思考

李大爷，68岁，患有老年慢性支气管炎。他所在的李家村位于北方某省西北部，区域内多是山地，交通不便，人均耕地不足0.6亩，村内大批剩余劳动力不得不外出务工。据村委会统计，李家村65岁以上的老年人占总人口的10.79%。青壮年劳动力大量外流，传统养老模式被倒置。李大爷和村里其他老年人一样，不但要守屋带娃，还要营务庄稼，生活压力大。李大爷小病时忍耐，病情严重时才到村卫生室开点药或打个针做些缓解治疗。最近李大爷感到身体明显不适，村卫生室医生说他可能已经发展成阻塞性肺气肿和肺源性心脏病，建议他去大医院看看。李大爷考虑再三，还是让医生开了一点药就回家了，没有去大医院。

请思考：

1. 李大爷病情加重与哪些因素有关？
2. 李大爷为什么不愿意去大医院看病？
3. 应如何帮助李大爷恢复健康？

社会，是人生大舞台。在这个舞台上，昔日演绎过女娲补天、神农尝百草、精卫填海、刑天舞干戚的精彩，今天续写着神舟飞天、蛟龙入海、嫦娥探月的神奇。社会大舞台，人生一台戏，每个人都是演员、观众和导演。护士只有了解和认识这个人生大舞台，才能扮演好每一个社会角色，树立起良好的“白衣天使”形象。

第一节　社会学概述——认知护理的社会性

一、社会与社会学

（一）社会与社会学的概念

1. 社会一词的来源　“社会”（society）一词连用最早出现在唐代的典籍中，《旧唐书·玄宗本纪》中记载：“十几年闰六月辛卯，礼部奏请千秋节休假三日，及村闾社会。”此处“社会”指人们聚集在某地一起祭神。

自唐代以后，社会的含义在一定程度上泛化了，社会被定义为人们为了共同目标聚集到一起进行的某项活动。在西方，英语society和法语societe均源自拉丁语socius一词，原意为伙伴。日本学者在明治时期最先将英文society一词译为汉字“社会”。近代中国学者在翻译日文社会学著作时袭用“社会”一词，“社会”逐渐成为现代汉语中的词汇。

2. 社会的概念和特征　马克思主义认为，社会是人类生活的共同体，是人们交互作用的产物。社会在本质上是生产关系的总和，是以共同的物质生产活动为基础而相互联系的人们的有机总体。据此，社会是以特定的物质资料的生产活动为基础，以一定数量和质量的人口为主体而建立的相互交往和运动发展的社会关系体系。

社会作为人类生活的共同体和人类特有的存在方式，具有以下6方面特征：①社会是由个体组成的人类生活共同体。②社会以人与人的交往为纽带。③社会是有文化有组织的系统。④社会以人的物质生产活动为基础。⑤社会系统具有心理和精神联系。⑥社会系统是一个具有主动性、创造性和改造能力的有机体。

3. 社会学的概念　社会学（sociology）是从社会整体出发，通过社会关系和社会行为来研究社会的结构、功能、发生、发展规律的综合性学科。一般认为，社会学产生于19世纪30年代，以法国哲学社会科学家孔德（Auguste Comte）提出“社会学”一词并构建社会学思想体系为标志，距今只有不到200年的历史。

Note:

在社会学的发展过程中，早期社会学理论的代表人物是法国的孔德和英国的斯宾塞（Herbert Spencer），近代社会学的代表人物是法国的杜尔克姆（Emile Durkheim）和德国的韦伯（Max Weber），现代社会学的发展流派纷呈，主要包括以美国的帕森斯（Talcott Parsons）为代表的结构功能学派、以德国的达伦多夫（Ralf Dahrendorf）和美国的科塞（Lewis Coser）为代表的冲突学派、以美国芝加哥大学的米德（George Herbert Mead）为代表的符号互动理论。他们从不同的角度对社会学所做的研究和探索，丰富和发展了社会学理论，使社会学的研究对象不断贴近社会生活，研究内容所涉及的领域越来越广泛，研究方法逐步从定性走向定量，出现了许多交叉学科和分支学科。

（二）社会的构成要素与功能

1. 社会基本构成要素 在全部社会结构中，环境要素、人口要素和文化要素是构成社会存在和发展的三个基本要素。

(1) 环境要素：自然环境是人类生存和发展的外部条件，是社会存在的空间前提，是各种自然条件的总和。自然环境作为人类社会赖以生存和发展的根基，是社会结构的基本构成要素。人类社会是自然界长期发展的结果，人类赖以生存和发展的所有物质资料都要靠自然界提供。

(2) 人口要素：人口是社会的主体，是社会存在的基础和前提。所谓人口是指生活在特定社会历史时期、特定地域范围的个体的总和。一定数量和素质的人口是社会的主体，没有人就没有所谓社会的自然环境，也没有社会物质文化和精神文化。

(3) 文化要素：文化在社会整体结构中是相对独立的要素。文化的积累和传递是社会存在与发展的基本条件之一。文化作为人类社会必不可少的有机组成部分，为人类提供了适应和改变自然环境的能力，人们的价值观、传统习俗等文化因素对人类生活方式也会产生直接影响。

2. 社会的功能 人类社会一经形成即开始发挥其作用，这种作用称为社会功能。社会的基本功能有以下五个方面：

(1) 交流功能：社会创造了语言、文字、符号等人类沟通交往的工具，也为人类的交往提供了多种多样的场所，还为人际间的交往提供了规范，使人类互动能够合理得体的进行。

(2) 整合功能：社会将个体组织起来形成合力，调控各种矛盾、冲突和对立，主要包括文化整合、规范整合、意见整合和功能整合。

(3) 导向功能：社会有一整套行为规范，用以维持正常的社会秩序，调整人们的相互关系，规定和指导人们的思想、行为的方向。

(4) 传承发展功能：人的生命短暂，人类代际更替频繁，而社会则是长存的。人类创造的物质和精神文化通过社会而得以积累和发展。

(5) 自组织调节功能：社会的结构要素会随着社会可持续发展的要求，不断地自我调整其地位及职能以维护社会的进步性。

二、社会学与护理

（一）社会因素与健康

社会学与临床护理工作有着密切的联系，社会学研究的许多领域都与护士维护与促进健康的工作目标和工作内容相一致，社会因素对健康的影响具体体现在以下两个方面：

1. 社会变迁对健康的影响 社会制度、社会结构、社会组织、人口、环境以及道德、法律、哲学、宗教、文学艺术、风俗习惯等一切社会现象的变化被称为社会变迁。任何社会变迁都会对社会群体的健康产生影响。

(1) 社会制度变化对健康的影响：社会变迁导致的社会环境因素的变化主要指社会制度的改变。社会制度（social institution）是指在一定历史条件下形成的社会关系和社会活动的规范体系。社会制度影响健康的途径主要表现在：①不同分配制度影响健康状况，如卫生资源分配是否合理、医疗保障体系是否健全等。②不同卫生政策影响健康水平，如“预防为主”的各项卫生工作方针，有效地提高

Note:

了国民的健康水平。③不同社会规范影响健康行为，如禁毒、控烟以及食品安全等，对维护国民健康具有重要作用。

(2) 社会关系对健康的影响：每个个体都生活在由一定社会关系结合而成的社会群体中，如家庭、邻里、朋友、工作团体等，上述社会群体共同构成了社会网络。个体在社会网络中相互协调和支持是健康的基本保障，主要表现在：①社会支持影响健康，包括人际关系、社会网络和社会凝聚力等，如研究表明社会联系减少与死亡率升高具有相关性。②家庭影响健康，家庭结构、功能和关系处于完好状态有利于增进家庭成员的健康。

(3) 人口因素对健康的影响：人口不仅是社会存在和发展基本要素，也与人类的健康密切相关。人口因素对健康的影响主要表现在人口数量、人口结构和人口流动等方面，如人口增长过快会加重社会负担，影响人群生活质量；性别比例失调在产生社会问题的同时也带来健康问题，如婚配失当、婚外性行为激增、人口再生产能力的降低等；人口流动可以促进经济繁荣和社会发展，但也会出现传染病控制和计划生育等健康问题。

2. 社会文化对健康的影响 文化的特征决定了它对健康影响的广泛性及持久性。文学艺术、教育、道德规范、风俗习惯、宗教信仰等文化因素对人的健康影响程度远远大于生物因素和环境因素。另外，文化对个体的思想意识和观念的影响是一个长期和持久的过程。文化因素对健康的影响常常持续于生命的整个过程，甚至几代人或更长时间。

（二）护理工作的社会性

随着整体护理模式的不断发展，护理工作范围也由单纯的疾病防治护理扩大到全社会各种类型及各种健康状况的人群，这就要求护理人员必须以患者为中心，针对疾病的发生、发展、治疗、护理和转归等各阶段的心理、社会因素，周到细致地为患者提供心理卫生和社会服务。护理工作的社会性对促进公共卫生事业的发展、家庭幸福和个人健康具有重要的意义。因此，护士必须在努力学习专业技术知识的基础上，掌握医学心理、管理、伦理等多方面的知识，从而更好地服务于群众、服务于社会。

案例导思

走出医院的“白衣天使”

某大型公立医院始终坚持公益性的原则，常年定期开展“服务社区，服务群众”的义诊活动。急诊科、心内科、消化科、内分泌科等多学科护士联合，利用休息日走进社区进行健康教育。他们免费为社区群众测量血压、血糖，做心电图；举办健康讲座，进行健康宣教，开展健康咨询并发放科普知识宣传材料；还将急救训练的设备带到社区，向居民普及“心肺复苏技术”。几十年如一日，通过多种形式的健康教育提升了居民健康管理意识、急救能力，帮助居民实现了“一级预防”和“二级预防”的目标，收到良好效果。该医院护士的社会责任感也不断增强，医院成为享誉区域的医疗核心之一。

请思考：你如何理解护士的社会责任？护理人员走出医院对社会有何贡献？

1. 护理服务内容的社会化 表现在护理服务对象上，由只关注个体到重视群体，由患者群体扩大到整个社会群体；在护理服务项目上，由只提供技术服务扩大到提供身心的整体护理和卫生保健的多项服务；在护理范围、护理形式上，从院内闭锁性服务扩大到院外、整个社会的开放性服务。

2. 护理组织体系的社会化 通过护理组织与其他医疗组织构成更大的社会卫生组织系统，集预防、医疗、保健、康复、健康教育、计划生育技术服务等为一体，体现了护理服务体系的社会化，有利于满足群众日益增长的多样化卫生服务需求。

3. 护理信息传播的社会化 通过运用各种信息传递媒介和手段，进行护理知识和技术的宣传、交流与普及，使社会成员掌握一定的卫生知识，提高卫生保健知识传播的社会化程度，有效提高整个

Note:

社会的健康水平。

4. 护理终极目标的社会化 护理学的目标有很强的社会性。在与疾病做斗争的过程中，医护人员帮助患者恢复健康的最终目标是让患者回归社会，即保持个体和环境的适应，使其成为一个有用的社会成员；或者当他们因为病患而脱离社会时使之重新调适以适应社会。

三、社会群体与团队合作

（一）社会群体与社会组织

1. 社会群体 社会群体（social group）是人们通过一定的社会关系结合起来进行共同活动的集合体。社会群体依据不同的标准可以划分成不同的类型，如依据群体成员间关系的亲密程度可分为初级群体与次级群体；依据群体的正规化程度及其成员间的互动方式可分为正式群体与非正式群体；依据成员对群体的心理归属可分为内群体与外群体；依据成员的身份归属可分为所属群体与参照群体；依据群体内人际关系发生的缘由及性质可分为血缘群体、地缘群体、业缘群体和趣缘群体。

社会群体具有以下特征：①有明确的成员关系。②有持续的相互交往。③有一致的群体意识和规范。④有一定的分工协作。⑤有一致行动的能力。

2. 社会组织 社会组织（social organization）是指人们为了实现某种共同目标，彼此协调与联合起来所形成的社会团体。社会组织是社会经济发展到一定阶段的产物，现代社会是高度组织化的社会，社会组织正以极大的力量影响着人类社会的运行。

社会组织构成要素一般包括四个方面，即规范、地位、角色和权威。它们之间的相互关系和联系构成了社会组织的基本结构。

(1) 规范（norm）：指稳定的规则与规章制度。规范是社会互动的基础，是社会关系及其功能价值的具体表现，目的是使社会生活中的互动行为标准化。

(2) 地位（status）：指人们在社会关系空间中所处的位置。在现代社会人际间的互动基本上是地位之间的互动。社会地位主要表现为归属地位与成就地位两种形式，社会组织中的地位主要是成就地位。

(3) 角色（role）：指按一定社会规范表现的特定社会地位的行为模式。人的社会角色与社会地位是不可分割的。社会组织就是由一组相互依存、相互联系的角色构成的。

(4) 权威（authority）：指一种合法化的权力，是维持组织运行的必要手段，它使成员在组织内感受到约束和限制。权威是社会组织的特性，存在于社会组织中，同时权威依附于职位，一般指职位权威。

（二）护理组织的团队合作

1. 团队的概念和构成要素 团队（team）是指互助互利、团结一致，为统一目标和标准而坚毅奋斗的一群人。团队是在群体的基础上建立起来的，它的特点是内部成员之间相互帮助，具有团队意识，能开放真诚沟通，坦诚互信，在适当的时机有策略地解决矛盾，所以能产生积极的协同作用。团队成员努力的结果使团队绩效水平大于个人绩效总和。

知识导航

组织和团队的区别

1. 工作表现 工作组织中成员侧重于个人能力与个人结果的表现；而工作团队在资源、信息共享的基础上，侧重于团体的整体业绩，共同成长。

2. 协同配合 工作组织中成员以自己优先，只有在自己达成目标的前提下去协助他人或是迫于组织上的权力而去帮助他人，很少有主动自发的过程。在工作团队中，相互之间主动积极，协同配合度高，为使组织达成目标，可以牺牲个人利益，甘做幕后英雄帮助团队取得成功。

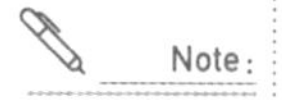

3. 工作责任感 工作组织之中，由于彼此的配合度低，强调各自守好自己的“一亩三分地”，

突出个人部分的利益。可能一个工作组织中，人人都是等量的人才，但由于相互性不强，最终结果是每个人都达成了个人目标而团队目标却未达成。

4. 技能技术 在工作组织之中，成员的技术技能是随机的，或者说相互之间是保密的，而在团队之中是共享互补。

团队的构成要素可以概括为“5P”：

(1) 目标(purpose)：团队应该有一个既定的目标，必须跟组织的目标一致，并具体分到各个团队成员身上，团队成员合力实现这个共同的目标。

(2) 人(people)：人是构成团队最核心的力量，根据每个人承担的不同角色和分工，来共同完成团队的目标，所以人员的选择要考虑人员的能力、技能、经验等因素。

(3) 定位(place)：包括团队定位和个人定位两个层面。团队定位是宏观的，如团队在单位中所处的位置，团队的核心及成员配备责，团队采取什么方式激励下属？个体的定位是微观的，如作为成员在团队中扮演什么角色？是制订计划还是具体实施或评估？

(4) 权限(power)：团队权限包含团队在组织中拥有的财务权、人事权、信息权等权限，还要考虑到组织的基本特征，如组织的规模、团队的数量、组织对于团队的授权度等。

(5) 计划(plan)：计划是为完成目标的具体工作程序和步骤。通过制订和执行具有现实性、可操作性的计划，并按照计划有步骤地开展工作，才能保证团队目标的顺利完成。

2. 护理与团队合作 团队合作(team work)指的是一群有能力、有信念的人在特定的团队中，为了一个共同的目标相互支持合作奋斗的过程。在护理团队中，护理人员只有充分发挥个人潜能及优势，将个人价值有机地融合于团队中，才能真正实现医院和个人的双赢。因此，护理组织的团队合作具有以下作用：

(1) 可提高护理组织效能：通过护理团队合作，能通过优势互补、激励、最大限度地利用资源等手段达到组织绩效的“相乘”效应，即 1+1>2。因此，培养团队精神能提高护理组织在竞争日益激烈的医疗市场中的适应力和竞争力，以推动护理专业的发展。

(2) 有助于护士个人的发展：护理团队倡导并创造和谐自由的工作环境，积极营造协作和学习的氛围，鼓励每个团队成员将自身知识、技能和智慧纳入团队资源，通过团结合作、资源共享，让每个护士获得不断提高和实现个人价值的机会。

(3) 可增加护士组织归属感：通过团队合作可为其提供一定的支持，尤其是精神支持，帮助护士渡过难关。通过护理团队的成员彼此间相互帮助、相互关怀、真诚相待，每一位护士都尽自己最大的可能去帮助别人，护理团队合作已成为护士的一种支持性资源。

第二节 社会化与职业化——护士的人生之路

一、人的社会化

(一) 社会化的概念与意义

1. 社会化的概念 社会化(socialization)是社会对个人的文化教化和个人对社会主动选择与能动调适的统一过程。社会化过程的实质是个体反映社会现实的过程，从心理学来看，就是社会现实内化的过程。

作为个人与社会互动的成果，个人社会化过程的特点是强制性与能动性的统一。强制性是因为人类生命个体在社会化过程中常常缺乏主动性和自觉性，强制性伴随着个人进入成年而逐渐减弱。而能动性表现在社会化过程中个人对学习内容具有一定的选择性，同时在生活实践中积极地探索人生，创造新的文化。

Note:

2. 社会化的意义 人的社会化是由人与社会相互联系和制约的关系决定的。人在被社会化的同时又在参与和改造社会，这种双向的适应改造过程，是人与社会发展的双重需要。

(1) 社会化是个人在社会环境中独立生存的必要前提：社会化是把“自然人”或“生物人”塑造成“社会人”的过程。每一个社会个体都必须通过社会化的途径接受社会文化，学习社会生活技能，掌握社会生活方式，才能在特定的社会环境中生存和发展。社会变迁会造成人们的原有思想观念、行为方式的不适应，个人必须不断学习新知识，接受新事物，才能适应变化和发展了的社会，跟上时代发展的步伐。

(2) 社会化是人类文化延续和发展的前提条件：社会成员在文化上的一致性是确保社会稳定和正常秩序的一个重要因素，也是通过社会化来实现的。没有社会化，社会文化就不能世代传承和发展下去，社会发展也将会因后继无人而中断。

（二）社会化的内容

人们生存发展所需要的一切知识与技能和社会所处的历史时代的文化遗产都是社会化的内容。从个人与社会的交互作用的基本需求来说，社会化的基本内容可以概括为：

1. 生活技能社会化 生活技能是人们学习并获得维持生存状态和改善生活质量的能力的过程。人们必须通过社会化过程获得两方面技能：一是衣食技能，即维持生存的能力；二是职业技能，即谋求生存的本领。这是个体生存和发展的基础。

2. 价值观念社会化 价值观念社会化是人们认知与认同社会主导价值观念的过程，包括思想体系、社会制度、人生观等方面的教化，使社会成员自觉接受社会的价值标准，成为有社会责任心和义务感的社会成员。任何社会都非常注重对其成员进行价值观念的社会化。

3. 政治社会化 政治社会化是个人逐渐学习和接受现有的政治制度，采用和确定政治信念、思想体系、社会制度和政治态度的过程。其目的是将个人培养和训练成为有政治意识和为特定社会发展发挥作用的社会成员。

4. 行为社会化 行为社会化是社会把社会规范内化为人们的信念、习惯、态度当中，并按照社会行为规范约束自身行为的过程。规范的行为模式是从小灌输和培养的，其作用是保持个体行为与社会秩序的协调一致性。

5. 角色社会化 角色社会化指按照社会规定的角色要求来塑造自己的素质和行为，使个人行为符合一定社会期望的品质特征。角色是社会地位外在的动态的表现形式，人的社会地位通过角色表现出来，角色实质是一种社会期待。

（三）社会化的过程

1. 社会化的阶段 人的社会化是一个终生的过程，是持续一生的行为。按照不同时期的社会化内涵可将社会化过程分为以下三个阶段：

(1) 基本社会化：指个体出生以后，在与社会的相互作用中，学习生活知识，掌握劳动技能，习得行为规范，确立人生目标，形成价值观念和获得社会角色，从而由生物人变为社会人，成为社会一般成员的过程。基本社会化是人的生命早期(包括幼儿期、儿童期、青年期)的社会化过程，也称为一级社会化。

(2) 继续社会化：是基本社会化的延续、完善和发展，是指具有社会成员资格的成年人，在自己的生活实践中，主动选择，学习和接受新的文化以及调适个人与社会角色关系的过程。继续社会化还有特殊的表现，即发展社会化。发展社会化是为适应生活的变化承担起新的角色而主动学习与调适的过程，主要表现为拓宽知识基础、变更职业技能、改变角色能力等。成人教育是一种常见的发展社会化过程。

(3) 再社会化：也称重新社会化，是使个体改变以前的知识结构、价值标准和行为模式，建立新的、符合社会要求的知识结构、价值标准和行为模式的过程。再社会化有两种基本类型：一是主动再社会化，即个人主动地、自觉地适用新的社会生活，通常称为自觉改造；二是强制性再社会化，它的教化对

Note:

象是越轨者，一般是通过特别机构和特别途径强迫进行，如工读学校、劳教场所、监狱等。

2. 社会化的途径 通过家庭、学校、工作单位、同辈群体和大众传播媒介等是个人社会化的主要途径，如果某一方面缺失，个体社会化必然出现重大缺陷而无法达到正常水平。

(1) 家庭：家庭是个体出生后接受社会化的第一个社会环境，家庭的教育和影响对个人早期社会化甚至一生的社会化都具有重要意义。童年期是社会化的奠基时期，是个人生活的起点。作为人生的第一位教师，父母施教是最初的社会化途径，父母与子女之间的给予与拒绝、支配与服从、教化与模仿等对个体社会化影响很大。

(2) 学校：是一种具有特殊价值的社会化途径。学校是一个人走向社会的专门化的学习和训练场所，是传播文化的专门机构，是系统化强有力的社会化途径。学校的社会化具有系统性，它一方面传授各种科学知识和技能，同时也努力培养和树立学生的价值观念，使学生在德、智、体、美、劳等方面全面发展。

(3) 同辈群体：同辈群体是指那些在年龄、兴趣爱好、家庭背景等方面比较接近的人们所自发结成的群体。同辈群体也是个人社会化的重要途径之一，当儿童逐渐长大，发现自己的一些兴趣和爱好在家庭和学校中不能得到满足时，便开始寻找同龄伙伴。同辈群体在社会化过程中，其群体规范和价值观念往往被个人作为社会化过程中的重要参照系。

(4) 工作单位：当一个人进入社会，在工作单位里开始自己的职业生涯，社会化在这一新的社会环境中又开始了一个新的阶段。工作单位是个人进行职业社会化的主要场所，在工作单位角色扮演的实践活动检验和发展初级社会化成果。人们会在工作实践中促使个人开始一轮新的社会化活动，调整和发展自己的价值标准和行为方式，学习新的职业技能和生活技能，达到真正适应社会生活的目的。

(5) 大众传播媒介：大众传播媒介是指社会组织在广大社会成员之间传递信息、互通信息所采用的各种通信手段，如广播、电视、报纸、书籍、杂志、互联网、手机客户端等。大众传播媒介是传播信息的主要工具，也是现代社会个人社会化的重要途径，对个人的文化规范、知识技能、价值标准、角色能力、人格形成等的影响日益重要，具有形式上的多样性、内容上的丰富性和受众的广泛性等特征。

实践活动

听自己讲那过去的故事

活动组织：每个人在成长的过程中，总会有些难忘的事和各种酸甜苦辣。殊不知，成长的过程，就是社会化的过程。由教师将班级学生进行分组，每人讲述一段自己从记事以来到现在，成长过程中一段难忘的往事。

讨论要点：通过一个个故事，将每个故事中社会化内容和途径分别进行讨论，通过对文化、社会的适应性等方面的社会化过程，充分理解人社会化的意义。

二、护士的职业化

(一) 护士的社会角色与社会期待

1. 社会角色的含义 社会角色(social role)是人们对社会中具有某一特定身份的人的行为期待。社会角色是构成社会群体或组织的基础。

(1) 角色是社会地位的外在表现：社会地位是个体在社会结构、社会关系和人际关系系统中所占据的位置。无论社会地位简单还是复杂，社会地位总要通过角色表现出来，角色是地位外在的、动态的表现形式，而地位则是角色的内在依据。

Note:

(2) 角色是人们权利、义务的规范和行为模式：任何一种社会角色总是与一系列行为模式相联系。社会地位赋予占据角色的个体一定的权利和义务，从而规范个人的行动以及他与占据着社会系统中其他地位的人们之间的互动。

(3) 角色是社会对处在特定地位人们的行为期待：不同的社会地位，人们对角色的行为期待也不同。同时，人们在社会中通常并不仅仅只扮演一个角色，人们对不同的角色又存在着从内容到性质各不相同的期望，于是，角色丛的概念便顺理成章地产生了。角色丛就是指同一个人所扮演的各种角色的整体。

(4) 角色是社会群体或社会组织的基础：社会学认为，社会群体或社会组织是人与人之间形成的特定的社会关系，而这种社会关系的网络就是由社会角色编织而成的。例如，医生、护士、化验员、卫生员、患者等角色构成了医院这一社会组织。总之，角色是社会群体与社会组织的基础单位，如果失去了这些角色，社会群体与社会组织就不复存在。

2. 护士的社会角色 “白衣天使”是人们对护士职业角色的期待和赞誉。护士的社会角色是护士在护理岗位上所扮演的职业角色，护士的社会职能与服务对象确定了其社会角色的重要性。因此，作为护士社会角色的承担者，应努力掌握所承担的责任与权利，以及该角色必要的态度与感情，认真履行护士角色，加强护士职业角色意识、明确护士职业角色规范、扮演好护士职业角色，实现社会对护士角色的完美期望。

3. 社会对护士角色的期待 角色期待(role expectation)是指团体中多数成员期望或要求其中某一成员做出的某些应有的行为方式。角色期待是社会对处于一定社会地位角色的权利和义务所做的规范，是角色行为赖以产生的依据。护士作为一种社会角色，具有其特殊的行为，人们也对其社会角色给予特殊的期待。

(1) 患者对护士角色的期待：护士只有具备良好的职业道德、真挚的职业情感、娴熟的业务技能、认真的工作作风和文雅的仪表举止，才能为患者提供优质服务，赢得患者的满意。概括地说，患者所期待的护士角色的特征：①有爱心、耐心和高度的责任心。②尊重患者的人格尊严，不损伤患者的自尊心。③从患者的利益出发，时时为患者着想。④有熟练的护理操作技术。⑤当患者需要时，能及时给予关心和支持。⑥能密切观察病情，并能将患者的问题有效地传达给医生。⑦以真诚、开朗的态度对待患者及其家属。⑧仪态端庄，举止文雅，经常面带笑容。

实践活动

角色扮演：一位门诊护士

活动组织：由教师进行角色分配，每2或3个人一组，分别扮演门诊护士、患者，或者患者家属，表现门诊护士的“窗口”作用。

角色扮演：①患者一大早就挂号，等了一上午还没看上医生，有些焦急。②患者可接受的一位门诊护士或一位不可接受的门诊护士。

扮演要点：正、反面门诊护士表达准确，患者心理反应真实、准确。

(2) 医生对护士的期待：从患者在门诊就诊到住院治疗直至康复出院，每一项工作都要护士和医生密切配合，平等协作。作为合作者的医生对护士的期待：①热爱护理专业，爱护患者。②具有良好的医学、护理学、人文科学等方面的知识。③具有娴熟的护理技术操作能力。④能正确执行医嘱。⑤有敏锐发现患者病情变化的能力。⑥在某些方面能提出治疗建议。⑦具有高度的责任心。⑧了解医生的习惯与性格，与医生建立起良好的合作关系。

护士角色的培养十分重要，随着护士角色层次以及护士独立性的提高，护士角色的形象和社会地位的不断变化，要求护士不断提高各方面素质，以适应角色要求，符合角色期待，更好地为大众服务。

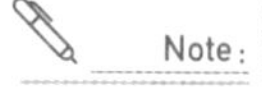

（二）护士的职业认同与职业规划

1. 护士职业认同　职业认同（professional self-identity）是一个心理学概念，是指个体对于所从事职业的肯定性评价。护士职业认同是护士个体对护理职业的积极看法和感情，以及决定自己积极职业行为倾向的心理状态。一般来说，护士的职业认同受到以下因素的影响：

（1）择业动机：在择业动机上，护士的职业认同受到家庭和社会对护理工作的认可度、个人选择护理职业时的态度以及就业状况等因素的影响。择业动机越积极的护士，就越会认为护理工作有意义、能够实现自我价值，其职业认同水平就越高。

（2）职业特性：护理工作需要护理人员用爱心与专业，服务人生命的全周期。医院护理工作实行昼夜轮班制，保证24小时均有护士在病房为患者提供护理，保障患者安全，这对护士生活规律可能产生一定影响。

（3）社会因素：护士的职业认同以社会公众、患者及家属等对其职业的认同为基础，而护士职业形象的塑造需要政府的支持、社会民众的认同与传播媒介的参与，更需要全体护士用自身行为去塑造。

故事导悟

“我也要当护士”

对于活泼可爱的小丁来说，11岁那年的车祸是她人生的转折点。她在上学途中因一场严重的车祸导致脑外伤、肠破裂和全身多处骨折，负责她床位的李护士给予了全程的精心护理、及时的鼓励和心理支持，并指导她进行术后康复。在病床上，小丁跟李护士约定，一定要配合治疗，早日返回校园。

小丁做到了，她不仅回到了校园，还在19岁那年报考了护理专业，毕业后也成了一名护士。她说：“在我躺在病床上生死未卜的时候，是护士姐姐握着我的手给我力量，每当我绝望想放弃，她总是会给我安慰和帮助，她让我认识到生命是多么的宝贵，我也要像她一样。”

请思考：如何理解小丁也要成为护士的选择？

提示：护士在维护健康中体现出的人文关怀及美好形象，对护理专业形象的塑造有积极的作用。

2. 护士职业规划　职业规划（career planning）就是对职业生涯乃至人生进行持续的系统的计划的过程。护士职业规划是指在对护士职业的主客观条件进行测定、分析、总结研究的基础上，对自身的各方面情况进行综合分析与权衡，结合社会对护理工作的需要，根据自己的职业倾向，确定其最佳的职业奋斗目标，并为实现这一目标做出行之有效的安排。比如，做出自我评估、个人职业的近期和远景规划、职业目标、方案设计、评估与行动方案等一系列计划与行动。

3. 护士职业规划的步骤

（1）激发职业认知：就是激发护士对职业规划重要性的认识，唤起护士的主观能动性，认真规划自己的职业生涯。职业设计的第一步是让护士对职业规划重要性有清醒的认识，使护士懂得职业规划是一种面对职业发展的态度。

（2）剖析自我世界：即自我认知。①明确人生价值：这是调整人生方向的“罗盘”和“指南针”，不同的价值观成就不同的人生。大学是人生重要的转折阶段，护士一定要树立正确的价值观。②认清自身现状：职业生涯规划的重中之重是对自我的正确认识和剖析，自我认知是个人职业生涯规划的基础，护士只有通过自我认知和评估，正确、深刻、准确地认识和了解自己，才能对未来的职业生涯做出最佳抉择。

（3）分析职业环境：在制订职业规划时，护士要注意到环境资源对个人职业生涯发展的重要影响。要清楚以下情况：①所处的护理发展大环境。②护理职业环境的发展变化情况。③所学护理专业与

Note:

医学环境的关系。④护理职业环境对求职者的要求、条件和待遇。⑤护理职业环境对自己提出的要求以及对自己的有利条件和不利因素。

(4) 决策方向与目标:目标抉择是职业生涯规划的核心。制订目标要符合个人实际情况,还需要根据护理专业与兴趣、理想相结合,理性客观地确定目标。设定目标的原则:先有大目标,再补充小目标;亦可先有小目标,再定大目标。确定职业目标后,就要制订相应的行动方案来实现。实施策略措施要具体可行,容易评估,应包括职业发展路线、时间计划、具体的求职过程,制作简历、求职信以及面试等方面的措施。

(5) 展开具体行动:积极行动的开展是将一切策划进行落实的阶段,护士在此阶段应该综合考虑以上各个因素来进行具体的行动。在校护生的行动包括:

1) 大学行动计划:①有计划地安排课业。②有计划地安排课外活动。③有计划地考取各种证书。④政治上积极要求进步,做到品学兼优,实现崇高的理想。

2) 职业行动计划:①通过实验课和课间实习锻炼动手能力。②通过实习培养专业技能和上岗能力。③通过各种媒体和途径了解就业信息和国家就业政策。④精心撰写求职信,写出个人的优势和出色之处。⑤精心制作求职简历,附上成绩单和获得的各种证书;列出自己的活动与各种社会实践经历。⑥进行模拟面试练习。⑦积极参加相关招聘会等。

(6) 修订完善职业生涯规划:现实社会中种种不确定因素的存在,会使原来制订的职业生涯规划目标有所偏差,这就需要在职业发展规划实施一定时间后,进行定期总结,不断地反省并对规划的目标和行动方案做出恰当的修正或调整,从而保证最终实现人生理想。从这个意义上说,职业规划设计就是一个再认识、再发现的过程,往往需要护士经过长时间,甚至是一生去探索。

第三节 社会护理——护理工作的广阔天地

一、社会变迁与护理

人类社会不断发展变迁是人类社会发展的主要特点之一,社会变迁必然带来医疗护理的变革。

(一)“大卫生观”与社会护理

1. 大卫生观 所谓“大卫生观”,就是把卫生放在经济和社会发展的大背景下加以审视,是站在全社会系统的高度,来认识和研究群众的卫生与健康问题,也就是全社会都应重视、支持、参与卫生和预防保健事业的建设与发展。卫生事业本质上是一种“人人需要、共同受益”的社会事业,大卫生观强调卫生系统必须由封闭转为开放,卫生工作必须多部门协作,全社会参与。

2. 大卫生观引领下的社会护理 护理学已经从个体之间的个人照护关系,迅速演变为一种社会关系,是一系列社会福利保障机构长链中的一个组成部分。在社会医学快速发展的今天,社会护理务必同步进展,才能满足社会对护理的需求。例如,为救治患者生命,维护人们健康,护理人员与其他行业人员一道参与疫情防控,作为抗疫队伍中的一员在疫情防控中发挥着重要作用。

(二)基层卫生服务与全科护理

1. 加强基层卫生服务 为使人人都享有医疗保健,必须加强基层医疗工作。近几年,我国基层医疗卫生机构数量连年增长,基层医疗卫生机构床位数和护理人员人数也相应增长,这也使得基层护理工作需要在改革中不断完善和提高。

2. 积极开展全科护理 全科医生和护士在门诊、住院病区对常见病、多发病及一般急症的患者提供服务。社区全科医生、护士常提供上门服务,根据患者各自不同的情况建立各自的家庭病床和各自的医疗护理档案。与其他级别的医院护理工作相比,基层护理工作面对的服务对象的疾病种类繁杂,服务对象的数量庞大,工作内容侧重不同,既包含治疗,又包含预防保健和疾病康复,与公共卫生学结合知识较多,这些均不同于大医院的护理工作,因此,全科护士需具备扎实的综合性专业知识、丰

Note:

富的临床经验以及高尚的职业素质。

二、社会护理的研究内容与任务

医院内护理岗位的工作只是护士工作的内容之一，护士还可以走出医院、走向社会，运用护理专业知识为需要的人提供服务，体现护理服务的社会性。

（一）护士在社会护理领域的研究内容

1. 研究社会卫生状况，主要是人群健康状况 护士以社会群体为研究对象，应用社会调查的方法，研究社会卫生状况，主要是人群的健康状况，寻找主要的社会卫生问题，发现健康弱势人群及重点防治的对象，找出危害人群健康的主要危险因素以及应对策略，对社会卫生问题做出社会护理的“诊断”。

2. 研究影响健康的因素，特别是社会因素 了解各种因素特别是社会制度因素、文化因素、经济状况、人口发展、生活劳动条件、行为生活方式以及卫生保健服务等对人群健康的影响，为制订社会卫生策略提供依据。

3. 研究社会卫生策略，特别是健康促进措施 护士不仅要通过社会卫生调查及社会病因分析找出当前存在的主要社会卫生问题，提出改善人群健康状况的“医学处方”和“社会处方”，也要与各相关专业协同，通过各种健康促进措施，提高人群健康水平。

案例导思

护士与社工的携手

赵大爷，79岁，退休工人，丧偶，无子女，依靠微薄的退休金维持生活。章护士长在社区义诊时发现他患有高血压、心力衰竭等疾病，并得知他居住在一间不足10平米的房子里。因年老和腿脚不便，他很少参加社区活动；与邻居平时交往也不多，只有一个远房亲戚偶尔来看看他。赵大爷对自己的生存现状和日后的生活很担心，从言语中能感受到他的落寞和孤独。

章护士长经综合评估，认为赵大爷的问题仅靠护理人员难以解决，于是联系了社区的社会工作者，共同帮助赵大爷。护士每周上门看望赵大爷，给他送医送药；社工和社区志愿者定期轮流到赵大爷家探访，了解他的生活需求，排解他的孤独，同时帮赵大爷做家务，整理房间，让老人生活在一个相对整洁舒适的环境中。社会工作者还到赵大爷邻居家拜访，请他们平时多关心帮助老人；社区有活动时，社区志愿者会上门邀请其参加。经过护士和社工的共同努力，赵大爷的身体状况有了好转，交往圈子扩大了，心情也舒畅了。

请思考：多专业协作为服务对象解决问题已是当前的发展趋势，护士与社工的携手，能更好地解决哪些问题？

（二）护士在社会护理领域的基本任务

1. 大力开展健康宣教，倡导科学的新健康观 护士通过健康教育，倡导新健康观，以增进人群的身心健康及社会活动能力，提高其生活质量。

2. 积极参与健康促进，践行进步的大卫生观 为更好践行大卫生观，护理人员可调动各种社会资源，如卫生管理部门、社区管理部门参与社会卫生工作，促进人类健康。

3. 改善社会卫生状况，提高人群的健康水平 护理人员可从宏观和微观的角度分析各种社会因素对人群健康的影响，与相关专业人员协作，促进人们改变不良的行为和生活方式，减少危险因素，有效控制疾病的发生，提高健康水平。

4. 开展社区卫生服务，发展初级卫生保健 社区卫生服务可为社区人群开展自我保健、家庭保健等初级卫生保健服务，更好地促进人群健康。

Note：

实践活动

角色扮演:多一点心理安慰

活动组织:由教师进行角色分配,每4人或5人一组,分别表演社区护士2人,临终患者、家属1人或2人,表现社区护士对临终患者及其亲属的安慰。

角色扮演:①正确表现临终患者的心理分期,可以是其中一个或两个分期。②护士使用一些沟通技巧解决患者家属心理问题。

扮演要点:情感表达准确,安慰方法、技巧使用得当。

三、社会工作的方法

社会工作的方法主要有三种:社会个案工作、社会团体工作和社区工作。

(一)社会个案工作

社会个案工作是指社会工作者以个人或家庭为工作对象,运用现代社会科学和人文科学的基本知识,在与工作对象沟通的过程中,了解其在社会生活中遇到的问题,帮助其发掘自身解决问题的潜能,调适个人与他人、个人与环境的关系,增强个人适应社会生活的能力。社会个案工作是社会工作最基本的方法。具体方法如下:

1. 直接疏导法 当个人或家庭出现问题时,社会工作者首先是做“思想工作”,即从“认识”上澄清问题,这里的“思想”“认识”,包括行为主义所指的认知(cognition)层面。其背后的假设是人的思想或认识直接影响人的行为及社会功能的发挥,解决了思想认识问题也就从根本上解决了影响人的行为的指导思想问题,从而为资源运用与环境改变等工作打下基础。

2. 间接网络法、环境改变术及资源运用 社会个案工作所讲的网络是指受助者的社会支持系统,包括同事、亲戚、邻里和朋友,这些网络既能提供精神帮助,也能在紧急时刻提供物质帮助。社会工作者经常运用这种网络来帮助受助者。环境改变术是间接介入受助者的生活环境和社会网络,并与他们合作为受助者的改变提供良好的环境条件。资源运用是帮助受助者的重要手段,这里既有受助者的自然资源网络(如家庭、朋友等)、社会网络所提供的资源,也有正式组织提供的资源。

(二)社会团体工作

社会团体工作又称为“社会群体工作”和“社会小组工作”。它以社会各种群体为研究对象,注重人类的群体特质,探讨在群体中人们互动模式及相互关系,引导个人与群体的协调,消除群体内个人之间的各种障碍,提高群体活动的质量,增强群体的吸引力和凝聚力。社会工作的群体从广义上讲包括正式群体和非正式群体,如社会团体和社会组织;从狭义上讲专指那些有特殊困难的群体,如残疾人团体等。

社会小组工作的定义是从社会小组工作的功能或目的来界定的。社会团体工作的功能有以下四个方面:

1. 促进个体转变 个体是依赖群体的经验成长和发展的,当个体出现生存能力方面的各种问题或心理行为偏差时,通过小组过程可以恢复个体原有的能力,以达到社会化的目标。

2. 社会控制 矫治性、教育性、治疗性的小组工作特点,通过小组过程可以使小组成员学习遵从适应社会需要的行为,培养起社会责任心,在社会生活中担当起积极有用的社会角色。

3. 用集体的力量解决问题 在小组中小组成员必须学习共同思考,团结协作,共同面对环境。这个过程既能增进小组成员与他人配合解决问题的能力,也可以利用团队的力量来共同解决问题。

4. 再社会化 小组工作通过帮助其成员建立适应社会需要的新价值观、新知识、新技术,来改变小组成员的行为,使他们成为更适应社会生活的积极角色。

Note:

（三）社区工作

社区工作是指社会工作者以社区为工作对象，建立社区协调服务机构，调查研究社区中存在的问题，组织社区成员参与社区建设，培育社区成员的社区归属感，改善社区成员的生活质量。社区工作是专业社会工作的一种基本方法，它以社区和社区居民为主，通过发动和组织社区居民参与集体行动，确定社区的问题与需求，动员社区资源，争取外力协助，有计划、有步骤地解决或预防社会问题，调整或改善社会关系，减少社会冲突，培养自助、互助及自决的精神，加强社区凝聚力，培养社区居民的民主参与意识和能力，发掘并培养社区的领导人才，以提高社区的社会福利水平，促进社区的进步。社区工作的过程如下：

1. 建立关系阶段 也可以称为进入社区。这是社区工作的第一步，这一阶段最主要的工作是让社区居民了解社区工作者，社区工作者则寻求未来工作的支持者。

2. 收集资料阶段 搜集资料的内容一般包括四方面，即社区的基本资源、社区内的资源、社区内的问题和社区评估。所搜集到的资料，必须整理成系统的、便于保存与查阅的档案（分类的文字资料、制成卡片或输入电脑等）。

3. 制订计划阶段 制订计划包括两种：一是整体规划，即对社区工作的现在与将来进行规划；二是具体规划，即对社区中急待解决的问题制订出工作方案。

4. 社区行动阶段 社区行动在这里特指社区工作者激发社区居民行动起来，将制订的计划付诸实施的过程。

（关鸿军　齐　丽）

本章小结

本章通过社会学概述、社会化与职业化、社会分层与社会流动、社会护理等四个部分的内容，介绍了护理与社会学的关系，分析社会诸因素对健康的影响和社会与护理的关系；描述了团队的构成要素及护理组织团队合作的作用；解读社会学与护理实践的内在联系及护士在社会护理领域的任务。明确护士社会学修养的意义，不断加强社会医学及社会护理学的学习，将有助于护士在新时期健康服务背景下，更好地扮演自己的社会角色，在对社会人群服务中发挥更积极的作用。

思考题

1. 请谈谈护理和社会学有什么样的关系？
2. 你对护理职业是否认同？为什么？
3. 为不同阶层的对象提供护理服务时，应把握什么原则？

反思日记

1. 护理工作不是一个人的工作，而是一个团队的工作。当一个团队中的一个人总是遇好事争抢，遇难事或不好的事情躲避，时间久了，大家很想让她离开这个团队，为什么？如果你是这个团队的领导，你将如何处理？

2. 每个人都有和人打交道的经历，有的人很好接触，有的人很难沟通或沟通不畅，这时你可能会在心里把他们进行划分，日后参加护理工作你会如何对待划分后的他们？为什么？

Note：

案例分析

案例1 护士,李某,毕业满2年,正在某医院急诊科轮转。一日,与带教教师刘某值班时,赶上两个患者先后抢救。就在这时,同科室工龄10年有余的王护士正好赶来,王护士二话不说换上工作服立即参加抢救,两个患者的抢救都很成功。事后,李护士说:我希望能留在这个集体,与这个团队一起工作。

请分析:李护士为什么有留在这个科室工作的想法呢?

案例2 某患者,小学学历,自由职业者。因发热1月有余,到某地三级甲等医院检查。他坐了几天火车,到该地后又多花了很多钱才挂上号、看上病。经医生问诊、体格检查及辅助检查后,建议其到传染病医院进行进一步检查。他对这个建议十分不满,因为他认为,早知道去那样的医院才能解决问题,他就不需要多费这么长时间,多花这么多钱了。后经医院协调和医生耐心解释,患者表示理解并接受了这个结果。

请分析:该患者为什么会出现如此心理?

Note:

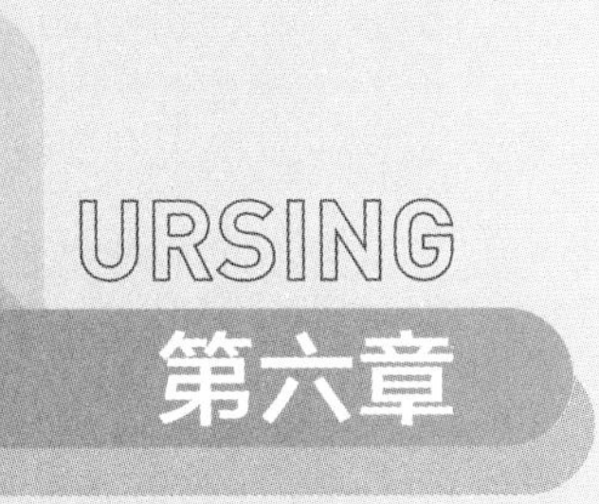

护士的美学修养——拥有一双发现美的眼睛

06章 数字内容

学习目标

知识目标：

1. 掌握护士人生美的具体内涵及审美实践的具体要求。
2. 熟悉美学、美育及护士审美修养的基本概念和内涵；美的形式、基本范畴和基本形态。
3. 了解美学、护理美学的发展历史，形式美的实质、构成要素及组合规律。

能力目标：

1. 能运用美学基本原理对自然美、社会美、艺术美和科学美等进行鉴赏。
2. 能用审美理念指导护理实践，营造美的护理环境，展示美的专业技能。

素质目标：

1. 具备良好的美学理念和知识，做到个人外在美及内在美的统一。
2. 在护理工作中积极开展审美活动，充分发挥护理美学在人类健康维护中的价值。

【关键概念】 美学 美育 审美修养 护士专业形象 审美实践

导入情境与思考

潘美儿，一个美丽的名字，浙江德清人。1976年出生，2009年荣获第42届南丁格尔奖章；2018年入选“中国好人榜”；2019年荣获第七届全国道德模范“全国敬业奉献模范”。为何她屡获殊荣？

1996年，20岁的潘美儿从卫生学校毕业后，被分配到浙江省皮肤病研究所麻风病住院部的德清县工作。麻风病是一种传染病，有的患者因麻风杆菌侵犯外周神经而造成肢体残缺、外貌变形，并发溃疡；还有患者存在悲观、绝望的心理或者经济上的困难。多年来，潘美儿以过人的勇气和无私的爱心，主动去传染风险最高的病区工作，凭借精湛的护理技术护理每位麻风病患者；为想放弃生命的患者做思想工作。许多患者都感受到她的温暖。她多次捐款给经济有困难的患者。此外，她还撰写并发表多篇高质量麻风病患者护理的论文，并在国际学术会议上进行交流。

请思考：

1. 根据美学相关知识，你认为护士长潘美儿体现了怎样的美？
2. 潘美儿护士长的哪些精神值得学习？
3. 今后如何提升自己的美学修养？

大千世界，美，无时不在：从自然到社会，从历史到现实。奥古斯特·罗丹（Auguste Rodin）说：“美是到处有的，对于我们的眼睛，不是缺少美，而是缺少发现。”社会的进步，就是人类对美追求的结晶。美学是一门教我们感受美、欣赏美、收获美、创造美的学问，它可以引渡我们把美的人生与美的世界融为一体，去领略生命的秀美，追求理想的壮美，打造职业的隽美，实现“白衣天使”人生之完美。

第一节 护理美学概述——“掀起美的红盖头”

一、美和美学

（一）美的内涵和基本内容

1. 美的起源 美的起源与人类息息相关。在人类社会诞生以前，虽然早就存在着茂密的森林、潺潺的流水、艳丽的鲜花，但是不具有任何美学意义。在宇宙世界中，人类的出现仅二三百万年，在“冬穴夏巢”“茹毛饮血”的漫长岁月中，人类活动范围极为有限，对周围事物了解甚少，茫茫的大自然纵然有着奇特的风光，但风、雨、雷、电的产生使大自然对原始先民们来说仍是一个可怕而神秘的世界，因此不可能把它作为审美对象去欣赏。

大自然与人类发生审美关系是在实用与认识的过程中产生的。人类为了自身的生存和繁衍，必须和自然界接触，在大自然中采集野果、猎捕动物、进行劳动工具的发明和制造等。在一系列的生产、生活实践过程中，人们逐步建立了与大自然的认识关系，发现周围的事物有的可以使自己产生愉悦之感。人与周围事物之间形成爱与恨的情感，审美关系开始萌生，自然界也就逐步赋予了美学意义。

2. 美的本质 美的本质问题，是一个古老的命题。两千多年来，不少哲学家、美学家对美的本质进行了探究，从不同的角度提出了种种关于美的本质的学说。

案例导思

你能回答“美是什么吗”？

在西方美学史上，讨论“美是什么”是从柏拉图开始的。柏拉图的《大希庇阿斯篇》是讨论“美”的对话录，在这篇对话里，柏拉图区分了“什么东西是美的”与“美是什么”两个问题。对话的主人公是苏格拉底和希庇阿斯。

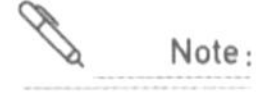

苏格拉底:"美是什么?"

希庇阿斯:"美是漂亮的小姐""美是黄金"……

苏格拉底:"回答的是什么东西是美的,而不是美本身"。

希庇阿斯:"恰当就是美""有用就是美"……

苏格拉底:"美是难的"。

请思考:为什么"美是难的?"

提示:从客体方面看,遍布于自然界、人类社会和艺术界的美纷繁多姿,要寻找出共同的本质,实属不易。从主体方面看,人既有丰富多彩的审美活动,又有自身的思维活动,客观事物只有与人联系起来思考才有意义。

(1) 客观论:在客观论看来,美存在于客体之中,是客观对象所具有的一种内在属性。美就像大小、方圆、轻重、红绿等属性一样,是事物本身就有的。即便没有人的意识,美依然存在,而人的意识只能对它进行反映。中国古代和洛克(J. Locke)、笛卡儿(R. Descartes)以前的西方,美学家们大多是客观论者。客观论重视审美对象,强调了美的对象性。

(2) 主观论:主观论认为,美在心,美是主体的一种内在心理状态。至于这种内在心理状态究竟是什么,美学家们的看法则不一致。18 世纪,认为它是种快感;19 世纪末,认为是移情活动;而在 20 世纪,则认为它是一种审美态度。审美态度理论是一种最典型的主观论;该理论认为,不论什么对象,只要主体对它采取一种审美态度,它就可以变成审美对象。人的心灵是美之源泉。

(3) 主客统一论:按照主客统一论的说法,美既不在心,也不在物,而是主客相遇、彼此契合而形成的一种特殊性质。必须指出的是,主客统一论不是对主观论和客观论的一种调和,而是超越主观论和客观论所形成的一种有关美的存在的理论。主客统一论克服了客观论和主观论的片面性,是一种更符合审美现象实际情形的理论倾向。从这一观点出发,给美的定义就是——美是人的本质力量对象化的形象。

3. 美的特征　美的特征是美的本质的延伸与体现,主要表现在以下几方面:

(1) 具体形象性:美具有可观可闻的形象属性。美的内容要通过特定的声音、线条、色彩等感性形式体现出来,使之成为具体、直观的形象。这也是人们喜爱美、欣赏美的重要原因,如中国的泰山、华山、黄山之所以美,就在于它们呈现出各自雄、险、奇的风景。当然并非具有一定感性形态的事物都是美的,丑也是有形象的,如自然界中的垃圾、蛆虫,影视作品中泛滥成灾的色情、暴力描写等。因此,美的形象是内容和形式的统一。

(2) 真挚感染性:美能令人喜悦、同情、爱慕、追求,能在感情上感染人、激动人、愉悦人,是因为美具有真挚感染性。俄国美学家车尔尼雪夫斯基(Chernyshevsky)对美的愉悦感描述得极为形象。他说:"美的事物在人们心中唤起的感觉,是类似我们当着亲爱的人面前时,洋溢于我们心中的那种愉悦。我们无私地爱美,我们欣赏它,喜爱它,如同喜欢我们亲爱的人一样。"需要指出的是,美的情感的真挚愉悦性区别于人的生理快感。生理快感,是由人体感官需要得到满足所引起的生理反应,是物质快感;而美的对象所引起的人的审美愉悦,是主体对于审美对象的一种内心体验,是精神快感。酷热难当,大汗淋漓,喝一杯冷开水就会感到全身舒适,那是生理快感;齐白石画的虾、徐悲鸿画的马,生动传神,虽然不能解饥解渴,却能引起无比的喜悦和对生命、生命力的无穷遐想,那是精神快感。美的愉悦感就是一种精神快感。

(3) 社会功利性:美的社会功利性是指美的事物能直接或间接地对人类产生有益的物质需求和精神需求。随着文明的进展,美的事物在社会实践中越来越与功利性相契合,如现代产品越来越注重美感与功能的合二为一,在保证功能实用性的前提下,外观设计符合大众的审美需求,力求使抽象与现实交汇,精神与物质合一,使审美的价值在功能中显现出来。

Note:

(二)美学的形成和发展

1. 美学的起源 从先秦到20世纪初的王国维之前,从古希腊罗马到文艺复兴时期,中西方美学思想处在一种“潜美学”的形态,人们是用直观经验的形态在对美的问题进行思考。在中国,先秦是中国古典美学发展的第一个黄金时代。孔子开创了儒家美学的传统,强调美和艺术的社会作用,老子和庄子开创了道家美学的传统,从“逍遥”“无为”的处世态度出发,强调艺术和审美的超越性和自然纯朴性。20世纪初,王国维追求新学,接受资产阶级改良主义思想的影响,把西方哲学、美学思想与中国古典哲学、美学相融合,研究哲学与美学,形成了独特的美学思想体系,使“意想、神思、韵味、意境”等中国所特有的审美范畴和美学思考不断趋于精细化。

西方美学思想发源于古希腊。早在公元前6世纪末,古希腊的毕达哥拉斯(Pythagoras)及其学派,就提出了“美是和谐”的思想和黄金分割的理论。苏格拉底(Socrates)在美学领域里的表现是追求美的普遍定义。柏拉图(Plato)把世界分成三种:唯一真实的存在为理式世界,理式世界的摹本是现实世界,模仿现实世界的是艺术世界。亚里士多德(Aristotle)美学的基础是“四因说”,他认为任何事物都有质料因、形式因、动力因和目的因。他对美的主要定义有两则:一是通过善来确定美,认为美是善和愉悦的结合;二是通过数字来确定美,认为美的最高形式是秩序、对称和确定性。罗马美学的主要代表人物西赛罗(Marcus Tullius Cicero),他将哲学倾向和思维方式上的折中主义表现在美学理论中,形成了折中主义美学。朗吉弩斯(Casius Longinus)在西方美学史上的最大贡献是把崇高作为审美范畴提出来。普洛丁(Plotinus)是中世纪美学的鼻祖,他把美学本体论化,认为物体美、物质世界的美处在最低的等级上,灵魂美高于物体美,理智美又高于灵魂美。

2. 美学学科的建立与成熟 美学作为一门独立学科的建立,归功于德国的哲学家鲍姆嘉通(Alexander Gottlieb Baumgartem)。18世纪中叶,鲍姆嘉通作为普鲁士哈列大学的哲学教授,发现既有的人类知识体系存在着一个很大的缺陷——理性认识有逻辑学在研究,意志有伦理学在研究,而感性认识却没有一门学科去研究,于是他在1750年写了一本书,题为“*Aesthetic*”,作为他建立这门学科的名称。从此以后,一直寓于哲学之中的美学便以“Aesthetic”脱颖而出,成为一门独立的学科,鲍姆嘉通则被世人誉为“美学之父”。

鲍姆嘉通确立了美学,但真正为美学学科奠定理论基础的是康德,其美学代表著作《判断力批判》,研究了美、崇高、艺术、人才、审美等范畴,并从质、量、关系和方式四个方面分析了审美判断。黑格尔批判地继承了康德等人的哲学,把唯心主义和辩证法结合起来,以解决近代哲学的中心问题,即思维和存在、主体和客体的统一问题。“美是理念的感性显现”是黑格尔美学的中心思想。这个对美的定义的最大价值在于强调了美是理性和感性的统一、普遍和特殊的统一、内容和形式的统一。

康德和黑格尔美学的唯心主义基础,不可避免地存在着历史的局限性。对德国古典美学具有革命性意义的是马克思主义美学。马克思主义美学诞生于19世纪中叶,他把美学问题与人类社会实践紧密联系起来,把美的本质问题与人的本质紧密结合在一起,唯物辩证地看待审美中的主体和客体关系,使美的规律符合社会发展规律。

二、护理美学与护士美育

(一)护理美学的历史和发展

1. 护理美学的形成及内涵 19世纪中叶,南丁格尔创立了护理学。在西方美学思想的影响与熏陶下,南丁格尔将美学理念渗透到护理理论与护理实践之中,指出“人是多种多样的,由于职业、地位、民族、信仰、生活习惯、文化程度的不同,所患疾病和病情也不同,要使千差万别的人都能达到治疗和康复所需要的最佳状态,本身就是一项最精细的艺术。”这一理念深深地影响着一个多世纪以来从事护理事业的人们。南丁格尔将美感效应运用到护理环境的整治中,提出病房应“安静、整洁及保持空气新鲜”。合理使用“变化、色彩、鲜花、小动物等方式来转移患者对疾病的注意力”。南丁格尔强调“护理工作的对象不是冷冰冰的石块、木片和纸张,而是有热血和生命的人类”“护士必须区别护理患

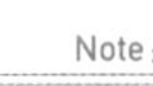
Note:

者与护理疾病之间的差别，着眼于整体的艺术”。南丁格尔把护理升华为艺术，对护理美学的形成与发展有着重要的影响，为护理美学学科的建立奠定了基础。

护理美学（nursing aesthetics）是一门以美学基本原理为指导，借鉴人文科学和社会科学等诸多学科的理论、方法和研究成果，从人、环境、健康、护理的角度出发，研究护理美的现象、护理审美的发生、发展及其一般规律的科学。这一概念可以这样理解：首先，护理美学是护理领域中的人文学科，在这门学科中不仅凝聚着护理的社会文化、历史和人生的哲理，同时还闪烁着护理事业为人类健康奉献的智慧和护理美学所预期塑造的护理专业形象。其次，护理美学的理论体系中包含着哲学理论渊源和美学的基本原理，并显现着与其他学科，如护理心理学、护理伦理学、护理管理学和护理教育学的关联性。护理美学须借鉴多学科的成果与方法，以人为中心，从环境、健康、护理等层面去创造和展示护理美，为提升护理学的艺术性而发挥其独有的价值。

虽然将护理美学作为一门学科来研究为时不久，但护理专业中的美却早已蕴含其中，并随着历史的发展与人们审美意识的提高不断地被认识，护理专业的时代魅力也在不断提升。美国护理学家汉德森（Virginia Henderson）指出：“护理是科学和艺术的融合”。所谓“护理”是满足患者 14 项生理、心理和精神层面需求，这一论点将护理专业引入到融合理性与感性的知识境界，使护理呈现出科学美与艺术美。

20 世纪 80 年代末，我国学者开始就有关护理美、护理美学等命题的理论与实践进行了探索和思考。近年来，涉及护理审美教育、临床护理及专科护理中的美学讨论及应用研究不断增多，从不同的角度探讨了护理审美实践、审美教育与审美评价等方面的问题，不断丰富了护理美学的内涵。

2. 护理美学的研究内容

（1）护理美和人体美

1）护理美：一是护理本质与内涵的理性美，体现在对生命、尊严、权力的尊重与维护；二是护理学理论体系与结构中的科学美，体现在科学思维的系统性、整体性、严谨性、规范性；三是护理实践中展现出的感性美，体现在护理人员的形象和技能等方面。

2）人体美：人体美是健康最直接的体现，并贯穿于人生命周期的始终。护理美学是从健康的角度出发去研究人体美，用对称与均衡、比例与尺度、节奏与韵律、多样与统一等形式美的组合规律去维护人体结构——通过基础护理促进人体美，康复护理恢复人体美，整体护理保障人体美，舒缓护理完善人体美。

（2）护理审美意识：护理审美意识是一种深层次的精神活动，美的行为及其过程可激发护患双方的情绪变化，唤起美的意识，产生美感效应。护理美学通过研究护理实践中美感的来源，指导护理人员在护理实践中感受美、欣赏美的基础上去鉴赏美和创造美。

（3）护理审美教育：根据护理专业的特点实施护理审美教育，培养护理人员的审美意识和审美情趣，提高审美修养，并将美学理念贯穿于护理实践之中，美化工作环境，优化护理过程，实施人文关怀，创造人与人、人与环境、人与健康之间的和谐，充分展现护理艺术的魅力，使护理美学在维护人类健康的进程中体现出应有的社会价值。

（二）护士的美育

1. 美育的概念　美育（aesthetic education）又称审美教育或美感教育。明确提出“美育”这一概念并加以系统论述的是 18 世纪德国伟大的诗人、剧作家、美学家席勒（Freidrich Schiller）。20 世纪初，蔡元培先生等人将这一概念连同西方美育思想一起引入中国并在全国范围内大力提倡。

美育是以美学理论和美学知识为基础，以艺术教育、情感教育和趣味教育为手段，通过美的事物熏陶和感染，提高受教育者的审美素养，学会体验人生，塑造健全人格，促进人的全面和谐发展的教育。美育的根本目的是使人去追求人性的完满，感受到一个有意义、有情趣的人生，从而使自己的精神境界得到升华。

2. 美育的功能　美育的功能主要体现在培养审美态度、审美能力和审美情趣。

Note:
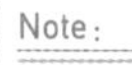

故事导悟

朱光潜：对于一棵古松的三种态度

一位木商、一位植物学家、一位画家三人同时来看一棵古松。三人同时“知觉”到这棵树，可是三人所“知觉”到的却是三种不同的东西。木商知觉到的是做某事用值多少钱的木料，心里盘算它是宜于架屋或是制器；植物学家所知觉到的是一棵叶为针状、果为球状、四季常青的植物，注意它和其他松树的异同，思量它何以活得这样老；画家只管审美，他所知觉到的是一棵苍翠劲拔的古树，聚精会神地观赏它苍翠的颜色，盘曲如龙蛇的线纹以及盎然高挺、不受屈挠的气概。

请思考：木商、植物学家和画家各以什么态度来对待古松？生活中你要发现美应持怎样的态度？

审美态度(aesthetic attitude)是人对待世界的一种特殊方式，是审美主体进入审美活动的前提，人拥有了审美态度才能见到美，审美态度不同于科学认识的态度和实用伦理的态度。在概念化和功能化的眼光中，世界是千篇一律、缺乏生机的，但是一旦有了审美态度，世界将变得五彩缤纷，富有诗意。审美能力(aesthetic ability)是人对无限丰富的感性世界和其丰富意蕴的感受能力。在瞬间的审美直觉中，情景交融，生成审美意象，伴随的就是审美愉悦。审美能力与个人的经历相关，需要文化素养作为基础，并通过审美活动加以培育。审美情趣(aesthetic taste)是人审美偏爱、审美标准和审美理想的总和，集中体现了个人的审美价值标准。审美偏爱是个体审美心理的指向性，是对审美客体形式、风格、题材等优先注意的心理倾向。

3. 美育对护理人员的作用

(1) 塑造健全人格：美育是一种通过艺术等审美方式来达到提高人和教育人的目的，特别是提高对美的鉴赏力和创造力；其以独特的教育方式和手段，既影响人们的理智与情感，也影响人的整个精神面貌，具有培养良好的心理品质、道德情操的人格塑造功能。护理岗位工作具挑战性和压力。美育使护理人员通过审美活动，在美的感化、启发和诱导下，感官与审美对象产生交流和共鸣，使护理人员获得感官上的享受、精神上的满足和理智上的启迪，感性和理性协调发展，塑造护理人员健全的人格。

(2) 和谐人际关系：护理的对象是人，护理是一种人和人之间有意义的相互作用的过程，和谐的人际关系对于促进护理人员的自身发展和增进患者的身心健康均有积极意义。美育有助于维护人际关系和谐，这是因为美赋予了人合群的性格，审美情趣能调和性情，使人的精神保持和谐悦乐的状态，生动活泼，充满活力。因此美育通过培育护理人员宽阔、平和的胸襟，促进护理人际关系的协调发展。

(3) 培育创新意识：审美活动能激发和强化人创造的冲动，培养和发展人的审美直觉能力和想象力。爱因斯坦认为，想象力是知识进化的源泉，科学体系中的概念和命题，都是思维的自由创造。护理人员通过美育将创新理念应用于护理实践之中，如创新组织与管理方式以营造优质护理环境，创新专业服务的内涵以满足多元文化的需求。

(4) 提高生活品味：生活品味是指人对生活事物的品质要求或喜好格调有一定的水准。护理职业长期的体力和情感付出，可使护理人员产生职业倦怠。因此在工作之余培养兴趣，可让自己在审美活动中释放压力，感受到生命的美好与生活的愉悦。例如，摄影，让美丽的倩影留下青春不朽的记忆；旅游，在获得岁月游历素材的同时，发现宽广的思维视界；记日记，让生活中的趣事存留下人生美好的回忆。

三、护士的审美修养

(一) 护士审美修养的涵义

护士审美修养(aesthetics culture of nurses)是指护士通过美学理论的学习，按照社会的审美价值取向，在护理实践活动中进行自我锻炼、自我陶冶、自我培养，以达到感受美、鉴赏美、创造美的能力和

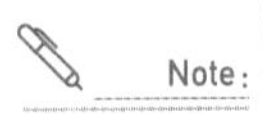

品质的过程。护士的审美修养有助于护士理想人格的形成，是护士从事专业活动必备的素养。

护士要自觉地将人们追求完美健康的客观需求纳入自己的职责范围，明确解除患者的不适，不仅依靠物质的、技术的力量，而且依靠包括美学在内的人文精神。用科学技术和文化智慧，促进人类的健康。

（二）护士审美修养提升的方式

1. 审美观照活动　审美观照活动（aesthetic appreciation）是指审美直观、感受和鉴赏活动。它对现实和艺术中的审美对象以静观为主要形式，进入审美经验过程，从而陶冶性情和心性。

（1）课堂教学陶冶：蔡元培说，“凡是学校所有的课程，都没有与美育无关的”。美育的原则之一就是思想性和娱乐性相结合，寓教于乐，因此护理教学中，教育者可根据美育任务和教学对象的特点，开掘和发挥课程的美育因素，创设审美教学环境，使受教育者置身于各种美的形象中。通过美的熏陶、感染，在不知不觉的潜移默化中获得对美的丰富体验，产生对美的热爱。教学中，教育者还可设计恰当的问题，让受教育者联想、设想、想象和推理，产生情绪体验，在感知的过程中获得某种升华、超越。

（2）自然美的熏陶：自然美在陶冶人的情操方面具有独特作用。自然美的清静、质朴的本色，可以使人洗心涤虑、返璞归真，摆脱尘世社会名利枷锁的羁绊，培育淡泊、随缘自适的人生修养；自然美雄浑崇高的景象，又可以激发人们奋发进取的勇气，树立高尚远大的抱负；大自然蕴含的无穷深奥的人生哲理，是人类最好的启蒙老师，足以启人心智，发人深省。通过自然美的熏陶，可激发护士在护理实践中为患者创造温馨和谐的自然和人文环境，使患者愉悦舒畅，有利于早日康复。

（3）社会美的塑造：19 世纪车尔尼雪夫斯基（Chernyshevsky）的著名命题“美是生活”，至今仍然具有深刻的现实意义。生活美作为社会美的子系统，表现为人际关系的和谐、社会生活的协调、身心的平衡与舒适等。人性美是社会美的核心和集中体现，可分形体美、行为美和心灵美三个层面。社会美可通过日常生活和临床实践的观察和体验而获得，护士通过积淀自己的审美功力，正确评价和把握自己，矫正自己的审美品行，不断提高自己的审美修养。

（4）艺术美的感染：艺术美的魅力来自于艺术形式和艺术家们的演绎。语言艺术借助语言塑造典型的艺术形象，反映人们的生活及丰富的情感。音乐属于听觉艺术范畴，通过有组织的乐音反映现实生活对人类产生的精神力量和鼓舞作用。雕塑、建筑、绘画等归属为视觉艺术范畴，能启迪人的想象，使人们从历史观、唯物观、伦理观、审美观等方面去进行多元化的审美思维，培养人的审美情趣。艺术审美能化解人们的压抑、痛苦、衰弱、障碍等负性情绪，激起欢欣、愉快、积极、舒畅等正性情绪，在艺术审美感受中达到主体与客体的统一以及物我两忘的审美境界。

2. 审美实践活动　审美实践活动（aesthetic practice）是指以实际操作行为进入审美经验的过程。这是创造性的审美修养方式。

案例导思

多才多艺的护理人

王老师是一位护理专家和护理管理者，同时也是位富有生活品味的人。她的生活多彩多姿：音乐、摄影、园艺、阅读等，“音乐使人的精神迸发出火花”，她经常和大家分享经典音乐作品，感受音乐的魅力；她把盆景、插花放到病区，营造温馨的氛围。她深知尊重生命、关爱生命、敬畏生命是现代护理的重要内容，她用科学的方法解决问题，通过一系列的发明创造，优化护理技术，有效提高了护理质量。近年来，她在核心期刊发表论文 20 余篇，发明护理专利 10 余项，获得省、市级以上创新奖项 6 项……她的多才多艺，被誉为护理团队中的达人。

请思考：护理如何将医学科学技术与护理人文精神融合，共同增进人类的健康？

提示：随着健康内涵的延伸，护理实践的过程不仅是科学过程，也是人文过程；解除患者的不适既要运用物质手段，也要运用精神手段。

Note：

护理人员可通过合适的机会和场合来学习和展示自己的艺术才华，如文艺活动（音乐舞蹈、作画书法、文学创作）等。医学院校和医院也可组织文学社、书画社、戏剧社、摄影社、影评社、艺术团等文艺社团，定期举行文化节、艺术节等活动，使护理人员能自由地发展艺术特长，提高审美修养。对于护理专业的大学生来说，可以让护生参与校园环境的美化，植树种花、安置名人塑像或画像、建立与学校传统有关的纪念碑等。此外，还可根据学校的条件，建设文化设施，如美术馆、音乐厅、俱乐部、健身房等，为护生提供施展其才华的场所。

第二节 美的形式和范畴——哲学思辨后的纷呈

一、美的形式

美的事物是内容与形式的和谐统一，美的内容借美的形式得以表现，美的形式受美的内容决定和制约。

（一）形式美的实质

形式美（beauty of form）是诸多美的形式的抽象和概括，是从具体的美的形式中抽绎出来的“共同的美”，以具体的形象感染人，展现美感，给人以美的享受。

1. 形式美的概念 形式美是指自然、生活、艺术中各种形式因素（色彩、线条、形体、声音等）及其组合规律（对称、比例、节奏等）所呈现出来的审美属性，它是一种具有相对独立性的审美对象。

2. 形式美的产生 俄国美学家别林斯基曾经将形式美的产生喻为“炼金”。他说：“现实好像地下矿苗中未经冶炼的纯金，科学和艺术则把现实这黄金冶炼出来，熔化在优美的形式里。”由此可见，从形式到形式美的历史演进是经过人类长期社会实践活动的“冶炼”才逐渐实现的。

首先，形式美是人类在长期的审美实践中，经过不断的经验总结，从无数美的事物形式中抽象概括出来的。例如，红色来自于火与血等具体事物，与生产生活直接关联，含有生命、光明、温暖之类的生活意义。这种含有某种观念情绪和特殊意义的红色，经过长期的历史积淀和人们认识的反复渗透，终于成为规范化的形式美。

其次，形式美是一个从内容向形式沉淀的抽象化过程，经历了从形象的写实到抽象的符号的演变过程。例如，装饰性的绘图和花边、建筑物上的飞檐斗拱等，通过图案化、格律化、规范化的演变，使原来属于具体事物的特征变成单纯而抽象的色和线等形式因素的组合，而其自身所包含的社会观念逐渐被人们所淡化，转而成为一种供人们独立鉴赏的特殊的审美对象。

3. 形式美的特征

(1) 抽象性：形式美是对生活形象的高度概括，使得原本属于某些事物的形式，变成了点、线、体、色彩等有规律的组合，从而使得形式具有了更加自由的表现和不确定性，如万花筒，千变万化的彩色结晶具有抽象的美。

(2) 普遍性：形式美普遍存在于美的所有领域，是任何美的对象不可缺少的最基本属性。自然美以形式美为主，社会美中富有线条的身姿、形体，优雅举止以及艺术中富有表现力的结构、造型、质地、韵律、节奏等均属形式美之列。

(3) 民族性：不同民族的生存环境、文化传统、心理因素等影响着其对形式美的选择。就色彩而言，朝鲜族喜爱白色，女子一身雪白衣裙，淡雅飘逸；佤族男子头缠黑包头，身穿大襟短衣，女子耳坠大银环，颈挂银项圈。此外，不同民族对色彩象征意义的理解也存在差异，西方文化中白色象征纯洁和美好，我国传统文化中黄色象征皇权和高贵。

(4) 时代性：形式美体现时代的旋律。例如，在音乐类型上，从古典交响乐的一统天下，到爵士乐的风靡，再到个性鲜明的现代流行音乐的盛行，不难发现时代的烙印；在建筑风格上，以帕提农神庙为代表的古希腊的“多利特”式建筑厚重、静穆，以巴黎圣母院为代表的中世纪欧洲哥特式建筑高耸峭

Note:

拔、直刺苍穹，而现代建筑在外观上则明快简洁、实用简约。

（二）形式美的构成要素

1. 色彩　色彩是一般美感中最大众化和最普及的感觉形式，是人们认识世界、感受美的重要依据，是形式美不可缺少的重要因素。人类的视觉系统能够分辨的颜色在 200 万 ~800 万种。

（1）色彩三元素：色相、明度、纯度是色彩的三元素。它们的特性确定了色彩的基本标准。①色相：色彩的相貌，是色彩彼此区别的最基本的特征。例如，红、绿、黄、蓝等都是不同的色相。②明度：色彩的明暗程度或亮度。明度的表现方法是将黑与白作为两极，色彩越接近白色，明度越高，反之，明度越低。③纯度：色彩的饱和程度。红、黄、蓝三原色是纯度最高的色彩，任意色或互补色混合都可降低它的纯度，混合的次数越多，纯度越低。

（2）色彩的感觉：不同色彩可以引起人们不同的心理反应。人类在长期生活实践中，已形成了对色彩的不同理解，因此色彩被赋予了丰富的象征意义和情感性。①色彩的冷暖感：眼睛对于色彩冷暖的判断主要依赖人们对色彩的印象和心理联想。在色调环上将色彩划分为暖色、冷色和中性色。暖色使人产生温暖、危险等感觉，冷色使人产生寒冷、平静等感觉，中性色让人感觉舒适与和谐。②色彩的轻重感：主要与色彩的明度有关，明度高的色彩如白色，易使人产生轻盈、漂浮的感觉；明度低的色彩如黑色，易给人结实沉重的感觉。③色彩的软硬感：色彩的柔软与坚硬感由明度和纯度决定。感觉柔和的色彩，明度较高，如浅黄色、浅绿色；感觉坚硬的色彩，明度较低，如黑色。中纯度色给人以软感，如粉红、鹅黄；高纯度和低纯度色都呈硬感，如艳红、土黄。④色彩的动静感：色彩的兴奋性随着纯度和明度的降低而减弱。红、橙、黄等暖色系，具有兴奋感；蓝、蓝紫、蓝绿等冷色系使人平静、沉着。现代医院非常重视建筑物的色调，如手术室的墙采用蓝色，给人宁静、柔和的感觉，有利于调节患者的情绪。

案例导思

温馨的病房色彩

高血压患者王先生入住心血管内科。在家属的搀扶下，头昏脑涨、满面通红、烦躁不安的王先生进入了病区。着装整齐的白衣护士迎接他，并将他领入了以蓝色、白色、黄色为主色调的病房，室内装饰淡雅、空气清新、绿植葱葱、色彩温馨。患者躺在床上，不一会儿情绪稳定，心率减慢，血压也有所下降。

请思考：色彩对人的精神和心理有什么影响？不同疾病患者的病房内应该怎样搭配色彩？

提示：色彩可以产生不同的视觉效果和情感效应。

2. 形体　事物存在的一种空间形式，可见、可感、可触摸，是形式美不可或缺的重要因素。

（1）点：点是具有空间位置的视觉单位。点在空间中的不同位置、形态及聚散变化，给人以不同的视觉感受。空间中心的点有收敛集中的效果，具有安稳性；规则排列点具有稳定和秩序感；渐变排列大小不等的点产生立体感和视错感。

（2）线：点移动的轨迹构成线。线有两大基本类型：直线和曲线。直线具有简单明快、刚劲的特征，包括水平线、垂直线、斜线和折线。曲线是点在运动过程中，方向连续变化所成的，包括几何曲线和自由曲线。英国画家和美学家威廉·荷迦兹说，曲线是“富于吸引力的线条”和“最美的线条”。

（3）面：线的移动形迹构成了面，具有二维空间的性质，有平面和曲面之分。不同形态的面又具有不同的特性，几何形的面（方形、圆形、三角形）表现出规则、平稳、较为理性的视觉效果；偶然形的面则具有随意活泼之感。

（4）体：体是点、线、面的有机结合，主要包括球体、柱体和锥体。球体给人柔和感，方形体具有刚劲、公正等意味，正三角体有稳定牢固感，倒三角体则有倾危不安感；高而窄的形体有险峻感，宽而平

Note：

的形体有平稳感。

3. 声音 声音是以诉诸听觉感官为主的形式美的构成因素。声音是由物体振动形成的声波作用于听觉器官而产生的，有振幅、频率、波形三要素。振幅的大小决定声音的强弱，频率的高低形成不同的音高，而波形的差异则造就音质的不同。

声音通过高低、强弱、快慢等传递不同的信息。例如，高音高亢激昂，低音凝重深沉；强音令人振奋，轻音柔和细腻；急促的声音显得紧张，缓慢的声音显得舒展；纯正之音圆润悦耳，嘈杂之音令人不快。音乐美来源于声音美，声音自身丰富的表现力是音乐艺术得以产生的基础。

（三）形式美的组合规律

人类在创造美的活动中不断地了解和掌握各种形式美构成因素的特征，并对形式因素之间的联系进行抽象、概括，总结出形式美的基本组合规律。

1. 整齐与参差 整齐，即整齐一律，是最简单的形式美，体现的是“外表的一致性”。整齐美可以是由完全一致或相同物质材料以相同方式排列而形成的形式美，如阅兵式上动作齐一、着装一致的队列方阵；也可以由不完全相同的色、形、声及其他物质材料以大致相同的方式反复而形成，如林荫道两侧错落有致的不同树种形成的反复。

参差是指各种形式材料的组合错综多样，追求的是多样的协调。参差的多样不是杂乱，而是在整齐的基础上求变化，在多样中求和谐。例如，香港维多利亚港两岸高楼大厦鳞次栉比，虽然各座大楼高矮不同，形态各异，但在灯光争相辉映下，璀璨繁华，营造出绚丽多姿的醉人美景。

2. 对称与均衡 对称指形式各要素在上下、前后、左右的相同或均等，可分为点对称和轴对称，左右对称是对称的基本形式。视觉上的平衡是人类最基本的视觉需求，对称有均匀、协调的朴素美感，符合人们的视觉习惯。因此，许多中外建筑都应用了对称的形式特征彰显美感，如中国传统民居四合院。

均衡是对称的变形，指对应双方等量不等形，即双方形式上虽不一定对称，但在视觉上是平衡的。均衡是以动感为主导的平衡，表现出一种稳定的动态之美。均衡法则在建筑、绘画、文学等领域被广泛应用。

3. 比例与匀称 比例是事物的形式因素在局部与局部、局部与整体之间的恰当的数量关系。合乎一定的比例关系，即比例恰当就是匀称，匀称的比例关系会使物体的形象具有严整、和谐之美。在比例法则中，最被人们推崇的是古希腊时期由毕达哥拉斯学派提出的黄金分割（golden section），值为1∶0.618的黄金比例关系也被认为是最能引起人们美感的比例。例如，蝴蝶双翅展后的长度与身长之比约为1∶0.618；当人的体温（37℃）与室温（28℃）之比为1∶0.618时，人体感觉最舒适；当弦乐器的琴马放在琴弦的0.618处时，琴声最柔和甜美……如今，“黄金分割”已被人们广泛认识与接受，其应用领域已涵盖从日常生活到建筑、工艺、绘画、雕塑等各领域。

知识导航

黄金分割率的由来

0.618，一个神奇的数字；黄金分割率，一个动听的名字。它是古希腊著名哲学家、数学家毕达哥拉斯于2500多年前发现的。一天毕达哥拉斯路过一家铁匠铺，被里面清脆悦耳的打铁声深深吸引，凭直觉，他认定声音里有“秘密”，便走进铺里仔细测量了铁砧和铁锤的大小，发现它们之间的比例近乎于1∶0.618。回家后，他让学生们各自按照自己认为最美的比例，将一木棍分成两截，结果发现大家都把截点选在相近的地方，其比例就是1∶0.618。于是，毕达哥拉斯就沿着此次意外发现的思想之路，探究蕴藏在这个神秘数字背后的美感，发现了黄金分割率。有趣的是，人体以肚脐为分割点，上下身比例也体现了黄金分割。更奇妙的是，上下身还有黄金分割点，上身在咽喉处，下身在膝盖处。

Note：

4. 调和与对比 调和是在事物的整体结构中,差异不大的因素相互联系、趋向一致的状态,如绘画中近似色的搭配、音乐中的和声等,是色彩和声音的调和,使人感到协调与和谐。

对比则是把相互对立因素结合在一起,在强烈的反差中形成对比,产生鲜明、醒目、振奋的感受。在造型艺术和自然、文学等领域中,事物的大小、曲直、高低、宽窄、明暗和虚实等都可形成对比。

5. 节奏与韵律 节奏是事物运动过程中力的强弱变化有规律的组合并有序地连续出现。日常生活中,人的呼吸、心跳是人体的节奏,昼夜交替、四季更迭是时间的节奏,层峦叠嶂、潮起潮落是空间变化的节奏,乐声的高低强弱、间歇停顿是音乐的节奏。

韵律是在节奏的基础上赋予一定的情趣、神韵等感情色彩,如水中的涟漪、摆动的柳枝呈现出大自然的韵律;古诗词的押韵、平仄、对仗,构成了诗词的韵律;歌曲中的音符、节拍汇成了音乐的韵律。总之,节奏决定着韵律的基调,韵律使节奏丰富和发展。

6. 多样与统一 多样指整体各部分在形式上的差异性与对立性,体现构成部分的个性特点。统一指整体各部分在形式上的某些相同性或联系,体现构成部分之间的共性。多样统一就是寓"一"于"多",寓"变化"于"整体",把多种不同的因素有机地组合在一起,达到既丰富又单纯,既活泼又有序的和谐审美效果。人们喜欢的多样是统一之下的多样,缺少统一的多样是杂乱的。人们倾向多样中的统一,没有变化的统一是单调的,实现了统一才会有更多层次的丰富变化。

形式美的组合规律并非一成不变,孤立存在,它随着时代的发展和人们审美能力的提升而不断演变、充实。研究和探索形式美及其组合规律,将有助于培养欣赏者对美的事物的敏感性,深化审美感受能力,有利于促进人们自觉运用形式美的因素与规律去表现美的内涵,最终提升审美创造能力。

二、美的基本范畴

按照审美对象的审美特征和审美对象给人的审美感受,美的基本范畴主要包括优美、崇高、悲剧和喜剧。

(一) 优美

优美(grace)是人们在实践活动中最先发现的客观事物的一种审美特质,是最常见的一种美的形态,最容易被人接受、欣赏。

1. 优美的含义 优美是优雅、柔性的偏于静态的美,以安静祥和的特征营造感官的宁静协调、情感的平和愉悦,从而产生柔和持久的吸引力。优美源于社会实践,它的本质是和谐,是其外观形式与美的内容的协调所体现出的状态。

自然界、社会生活与艺术中,优美有着不同的表现形式。自然中的优美偏重形式,以其形式上的和谐统一唤起人愉悦的体验,如婀娜的柳枝、潺潺的溪流、歌唱的黄莺都给人优美的感受。社会生活中的优美侧重内容,表现为人与人之间的和睦相处、互敬互爱、长幼情深等,是审美主体与社会道德伦理内容之间最大程度上的和谐统一。艺术中的优美是艺术家按不同艺术种类的特性将符合目的的优美的内容与符合规律的优美的形式有机结合,创造出丰富多彩的艺术形象。

2. 优美的特征 优美是美的一种相对静止的状态,以其明显平衡的特征被人们熟悉和把握。

(1) 从审美主体感受上看:优美的事物给人的刺激是温和轻柔的,如"明月松间照,清泉石上流"展现的惬意抒情的自然美,《春江花月夜》传递出的幻境般的乐曲美,杨丽萍《雀之灵》的舞蹈美等,都以温和、淡雅、幽静等形式表现美感,使人悦耳悦目、悦心悦意。

(2) 从审美客体要素上看:优美的事物往往偏于小巧,具有宁静、协调、轻盈、优雅的形象特征,体现出均衡、对称、韵律、多样统一等形式美的基本规律,给人以美的享受。

(3) 从审美内容与要素上看:优美的事物其质地上的刚与柔矛盾不突出,其力度上的强与弱差异不明显,其内部各要素处于一种和谐状态。优美对象是感性外观与理性内容的相互协调,没有冲突的痕迹,使人平静、舒畅,令人心醉神迷。

Note:
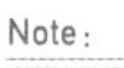

（二）崇高

崇高（noble）既是客观存在的宏大现象，又是人本质力量的自我显现。

1. 崇高的含义 崇高概念的首次出现是在古罗马朗吉弩斯的《论崇高》一文中。英国著名政治家博克（Edmund Burke）将崇高的研究提升到美学的范畴，使崇高真正成为独立的审美范畴。之后，康德从哲学的高度对崇高进行了深入研究，认为崇高的实质在于人的精神和力量。黑格尔则从崇高对象的自身结构进行研究，认为崇高实质是“观念压倒形式”，即当有限的形式容纳不了理念内容时，无限的绝对精神便直接呈现出来，引起人的崇高感。

中国古典美学中，先人所倡导的“大”或“大美”等“阳刚美”与西方美学中的崇高是相近的，如孟子云“充实之谓美，充实而有光辉之谓大”，庄子曰“天地有大美而不言”。但与崇高之不同，“大美”强调的是主客体间的和谐，“大”的对象所引起的主要是一种无限的崇敬感。

2. 崇高的本质 崇高是指对象以其粗犷、博大的感性形态，劲健的物质力量和精神力量、雄伟的气势，给人以心灵的震撼，进而受到强烈的鼓舞和激越，使人们产生敬仰和赞叹的情怀。崇高是在主客体的冲突对立中显现出来的令人惊心动魄的美，其本质揭示了实践主体从与客体相对立，处于被否定的地位，转而征服、掌握客体的动态历史过程，展示出人的本质力量的伟大。

3. 崇高的特征 崇高是人的本质力量经由对象的震撼和压抑而获得的显现，具有鲜明的美学特征，它是一种圣洁的、庄重的、伟大的美。

（1）感官印象：崇高的事物多具有庄重、严峻、粗犷、博大的感性形态。在威力上往往具有强健的力量和雄伟的气势，以量的巨大和力的强劲显现出人的感官难以掌控的无限大和不可规范的特征，如雷鸣电闪、滔滔长江、巍巍泰山、万马奔腾等。

（2）心理感受：崇高的事物易使人产生强烈的心理效应，体现为人与对象之间的冲突和挣扎、人的天然的感性尺度的不适用和被摧毁，由此唤醒人的理性、使命、勇气、理想和自我尊严，给人心灵上的震撼，令人惊心动魄、心潮澎湃，引人赞叹且催人奋进。

案例导思

素心托高洁——张桂梅校长

张桂梅，生于1957年，是云南丽江华坪女子高级中学书记、校长，华坪县儿童福利院院长。荣获“全国教书育人楷模”“全国脱贫攻坚楷模”等多项国家级荣誉，2021年被党中央授予“七一勋章”。

参加工作30多年来，张桂梅深深扎根于云南贫困山区，推动创建了中国第一所免费女子高中，把1 800多名大山贫困女孩送进了大学的校门；她身患多种疾病，却以惊人的毅力克服病痛的折磨，始终坚守在三尺讲台上；她无儿无女，却有几百名孩子亲切地称呼她为“妈妈”，她让伟大的母爱在奉献中不断延伸。她是蜡烛、她是明灯；她燃烧自己、照亮了大山女孩的梦。

“烂漫的山花中，我们发现你。自然击你以风雪，你报之以歌唱。命运置你于危崖，你馈人间以芬芳。不惧碾作尘，无意苦争春，以怒放的生命，向世界表达倔强，你是崖畔的桂，雪中的梅。”这是“2020感动中国十大人物”中给她的颁奖词。

请思考：为什么说张桂梅校长是一位品德崇高的人？

提示：张桂梅校长的先进事迹充分体现了她崇高的思想境界、坚韧不拔的毅力和奉献精神，体现了强烈的社会责任感和对弱势群体的博爱。

（三）悲剧

悲剧（tragedy）是美的一种特殊表现形式，研究的是现实生活及艺术中的一切悲剧性现象及其本质规律。

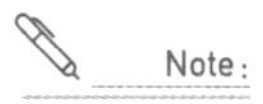
Note:

1. 悲剧的本质　悲剧是美的一种独立的存在形态。现实中在美与丑的激烈的矛盾冲突之后，丑暂时性地压倒了美，美遭到了毁灭，但在精神上却引起了人们的同情、怜悯和激愤，展示出斗争的艰巨性。实践主体的顽强性及美必胜丑的历史必然性，使人们的心灵得以净化，精神得以提升，获得美的陶冶与享受。

2. 悲剧的特征　现实生活中，人们通常喜欢美好的事物而回避令人悲哀和痛苦的事物，但又愿意为那些表现痛苦的悲剧艺术作品而流泪，这取决于悲剧的特征。

(1) 矛盾的冲突：悲剧是外在非正义势力与主体不屈抗争之间形成的矛盾冲突，也是善与恶、美与丑的斗争。可以说，没有美丑两极之间的剧烈冲突则没有悲剧。

(2) 结局的必然：悲剧人物的失败或毁灭是悲剧的常态。悲剧的主人公在与外界的抗争中往往受到挫折、磨难甚至是死亡。

(3) 精神的胜利：悲剧先是愤怒、压抑，再是释放和振奋，以肉体的毁灭和抗争的失败换取深思和精神的长存。悲剧在本质上是乐观的，是通过美被毁灭的形式来达到肯定美，否定丑的目的，用悲的方式激发人们对美的追求。

(四) 喜剧

喜剧(comedy)涵盖社会生活中的一切喜剧现象及其在艺术中的反映。“喜剧”一词源于古希腊，同当时祭祀酒神的仪式和流行民间的滑稽演出相关。“喜剧之父”阿里斯托芬以其杰出的创作促成古希腊喜剧的定型化。

1. 喜剧的本质　从喜剧发展历程来看，其本质是以笑为手段，在美与丑的矛盾冲突中，通过表现对象的内容与形式、本质与现象的矛盾倒错所引起的不合情理而引人发笑，引导人们否定丑，肯定美，直接或间接地肯定人的本质力量，给人精神上的满足，并从中获得某种审美享受。

2. 喜剧的特征　喜剧在美与丑的矛盾冲突中，美居于主导地位、支配地位。

(1) 笑为表现形式：喜剧最显著的特征是引人发笑，它的笑不是纯粹的生理反应，而主要是具有社会性内容的心理现象，通过笑的形式实现人格的轻松，表达正义战胜邪恶的自信。

(2) 美与丑的较量：喜剧是在美与丑的冲突中，采用滑稽、讽刺、幽默、诙谐等表现形式，通过美战胜丑及美对丑机智的戏谑和有理性的把握，目的在于揭露丑恶势力的内在空虚本质和无价值形式，以激起人们埋葬丑的勇气和力量。

(3) 错位与反差：喜剧是事物的内容与形式之间的一种错位。当内容与其形式之间存在明显的反差，或者形式被极端地夸大或缩小时，便产生喜剧效果。喜剧的错位与反差常采取误会法、偷梁换柱等手法引人发笑，如卓别林《摩登时代》等。

第三节　美的基本形态——天地之间有大美

一、自然美

自然美(the beauty of nature)是客观世界中自然事物和自然现象作为审美对象而形成的美。

(一) 自然美的本质与分类

1. 自然美的本质　大自然给人类提供了无限丰富、充满生机的审美对象，如繁星皓月、彩虹落霞、碧波寒烟、花草树木、飞禽走兽……这些能为人的感官所感知、给人们带来欢乐和乐趣、享受和遐想的天象奇观和地象异彩，都属于自然美的范畴。自然物和自然现象能够成为人的审美对象，是人类社会发展到一定历史时期的产物，并具备一定的条件：其一，人与自然的关系发生了根本的改变，使独立于人类之外的自然变成了人化的自然；其二，人能够从自然中看到自己的力量、智慧和才能。

2. 自然美的分类

(1) 自然景观(natural sight)：是指未经人类劳动实践直接加工改造的自然审美系统，可分为两个

Note：

子系统:其一,作为人类物质生活环境的自然景观,如阳光雨露、山川河流、森林草原等。人类的生活离不开一定的自然环境,人类同自然环境的关系,是一种合目的性的自然形式,虽然这些未经劳动实践直接加工改造,但作为人类生活可亲近的自然环境,可以引发人们的兴趣,对之进行欣赏而获得快乐。其二,作为人们审美经验对象化的自然景观。这类自然景观是被人以审美的态度或眼光对待、观照、创造的自然,如宇宙星空、大漠荒原、惊涛骇浪等。这类自然景观虽然未被人类实践活动直接加工改造,但它们是随着实践引起人与自然的关系逐渐发生整体性变化之后,随着审美能力和需要的不断发展提高,而发生的审美经验和审美意识对象化的产物。

(2) 人文景观(cultural sight):是指经人类实践活动直接加工改造过的自然审美存在系统。人文景观依社会实践形式可分为两个子系统:其一,通过物质实践活动直接加工改造过的自然,如绵延万里的长城、擎天摩云的塔寺、麦浪滚滚的梯田、碧波荡漾的水库等。这类人文景观在现实生活中随着文化的演变和提高,已愈来愈显示出其重要的价值。其二,经过精神实践活动加工改造的自然,这类人文景观虽未经过物质实践活动的直接改造,但由于人的精神劳动的创造,或者丰富了自然景点的内在意蕴,或者密切了自然与人的关系,或者点化为某种意境。例如,许多自然景点的字或对联,虽寥寥数语,但往往能起到画龙点睛的作用,甚至创造出景外之景,如杭州西湖十景的名字:"苏堤春晓""断桥残雪""雷峰夕照""曲院风荷""平湖秋月""柳浪闻莺""花港观鱼""南屏晚钟""双峰插云"和"三潭印月"等,每一景点的名字,都是一首诗、一幅画,韵味无穷。

(二) 自然美的特征

1. 丰富性与天然性 在人类的生活领域中,从天上到地下,从无生命的无机物到有生命的动植物,从宏观的宇宙天体到微观的虫翅叶芽,都各有其不同的形态美、色彩美,其丰富多彩、生动活泼,是其他一切美无法比拟的。如果说生活是艺术的源泉,那么,自然美则可算是美的矿藏。自然美出自自然造化之工,保持着一种淳朴、纯真之天然本色美,所谓"清水出芙蓉,天然去雕饰"。它是任何人为的艺术所无法代替的。

2. 变异性与多面性 大自然的生命力极其顽强,有生命的动植物代代繁衍,有相当的遗传稳定性,日月、山水等无机物往往千万年而不显其变。然而,从特定的时空看,自然美又时时处处发生着或强或弱、时隐时现的变化,同一自然景物在不同的时间、不同的条件下会呈现出不同的风貌:春花秋叶,晨曦夕照,意趣迥异。自然美的变异性导致了它的多面性,所谓"横看成岭侧成峰",对于同一种景物,如果人们观察的角度方位不同,那么所得到的审美感觉就不同。此外,同一属性也会出现截然相反的审美意义,如老虎的本性,就其吃人的凶残来说是丑的,但就其勇猛来说又是美的;多彩的毛色、威武的姿态,令人珍爱,所谓"龙盘虎踞"是对生活中壮美事物的比喻。

3. 喻义与象征性 车尔尼雪夫斯基说:"构成自然界的美是使我们联想到人或者预示人格的东西"。人与自然的关系是在相互作用中发展起来的,在这种相互作用中,自然事物的某种自然属性与人类社会的某种属性相类似,并认定这一自然物是美的时候,这种自然美就成为人类社会美的一种喻义和象征。例如,中国古代文人喜爱梅、兰、竹、菊,并把它们誉为"四君子",梅的冰肌玉骨、兰的秀质清芬、竹的虚心有节、菊的坚贞不屈,实际是说人的品格之美(彩图 6-1)。

4. 重在形式美 自然美的一个突出特点,就是形式美占有突出的地位。它在线条、色彩、声音等方面的形式特征立即会被人的感官所感知,赢得人们的赞美,让人在精神上得到愉悦和满足。蜿蜒起伏的长城、绵延不绝的松涛等,描绘的是大自然的线条美和造型美。泉水叮咚、百鸟鸣唱,描绘的是大自然的声音美。悦耳的节奏旋律,让许多艺术家从中汲取灵感,创造出人间绝响。"两只黄鹂鸣翠柳,一行白鹭上青天",杜甫的诗句写尽了大自然的色彩美和声音美,这是视觉美和声音美的浑然一体,可谓有声有色,勾画出一派充满勃勃生机的鲜活而优美的景象。

(三) 自然美的审美价值与欣赏

审美价值(aesthetic value)是指客体对人所具有的审美意义和心理效能。只有能引起主体审美感受的事物和现象,才具有审美价值。

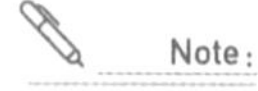
Note:

知识导航

自然美的审美价值

1975年，美国西雅图的约翰斯和约翰斯(Jones & Jones)咨询公司，被美国工程集团要求对位于阿拉斯加的上苏丝提纳(Upper Susitna)河上修建四座水电站大坝和相应的水库会对它们的娱乐资源和审美资源产生怎样的影响进行评估，结果是长达320页的拥有许多表格和图表的报告，用以证明他们的论述是如何得出的。按照约翰斯和约翰斯公司的估算，审美价值(aesthetic value AV)是由生动(vividness, V)、视觉完好(visual intactness, VI)、整体(unity, U)和视觉独特(visual uniqueness, VU)等标准按照下面的公式计算出来的：

$$AV=(V+VI+U)/3\div VU$$

V、VI、U从1至7分成七个等级，7最高，1最低。按照这个公式，分值最高的价值最高，分值最低的价值最低。

1. 自然美的形式特点与欣赏 自然美的一个重要特性就是它的形式胜于内容，所以，更多的时候它的存在形式就是一种美。因此，人们的审美注意力往往集中在它的形式方面，如花的色彩缤纷、鸟的千啼百啭、湖的碧波万顷、瀑布的激扬飞越、高山的陡峭险峻……这些自然的形式美存在，便经常以一种轻松自在的方式进入人们的审美视野。我国幅员辽阔，历史悠久，群山耸立，江河如网，山水风光秀丽。各个著名的风景区都有它独特的自然特征，构成各自独特的美，如雄伟、秀丽、奇特、险峻、幽深、开阔，等等。

2. 自然美的领略与升华 欣赏自然美已成为人们精神生活中不可或缺的内容。自然美有无比丰富、生动的长处，也有零散、杂乱、易变的短处。为了更好地领略自然美，在欣赏自然美时应注意选择最佳的自然时空与观景角度，把自然景观同人文景观结合起来，把自然美欣赏同艺术美欣赏融为一体，展开自由联想和想象，只有把客体的美同主体心灵联结起来，使无生命的自然注入人的情感，才能获得更丰富的美感。

3. 自然美的人性陶冶功能 自然美对于人的意义不只是使人获得感性的愉快，更在于使人在审美过程中开启心志，陶冶性情，培育完美的人格。其一，乐山乐水，启心养性。李商隐的"身无彩凤双飞翼，心有灵犀一点通"，苏轼的"不识庐山真面目，只缘身在此山中"等，都是在对自然物的观照中悟出的人生哲理，在亲近大自然的过程中完成审美的升华与情操的陶冶。其二，"比德""畅神"，塑造人格。"比德"是把对自然存在物与人们的精神生活、道德观念联系起来进行欣赏的一种审美方式，由于它往往寄寓的是道德情操品性方面的象征，故古人称之为"比德"。"畅神"就是"神之所畅"，是一种悟道的愉快和精神的自由。在"畅神"中审美活动可以有感官享受和怡情，也可以有德性方面的美好想象及憧憬，如孔子喜欢松柏，因为"岁寒知松柏之后凋"，是以松柏喻示德性的高风亮节。

4. 人与自然的和谐化 随着人类文明的发展，人对自然的破坏和损害也日益严重，正因如此，人类对环境保护提出了一系列方案，而自然审美就是其中一环。当人们不仅把自然当作利用改造的对象和亲近喜爱的对象时，人同自然的关系就大为改善，这正是自然审美所产生的直接效能。自然审美在告诉人们怎样去欣赏自然、热爱自然的同时，也提醒人们怎样去保护自然、美化自然，构建良好的生态环境，以利于人类更好的生存发展。未来自然美欣赏必将在人与自然之间沟通，其理想状态将是人与自然的和谐。

二、社会美

社会美(society beauty)是社会生活中客观存在的社会事物、社会现象的美，包括生活美、生产劳动美、人的美等。

Note:

（一）社会美的内容与特征

1. 社会美的内容 根据不同的审美参照和分类准则，社会美包含以下内容：第一，生产活动、文化活动、政治活动和科学实验活动中的美。第二，物质文明和精神文明的社会活动、社会成果和审美主体的美。第三，实践过程、实践成果（产品）和实践主体的美。第四，生活之美、生产劳动之美和人的美。

2. 社会美的特征 社会美体现在人类的社会实践过程和成果中，凝结了人类的本质力量。

(1) 社会美的内在性：任何称之为社会美的事物都有明确的社会内容，其内容是感染和熏陶人类的灵魂和精髓。各种人与物的外部形态和形式只是表达社会美丰富内容的桥梁和媒介，人们通过这些表现形式和外部形态领悟社会美、欣赏社会美，从中感受到社会劳动者、社会实践过程、社会劳动成果等社会美的精彩内容。

(2) 社会美的社会实践性：社会美存在于人们的生产劳动、社会斗争和人际交往等社会实践中，并受社会实践诸多因素及条件的影响与制约。在各种社会实践中，人们按照社会规律和人类自由创造的本质力量，创建各种形态的社会美，收获和欣赏社会美，满足人们的物质和精神需要。

案 例 导 思

社会美的代表

新冠肺炎疫情发生后，84 岁的钟南山院士，夜驰武汉，掀开病毒的神秘“面纱”；李兰娟院士，年过古稀，奔波在抗疫一线。无数的社区工作者、下沉干部、公安干警与志愿者一道，用血肉之躯筑起一道道健康“堤坝”。在疫情中以身殉职的医务工作者们，他们更是用行动履行了“白衣卫士”和共产党员对人民忠诚的神圣诺言。

请思考：在此社会事件中，“人”的美是如何体现的？

(3) 社会美的社会功利性：社会美始终与社会功利交融在一起，表现为精神的“实用”功利和物质的实用功利，并以物质实用功利为主。劳动产品如电视机，首先以产品的物质功利为前提，满足消费者有用、有利的实用目的，又在此的基础上丰富了人们的生活达到精神功利，给予消费者“实用”的精神享受。

(4) 社会美的阶级性：在阶级社会里，社会美充满了人类历史斗争的痕迹，带有强烈的阶级色彩，分析社会美必须了解时代背景和历史轨迹。由于社会各阶级的政治和经济地位不同，以致对社会美的审美态度、观念、价值取向迥异，对社会美的面貌、尺度和评价标准都烙下了阶级的本性。

(5) 社会美的时代性和民族性：社会美随着社会的发展而不断完善和拓展，展示了鲜明的时代特性和民族个性。我国春秋战国时期以“窈窕淑女”作为美的标准，以致形成了“楚王好细腰，宫中多饿死”的社会现象。盛唐时期又以“丰肌秀骨、高髻肥裙”作为美的最高境界。

（二）社会美的核心是人的美

社会是由人组成的，人是社会实践的主体，是社会美的体现者、创造者和欣赏者。

1. 人的外在美 外在美是人的外观形态的美，可归纳为先天的美和后天的美。先天的美就是“天生丽质”之美丽，后天的美又称“修饰”的美丽，外在美能留下美好的印象和引起愉快的情绪反应，能促进人际沟通和建立和谐的人际关系。护士整洁得体的服饰、优雅的姿态、自然的妆容、亲切的笑容、温暖的语言给患者良好的第一印象，也能为以后的护理实施打下良好基础。

2. 人的内在美 内在美是指人的思想、品德、情操、性格、智慧、才识等内在素质的具体体现。内在美包括人生观、人生理想、思想觉悟、精神意志、道德情操、智慧才能、生活情趣和文化修养等。电影《巴黎圣母院》的敲钟人卡西莫多虽然相貌奇丑、衣衫褴褛，但他心灵高洁、敢于斗争，他的丑升华了他的美，给观众留下无尽的美感。人的内在美是可塑的，贵在自我完善，内在美也是塑造护士职业形象美的基础。

Note:

三、艺术美

艺术美(artistic beauty)源于艺术创造,与现实生活密不可分,通过人体感官,触及人之心灵,并能给人以精神影响。

(一) 艺术美的本质与特征

1. 艺术美的本质 艺术之美是艺术家审美意识的集中表现和物态化成果,是创作者通过对现实生活的感悟而产生的。

(1) 以现实生活为创作基础:社会活动实践为艺术创作提供了无尽的素材,现实生活孕育和激发了艺术家的创作激情。著名画家齐白石为实现“为万虫写照,为百鸟传神”,亲自种花、养鱼进行细致观察、揣摩。

(2) 以物态化形式呈现艺术作品:艺术家借助一定的物质媒介,将自己的审美意识与审美创造用物态化的形式表达出来,把主观的审美理想和思想情感融入其中。鲁迅说:“看一件艺术品,表面上看是一幅画,一座雕像,实际是艺术家人格的表现”。

2. 艺术美的特征

(1) 具有典型性:艺术是对生活形象的捕捉、再现与创造,把富有典型意义的个别事物加工成丰富多彩、个性鲜明、具体可感的形象来反映现实生活,这种形象所显示的生活内容具有深刻的社会意义。油画《父亲》(彩图 6-2),画家以深沉的感情,用巨幅画的形式,借超写实主义(hyperrealism)手法,刻画出勤劳、朴实、善良的老农的形象。

(2) 富有情感性:艺术美是主观情感与客观生活的和谐统一。艺术作品中的情感是艺术家内心的自然流露,并融化于作品形象之中。毛泽东的《卜算子·咏梅》,以梅花的美丽、积极、坚贞比喻新时代革命者的精神,这种情感使人感到真切。这样的艺术美,能给人以力量,激发人们追求美好健康的生活。

(3) 寓于理想化:对美的追求人们有明显的理想化倾向,不断地追求更好、更高的美,如“化蝶”中的爱情绝唱,是人们对忠贞爱情的审美理想;包青天公正不阿的艺术形象,是人们对清廉政治的审美理想。艺术美中的理想化含义还包括通过塑造反面典型,揭示“丑”与“美”,以丑衬美。

(4) 作品的永久性:经典的诗歌、绘画、雕塑、戏剧、建筑等是人类祖先借助艺术作品留下的不朽之作,尤其是能真实反映时代、民族、社会生活和思想感情的作品,更显示了它的永恒魅力与价值。

(二) 艺术美的审美价值与欣赏

艺术美的审美价值主要体现在个人和社会两方面,欣赏艺术美是一个逐步推移、渐次深化的接受过程。

1. 艺术美的审美价值

(1) 对欣赏者个人产生的审美价值:艺术是通过表现形式来唤起感情的,通过作品中诸多美的感受,使欣赏者的感情得到陶冶和升华,促进其去追求更高层次的美。例如,芭蕾舞《天鹅湖》清晰明快的音乐节奏、引人入胜的仙凡意境给欣赏者带来了身临其境的身心愉悦。

(2) 对社会产生的审美价值:富有时代激情、鼓舞人心的艺术作品,震撼人们的心灵,激发人们的情感,增强人们的意志,对社会发展与进步起到积极的推动作用。例如,北京故宫、悉尼歌剧院等举世巨作,体现了艺术家的构思与设计,展现了劳动者的勤劳与勇敢,凝结着艺术家与人民共同创造的智慧。

2. 艺术美的欣赏

(1) 涉及的概念:艺术美的欣赏涉及“意象”和“意境”两个概念。①意象:心理存在和审美的表象系统。“意”与“象”之间是辩证关系,两者结合才有生命力。②意境:透过意象,在主客体交融、物我两忘的基础上,将欣赏者引向一个超越时空、富有意味的境界,如苏州园林、承德避暑山庄的设计就表现了诗情画意般的意境。

(2) 欣赏的过程:艺术作品的欣赏包括观、品、悟。①观:从直观层面上感受和了解作品的一般意

Note:

义，形成不完整或粗浅的印象。②品：根据各自的审美文化、心理意识及生活经验仔细品味，萌发想象，发展意象。③悟：对艺术作品的意象深入后升华为对意境的感悟，受欣赏者文化素养、阅历以及艺术品质量与品位的影响。

(3) 各类艺术的欣赏：各类艺术具有相互关联的属性，在审美特征上既存在共性也具有个性。

1) 语言艺术欣赏：语言与人的感觉、认知、理解力和意识相联系。语言艺术的美是借助语言塑造典型的艺术形象，深刻地反映生活及丰富的情感。艺术家将叙事、传情、绘形、绘色尽收笔底，向读者提供了无限的想象、联想和创造。

2) 听觉艺术欣赏：音乐欣赏包括感受、体验、理解、想象四个过程。感受音乐是捕捉音乐的旋律美感，通过声波信息总体了解作品。体验音乐是借助文字内容寻找音乐的美，领会作品所表达的情感。理解音乐是分析作品所塑造的艺术形象、作品内容和社会意义，并进行更深层次探究。想象音乐是自由地想象与联想，再度升华与创造。例如，《梁山伯与祝英台》运用西洋协奏曲中的奏鸣曲式，吸收了中国戏曲丰富的表现手法，描述了梁、祝二人的真挚爱情和对封建礼教的控诉与鞭笞，反映了人民反封建的思想感情。

3) 视觉艺术欣赏：雕塑、绘画、建筑等归属为视觉艺术。雕塑是运用各种材料创造出具体的作品形象，艺术表现有内容广泛、寓意深长的特点。例如，《断臂的阿芙罗狄德》通过健美妩媚的形体和微微扭转的动势，表现自然超越自然。绘画的艺术形象是寓神于形，以神写形，如徐悲鸿的《群马图》(彩图 6-3) 创作于 1940 年，作者借这幅奔马图抒发自己对国家、对民族的希望，以及对抗日战争必胜的信念。

四、科学美

科学美（science beauty）是审美者的科学素养、审美水平达到较高层次，理论思维与审美意识交融、渗透时才能产生的一种美。

（一）科学美的本质与特征

科学美是一种内在的以和谐为表现方式的美。物理学家爱因斯坦称“科学美”为“思想领域最高的神韵”。

1. 科学美的本质 科学美是人类在探索、发现自然规律过程中所创作的成果或形式。科学美表现了科学家对自然界客观规律的认识，也反映了科学家的能动创造性。

2. 科学美的特征 根据科学理论的审美实践，科学美具有以下四个特征：

(1) 真理性：科学的真理性来源于揭示事物的本质属性和发展规律。19 世纪末，德国地质学家阿尔弗雷德·魏格纳（Alfred Lothar Wegener）通过对地图和地貌的观察，设想大西洋两岸的非洲大陆和南美洲大陆原来是相连在一起的，由于地壳运动而导致水平漂移，这一设想被当时讥为“大诗人的梦”。可是 20 世纪 50 年代古地磁学的新发现证实了魏格纳设想，这也堪称为“美寻真”的精彩例证之一。

(2) 简洁性：科学美的简洁性特征，来自科学理论的简明、精练。数学家欧几里得的几何学可以说是这种简洁美的典范，它从六组原始概念，五组 20 条公理出发，演绎出整个几何学体系，人们在惊叹如此简洁的公理中竟然蕴含着如此丰富的内涵的同时，就会产生一种审美的快感。护理操作技能也充分体现了科学美的简洁性，动作的设计不仅包含着科学的理论依据，而且简洁、大方、自然的操作步骤给人以美的感受。

(3) 和谐性：“美是和谐”的观点是古希腊美学家毕达哥拉斯（Pythagoras）提出的，他用这个观点解释了宇宙的构成和宇宙的美。和谐性是科学美感表现最为广泛的特征，在护理工作中科学美的和谐性表达形式有多种，如危重患者的抢救中医护人员的默契配合，开展优质护理活动时和谐护患关系的构建等。

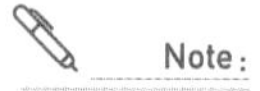

(4) 对称性：科学的对称性不仅表现在一般图形对称上，还表现在更高层次的基本概念和基本定律的对称性。对称与守恒的概念为科学家们开启了宇宙科学之门。在科学美中，对称特征不仅给人以和谐愉悦的形式美感，也具有系统功能上的需要，因此自然而然地成为科学美的特征之一。

（二）科学美的表现形式与鉴赏

科学研究的过程、结果、成果等都会以一定的形式表现出来。不同的鉴赏者通过对科学美的感受、理解、评判和审视，获得不同的美感享受。

1. 科学美表现形式 科学研究中产生的概念、学说以及物质世界运动变化的规律，都是以一定的形式表现出来的。从不同的角度审视，科学美的表现形式分为三个方面。①科学的层次美：是最基本的一个表现形式。自然界中各种物质以层次分明的系统方式，按自身的规律产生、发展和消亡。②科学的结构美：结构美与结构的功能密切相关，人们掌握了各种物质的结构和功能而创造各式各样的人类所需的人造结构，如模仿飞鸟、游鱼的结构制造了飞机、轮船等。③科学的模型美：科学模型美的形式有实物模型和思维模型，从科学角度来看它们都充分体现出真与美的统一，呈现出人类智慧的创造力。

2. 科学美的鉴赏 美蕴含在科学理论形成过程和理论阐释的形式中，要真正欣赏这种美，需要科学鉴赏力。科学鉴赏力（scientific taste）是指一个人对科学美的感受、理解、评判和审视能力，需要培养和长期的实践才能形成。

（1）美与数学：数学美具有和谐、统一、有序、对称、匀称等特征，科学美在数学上常常以一些美妙的比例来体现。著名画家、雕塑家达·芬奇（Leonardo Da Vinci）把数学视为真理的标准和体系，他在《论绘画》的著作中使用了"神妙的比"这个词。他认为，绘画、雕塑、建筑的美感完全可以建立在各部分之间神妙的比例关系上，协调的比例可引起观众如痴如醉的美感效果。

（2）美与天文：几千年的历史证明，科学受到文化背景的影响，科学史上有名的"地圆说"就是一个例证。中国古代没有清晰的地圆观，而有"天圆地方"之说，可见东西方的审美视差，造成了不同科学观念。15 世纪，郑和七次下西洋，未完成重大的航海突破——"环球航海"。100 多年后西班牙航海家麦哲伦的船队实现了这一壮举，这是西方对宇宙的不同美学观念的直接结果。

（3）美与物理：物理学家伽利略是物理学中数学实验方法的奠基者，他的数学实验方法是在研究对象中找出一些可以度量的因素，并将假说进行量化。由于数学有连贯性和清晰性的美学特点，因此数学化了的假说也具备了这些特点。牛顿在寻找宇宙万物运动的原因时，用分析的方法界定了"力"的概念，得到了力的三个简单定律，又用归纳法构筑出万有引力的概念，不仅完美地解释了各种天体现象，而且充分证明了天体运动和地面上的运动同处于一个巨大的数学和谐之中。牛顿力学体系的美，不仅体现在它的"真"上，也集中地体现在它的定义、法则、定律的严密逻辑结构上，再一次证明了科学之美。

第四节 护士的美学实践——从爱美之心到爱美之行

一、护士的人生美

（一）职业形象美

护士专业形象（nurse's professional image）是指护士在护理专业活动中所体现出来的仪表、言行、内在素养和专业能力等综合形象，是内在美与外在美的完美结合。护士被称为"白衣天使"，这不仅是社会对护士的赞颂，也是人们在患病需要健康帮助时对护士的期望。美好的护士形象可以使护理对象产生愉悦的心情，获得良好生理、心理效应，而且能达到治疗和康复的最佳效果。

护士专业形象随着护理学与社会的发展而不断变化和丰富。在人类社会早期，老弱病残照顾者以崇高的母亲形象得到了社会的尊重和认可，成为护理职业的雏形；而在中世纪，护理人员被社会和民众视为地位低下的仆人形象；19 世纪中叶，南丁格尔开创了科学的护理事业，标志着护理专业化的开始。在克里米亚战争中，南丁格尔以崇高的献身精神、善良的心灵、渊博的知识救护了大批伤病员，

Note:

在世人面前塑造了崭新的“白衣天使”形象。一百多年来，随着医学模式和人们健康观念的转变，护理专业服务领域的不断扩大，护士被赋予了高尚品德修养、精湛专业能力、完善知识结构和优美精神风貌的专业形象。

（二）职业道德美

职业道德是从事一定职业的人们在其特定工作和劳动中的行为规范。它是在人们的职业实践活动中逐步形成的，由于特定的职业不仅要求人们具备特定的知识和技能，而且在这个知识和技能的施行过程中必须遵守一定的规范和誓约。职业道德的基本要求是热爱工作，忠于职守，钻研业务。

（三）职业情操美

情操通常是指人们在生活中所表现出来的行为方式的总称，亦称节操。情操美表现为在社会活动中通过人生实践把自己的道德审美理想凝结在生命活动的过程之中。构成情操美的品性元素主要有善良、友爱、同情、正义和勇敢。

1. 善良 培根在论人生中，把善良定义为一种利人的品德，并认为这是人类一切精神和品德中最伟大的一种。善良是衡量一个人的价值所在，一个人的真正财富，是他在这个世界上为社会为他人所做的奉献。中国现代科学护理事业的奠基人之一、南丁格尔奖获得者黎秀芳就是一位善良的“人间天使”。

案例导思

善良的“人间天使”黎秀芳

黎秀芳女士是第36届南丁格尔奖章获得者。她早年毕业于南京国立中央高级护士学校，先后担任过兰州中央医院护理部副主任、西北医院高级护校校长和兰州军区军医学校副校长等职。20世纪50年代初，黎秀芳提出了护士要有善良之心，实行“保护性医疗制度”，不能在语言、动作上给患者以恶性刺激；她将一块“走路轻、说话轻、关门轻、操作轻”的牌子，挂在了医院洁白的走廊里，这块凝聚着善良爱心的“四轻”牌子，从此挂在了中国大陆的每一所医院。黎秀芳和她的同事们还创造性地提出了“三级护理”“三查七对”等护理理论和制度，奠定了中国现代科学护理的基础。她在中国西北地区工作了66年，一生节俭，悄悄捐款20多万元人民币，帮助孤残儿童治病疗伤。临终前，她又将平生积攒的80万元人民币，捐献给了兰州军区总医院。

请思考：为什么说善良是人类一切精神和品德中最伟大的一种？护理实践中如何展示你对真、善、美的追求？

善良是后天形成和造就的，是一个类似习惯那样积累而成的。在社会实践中，只要注意培养自己善良的品性，坚持“勿以恶小而为之，勿以善小而不为”，从个人做起，从现在做起，就能逐渐形成善良的品质。护士救死扶伤、关爱生命是善良，给予患者一个甜甜的微笑同样也是善良。

2. 友爱 友爱是人生对博爱的一种追求。友爱包括友谊，却又不局限于朋友之爱；友爱也包括爱情，却比爱情更博大和宽广。可以说友爱是涵盖万象的爱，是相互理解信任，是相互支持帮助，是在交往过程中自然流露出的亲切情感。

人类的生活实践表明，友爱之所以值得推崇，是因为它以最少功利的色彩，给人以最无私的帮助。应当明白，友爱不仅表现在慷慨而无私地援助由于某种灾难而处于不幸中的人，也不只表现在为拯救生命而勇敢出手，而是更多地表现在日常生活中的举手之劳上，譬如学会宽容，鼓励遭受疾病折磨的患者扬起生命的风帆等。

3. 同情 同情是架起人与人之间沟通与理解的桥梁。一个人心灵的痛苦比肉体的痛苦更加难以忍受，而同情心则总能抚慰着心灵的隐痛，所以在许多情形下，同情心不仅能帮助别人，而且也能使自我价值得以印证和实现。如果护士能以自己的同情心减轻或消除一个生命的痛苦，甚至拯救一个

Note:

绝望的生命，这正是自我价值的体现。

4. 正义　从人类文明史的发展中考察，正义几乎被视为人生最基本的要素，它是情操美建构中最重要的一块基石。正义是一个民族千百年来自强自立的根本，也是一个人坚强面对逆境，渡过难关的心理支柱。而且，这一正义的力量还能衍生出诸如坚定、顽强、不屈不挠之类的其他品性。孟子曾对这一正义的情操做过如下具体的描述："富贵不能淫，贫贱不能移，威武不能屈，此之谓大丈夫。"正义的精神力量是强大的，它能唤醒人们的良知，唤醒社会的公众舆论，从而赢得普遍的人心。

5. 勇敢　勇敢作为生命的力度使人生充满着进取、抗争和奋进之美。勇敢体现着人类为自身的生存和发展而英勇献身的精神。它不仅表现在保卫国家和民族利益的正义战斗中，还表现在人类文化、科学、艺术的发明和创造中，表现在一切追求真理和社会进步的事业中。钟南山是中国工程院院士，著名呼吸病学专家。新冠肺炎疫情发生后，当时已经 84 岁的钟南山院士"逆行"坐上了去武汉的列车。他强调严格防控，领导撰写新冠肺炎诊疗方案，在疫情防控、重症救治、科研攻关等方面做出了杰出贡献。武汉市金银潭医院，是新冠肺炎疫情防控阻击战中众人皆知的标志性地点。院长张定宇，在身患重疾的情况下勇敢地冲锋在前，身先士卒，夜以继日地在疫情一线"战斗"。他们用自己的行动诠释了"勇敢"。

（四）护士气质美

气质美是一个人的精神状态、个性品质、文化修养、生活习惯、道德审美情趣等动态的综合呈现。人的气质作为一种稳定的心理特性，与遗传有关，而更重要的构成部分，是气质后天的社会特性。

就先天获得的气质类型而言，没有善恶、美丑之分。在这些不同的气质类型中，可以发现性格孤傲者，其气质可以是孤芳自赏，也可以是出类拔萃；性格软弱者，其气质可以是优柔寡断，也可以是谨慎稳妥；性格强悍者，其性格可以是粗暴武断，也可以是大度粗犷；性格文静者，其气质可以是谨小慎微，也可以是淡雅恬适。气质美作为人类遵循美的规律来塑造"自我"，从而达到自我完善的一种风采，无疑是人们非常关注的一个审美范畴。气质美是人的人性、德性和情操美的完美结合，气质美涉及到个体深层的品质，带有一种自发力和亲切力，表现为自尊自信、善良正直、诚实慎独、乐观豁达、谦和宽容、善解人意等。

护士是护理活动的主体，护士的基本职责是为人类的健康服务，救死扶伤的品性基础是道德修养，护士只有具备真挚稳固的道德修养才会具有爱心，才能以患者的需要为己任，向患者倾注细腻情感，设身处地替患者着想，使护理工作达到真、善、美的统一。确切地说，护士的气质美同样是由德性和情操美所决定的，可表现为情绪稳定、精神饱满、思维敏捷、反应灵敏、温柔善良、谦虚谨慎、稳妥负责、遵章守纪。南丁格尔曾经说过："护士其实就是没有翅膀的天使，是真、善、美的化身。"天使就是护士气质美的象征。

二、护士的审美实践

（一）医疗环境美

1. 医疗环境的涵义　医疗环境（health care environment）是指一个经过特殊设计而具有治疗意义的环境。环境中的布局、色彩、光线、温度、湿度以及所进行的相关活动、人际互动都是经过审慎规划和合理安排的，患者从中可获得协助，学到问题解决和应对的方法，达到恢复健康和促进健康的目的。

2. 医疗环境的范畴

（1）物理环境：医院的物理环境必须是安全与舒适的。例如，建筑物、防火、用电等设备均需符合国家相关的安全法规。在室温和湿度的调节、空气的清新、光线的柔和、噪声的控制、清洁与卫生等方面让患者感觉舒适。

（2）生物环境：医院环境内散布着许多致病微生物，对患者、家属及医务工作者的健康带来威胁。医院成立院内感染控制小组，建立院内感染监测系统，落实各项控制感染的措施以预防或减少院内感染的发生，确保患者、家属及医务工作者的安全。

Note：
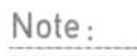

(3) 心理社会环境:医疗环境除满足患者的基本生理需要外,还要同时关注患者在心理和社会方面的需要。第一,让患者及时获得相关信息。实施护理前,应向患者说明目的与步骤,并提供相关指导,避免患者恐惧。第二,使患者拥有隐私环境。护士进入病房前应先敲门,执行护理操作时应记得给予适当的遮盖、拉上围帘和关上房门等。第三,给予个性化的护理。每位患者都有着不同的文化背景、信仰、过去经验及价值观。因此,提供的照护时应以满足患者的个性化需要为原则。第四,给予患者安全与自主的感觉。护理人员需接受、包容患者的行动迟缓、焦虑不安和急躁情绪,从同理心的角度,给予理解和等待。第五,尊重患者的信仰。协助患者在心灵上获得支持与寄托。

3. 医疗环境美的营造

(1) 硬件环境塑造:医疗环境的空间大小、装潢设计、色彩选择、设备便利安全与否等与医务工作者和患者的身心健康密切相关。研究表明,拥挤嘈杂、通风不良、光线昏暗的环境将影响人的情绪平稳度,甚至引发互殴与躁动。因此,空间宽敞、整洁美丽、空气清新、光线柔和,有助于人们情绪平稳,促进精神愉快。适宜的色彩不仅使人感觉舒适,还可以产生一定的医疗效果,如粉红色让人感觉温馨、甜蜜,有助减轻焦虑感,适用于产科、儿科病房的环境布置;浅绿色赋予人们清静、理智感,有助于注意力集中,有条不紊地进行工作,适用于手术室的环境布置;蓝色具有安抚、镇静之功能,适用于重症监护室的环境布置;浅黄色具有温馨和适度兴奋刺激的作用,适用于普通病房的环境布置。

(2) 善用大自然元素:大自然环境中包括动物、植物、水、空气、土壤、石头和春、夏、秋、冬四季变换等,这些都与健康息息相关,可以作为治疗工具。对于身心障碍、精神疾病患者等接受景观治疗和园艺治疗后,可以放松心情、舒缓压力。因此,可用植物、盆景和带有金鱼的鱼缸等装点病房,让个体接触大自然的景物,帮助患者肌肉放松、减轻恐惧感和焦虑感。在条件允许的前提下,医护人员还可鼓励患者在家人的陪同下,走出户外,在庭院中漫步,感受大自然的气息,在大自然中"放松""放开""放下""放空",找回童真的自我。

(3) 多元性互动:互动关系是指个体与环境相互影响的关系。例如,播放怀旧音乐,让老年认知障碍的患者随着环境中熟悉的音乐拍打节奏,沉浸在优美的旋律与旧日时光的回忆中,呈现忘我的境界;清晨,为抑郁症患者播放进行乐曲,可激励患者的起床动机,增添活动的动力。

(二)专业技能美

1. 专业技能的内涵 专业技能是护理实践中极为重要的部分。护理人员在执行技能操作时,不仅在技术层面做到正确、迅速、安全地实施操作,帮助患者减轻痛苦和增进健康,还要在表达层面与患者进行有效的沟通,以语言表达对患者的关爱,给予患者希望和信心。

2. 专业技能的特点 华生指出护理专业的核心价值是关怀,分别由"操作性活动"和"表达性活动"加以体现。"操作性活动"是指技术层面的实际专业操作,"表达性活动"是指表达层面的情感鼓励与支持。

例如,在"营养与饮食"护理中,护理人员以保证营养供应、维护患者健康为护理目标,制订护理计划。操作性活动:评估影响患者进食的因素(如牙齿和口腔黏膜的完整性、消化系统功能、目前体重的增减状况,治疗副作用引起的食欲不振、恶心呕吐、腹泻以及焦虑和恐惧等);正确实施相关护理(如进餐前给予患者口腔护理、洗手、提供良好的进餐环境、餐具精美、食品清洁、营养均衡等)。表达性活动:给予健康指导,使患者了解饮食与健康的关系,维持最佳进食状态,安排家属陪同进餐等。

又如,在"静脉输液"技能操作时,操作性活动有评估患者的年龄、病情、意识状态及营养状况、心理状态及配合程度,穿刺部位的皮肤、血管状况及肢体活动度;操作中严格执行无菌操作及查对制度,正确配制药液,选择合适的静脉穿刺,根据患者的病情、年龄、药物性质及心、肺、肾功能调节滴速,输液过程中加强巡视,观察输液反应和输液部位的情况,及时处理输液故障等。表达性活动:给予礼貌称呼、征求输液部位的选择、给予健康指导,使患者了解输液的意义、药物的作用、不可自行调节滴速的原因等。告知患者输液过程中如有不适,及时使用呼叫器。

Note:

3. 实现护理人员的专业技能美

(1) 将美学知识融入技能操作中：专业技能是落实护理的重要方式。为患者实施技能操作时，要从秩序性、规律性、对称性、和谐性、完美性等审美要求进行把握，体现技能操作的科学性和艺术性。实施有创技能操作时，护士要在保证护理效果的前提下，选择损伤性最小的方法以体现对患者的关爱和对护理审美的追求。同时在操作过程中，护士要注重自身姿势和动作的舒展，特别是手的动作应轻、柔、稳、准、快慢适当、有条不紊。加强和患者及家属的沟通，赢得患者及家属的支持和信赖。注意操作后用物的正确处理和周围环境的整洁与美观，体现出护理工作的完整性和护士良好的职业修养。

案例导思

护理是科学，是艺术

2021年，中国大学生医学技术技能大赛增设了护理学专业赛道，比赛按照人的生命周期，内容涵盖内、外、妇、儿、急救、老年、健康评估、健康教育等考点及相关知识，要求选手们积极思考，展现优秀的知识应用、临床思维、分析和解决问题、团队合作、应急处置、健康教育和人文关怀能力，从而体现护理专业的精湛技术和服务艺术，淋漓尽致地展现护理的科学性、人文性与艺术性。

请思考：如何将美学知识融入技能操作中，展现护理的科学性、人文性与艺术性？

提示：建设健康中国战略背景下，强化医学生的“五术”培养：救死扶伤的道术、心中有爱的仁术、知识扎实的学术、本领过硬的技术、方法科学的艺术。

(2) 进行角色扮演体验患者感受：护士应设身处地体验接受护理操作时患者的感受，于同理中体会专业技能美的重要性，如用角色扮演法体验在寒冷的季节使用便盆，冰冷的便器和室温对机体的刺激，身体姿势的摆放，对环境隐私的要求，排泄后，给予局部清洁和洗手，以及护理人员操作时的态度等。又如，体验静脉输液过程中进餐和如厕的感受；体验耳聋、眼花，采用被迫卧位时的感受等。护理人员体验了患者的角色，方能深刻领会技能操作美的重要意义。

（吴 明　张涌静）

本章小结

护理美学是将美学的基本理论应用于护理实践的一门新兴学科。本章介绍了美的产生和发展，美学和护理美学的基本概念及内涵，护士美育和审美修养；同时对美的形式、基本范畴和美的基本形态进行了阐述。在此基础上，重点探讨了如何运用美学知识和审美理念去塑造护士的职业形象美，培育护士的职业道德美、职业情操美和气质美，营造医疗环境美和展示专业技能美。护理人员应将审美理念根植于护理实践之中，创造护士的专业人生美。

思考题

1. “美育应渗透到社会生活的各个方面，并将伴随人的一生”，你是怎样理解其内涵的？
2. 分析情操美的品性构成，试谈护士如何在情操美的塑造中拥有人生的气质美。
3. 结合本章知识谈谈你眼中的护理美。
4. 如何将形式美的因素和规律与护理活动进行有机结合？
5. 自然美、社会美、艺术美和科学美有哪些审美特征？
6. 熟悉社会美的内涵，探讨护理专业如何体现社会美？并举例说明社会美及对你的影响。

Note：

反思日记

1. 心理学家指出一个严峻事实：当代大学生大脑两半球功能的严重失调。因为左半球是掌管人的理性思维能力，而右半球则负责情感和想象力。由于认知活动的空前发展使得左半球成了所谓的“优势半球”，而右半球则遭到了明显的冷落和压制。要改善这种情况，美学大有用武之地。请就如何通过审美教育，将美学精神引入大学生的日常生活，提升大脑右半球的功能，畅谈你的想法。

2. 李春燕，一个平凡的女子，毕业于贵州省黎平卫校，现就职于贵州省从江县雍里乡大塘村卫生室，被评为2005年度“感动中国”年度人物。她的颁奖词是“没有翅膀的天使”。请搜索她的先进事迹，思考社会美的核心内涵。

案例分析

案例1 某患儿因发热于某医院急诊科进行输液治疗，由于对输液的恐惧，一直哭闹不止，无法配合治疗。护士小刘来到患儿身边，蹲下身，轻声安慰其不要害怕，并拿出玩具转移患儿的注意力，逐渐使患儿紧张的情绪得到缓和。接着，护士小刘根据患儿的年龄特点选择合适的穿刺部位，快速成功地建立起静脉通路，依据药物种类调节适合的输液速度，并对其家属进行用药指导和健康教育。在操作过程中，护士动作轻柔流畅、语言准确得体、态度关切和蔼，得到患儿家属的肯定与好评。

请分析：本案例中刘护士的成功之处在哪里？本案例从哪些方面展现出护理活动中的美？

案例2 2011年7月27日18时，重庆某县人民医院护士余老师途经某路口时，发现附近民众从河中救起一名溺水老人，将其放置在河边，不知如何施救。身为一名护士，余老师学习过急救常识，她立即双腿跪地，俯下身口对口为溺水者做人工呼吸和胸外心脏按压，持续时间4分钟以上，直至医院救护人员赶到现场。

这位原本平凡的“90后”女孩的事迹被报道后被誉为重庆“最美女孩”，在表彰大会上她说：“有人称我为英雄，有人说我是‘最美女孩’。其实，我什么也不是，救人是出于对生命的尊重”。

请分析：“最美女孩”的美属于美的范畴中哪一类？这种美与现代青年流行“酷”有什么区别？她为什么说“我什么也不是”？

Note:

URSING

第七章

护士的人际关系修养——编织和谐社会的“纽带”

07章　数字内容

学习目标

知识目标：

1. 掌握人际交往的原则及建立良好人际关系包括护患关系、医护关系及护际关系的策略。
2. 熟悉人际关系的概念、特征及功能，熟悉护患关系的性质、发展过程及影响因素。
3. 了解人际关系的基本理论及中华传统美德在人际关系中的作用。

能力目标：

1. 能运用人际交往的知识与家人、同学及同事等建立并保持良好的关系。
2. 能从利他主义的角度出发，与患者建立信任、关怀性关系，构建和谐氛围。

素质目标：

具有良好的人际关系意识和能力，主动构建并维护各种人际关系，提升自身幸福感，并促进患者身心健康。

【关键概念】 人际关系　人际关系特征　护患关系　医患关系　护际关系

导入情境与思考

某资深护理部主任有天上班时接到电话，来电者自称是她30年前护理过的一个患者，要请她喝茶，表达感谢。护理部主任感到有些疑惑。见面后，这位先生告诉她，“30年前，我因外伤骨折在你们医院住过院。当时，你护理过我。我对你的印象特别深。你不像其他护士，除了给我打针、换床单，还主动跟我聊天，问我有什么不方便的，并尽量帮助我；你对我和其他患者在称呼上也很尊重。当我不方便下床解大便的时候，你把便盆给我放好，等我解完后又默默把便盆拿走。我感到不好意思，你却十分自然地说，这有什么关系！我是护士，帮助你是我的职责。”

这位先生的造访让护理部主任深有感触，没想到做了职责范围内的事，却让他记住几十年。

请思考：

1. 资深护理部主任为什么被患者铭记、受到尊重和感谢？
2. 这事对今后你在工作中与服务对象建立良好的关系有何启示？
3. 为建立良好的人际关系，拥有成功的事业和幸福的人生，你认为还需要加强哪方面的学习？

人际关系的触角无处不在，人类社会发展史就是一部人类社会交往史，一部人际关系史。美国著名人际关系学大师戴尔·卡耐基（Dale Carnegie）说过，无论你从事何种工作，只要你学会处理人际关系，你就在成功的路上走了85%的路程。“路漫漫其修远兮，吾将上下而求索”。护理的服务对象是人，护士的漫漫求索之路一定包括对正确处理人际关系的学习和探讨。打开人际关系的大门，了解人际交往的理论知识，把握建立与发展良好人际关系的策略，将有利于建立和谐的护患关系，让护理人员在成功的路上走得更顺、更远。

第一节 人际关系概述——人情练达即文章

人类的进化与生存是以群体的形式发展和存在的。在社会生活中，每个人都生活在与他人共同组成的社会之中，不可避免地与自然、与他人和社会发生联系，正如我国古代荀子所言“人生不能无群”，在这个“群”中，必然存在“人际关系”。

一、人际关系概述

（一）人际关系的概念与特征

1. 人际关系的概念 人际关系（interpersonal relationship）是指人与人之间在交往过程中产生的情感上的关系和心理上的距离，反映个体或群体寻求满足其社会需要的心理状态。人际关系是一个多层次、多向度、极其复杂的网络系统。对于人际关系结构类型的划分，目前学术界有多种方法和标准，使用比较多的主要包括：宏观上划分为经济关系、政治关系、法律关系、伦理关系、道德关系、宗教关系等；微观上划分为血缘关系、地缘关系、业缘关系、学缘关系、事缘关系、趣缘关系等。

2. 人际关系的特征 人际关系经过漫长的发展，形成了一些基本特征，主要体现在以下几个方面：

（1）社会性：人是社会的产物，社会性是人际关系的基本特点。社会性是指通过人的社会关系表现出来的属性，是人际关系的本质属性；它把人的群体关系与动物的群体关系区别开来，把社会与自然界区别开来。人际关系的社会性，体现在人类繁衍自然形成的家族关系与人们在赖以生存的劳动过程中结成的相互依存的社会关系，这种生存发展的自然属性形成了人的社会性。现代社会人与人之间的交往更为频繁、更为迫切，交往内容更为丰富，社会的依存性表现得更为显著，社会性也体现得更为明显。

Note：

⑵ 复杂性:人际关系是多方面不断变化的因素组合而成的,具有高度个性化和以心理活动为基础的特点。每个社会个体在现实生活中都扮演着不同的人际角色,根据交往对象的不同随时变化着角色身份,这种不同人际角色的变化,众多复杂的心理和社会因素致使人际关系呈现出复杂性的特征。

⑶ 多重性:受时间、地点、人物、环境、场景、方式等因素的影响,构成了人际关系的多重性。每个人都是一个多重角色的集合,在同一时期或不同时期同时扮演着多种角色,这种角色的多样性决定了人际关系的多重性。每一种人际关系的形成都是客观的、多重的。

⑷ 多变性:人际关系随着年龄、环境、条件的变化而不断发展变化,这决定了人际关系的多变性。首先,人际交往是在一定社会环境中的交往,社会环境的构成因素无时无刻不在变化中,如政治因素、经济因素、文化因素、道德因素、习俗因素、科技因素等,这些因素发生变化时,人际关系也会随之发生变化。其次,人际交往的双方都是能动的主体,人际关系会随着交往主体的态度、行为、年龄、环境、条件的变化而变化,从而适应当时的情境,以达成有效的人际交往。

⑸ 目的性:人们为了各自的目的和需要,与各种各样的人进行交往,保持一定的联系,以实现自己的目的。这些目的或是兴趣爱好,或是事业情感,无论出于何种目的,构成了人际关系的目的性。在人际关系的建立和发展过程中,均具有不同程度的目的性。随着市场经济的推进,人际关系的目的性更为突出。

(二) 人际关系的功能

人际关系的功能,是指人际关系对社会及社会个体显示出的影响和作用。在现代社会中,人际关系已经成为影响个体和社会的重要因素。

1. 发展自我意识　自我意识是人对自己身心状态及对自身与客观世界的关系的意识,包括自我身心状态的认识;对自己肢体活动状态的认识;对自己思维、情感、意志等心理活动的认识等。健全的自我意识是在人际关系中形成和发展的,个体需要通过人际关系,从周围人对自己的喜爱与厌恶、悦纳与排拒等态度中体验到自尊与自卑、自爱与自贱等自我情感,从而完善自我认知,建立发展良好的自我意识。

2. 促进个体社会化　个体通过社会环境、社会关系及人与人之间的不断交往获得社会性刺激,从而保证个体社会性意识的形成与发展。通过人际关系与他人交换意见、思想及感觉等,个体才能掌握特定社会环境的语言,增加个体的社会经验及能力,接受并履行相应的社会行为规范,促进个体社会化。

3. 促进行为改变　人际关系对促进人的行为改变具有重要作用。个体在与他人的交往过程中,为了得到他人的认同,会不由自主地相互模仿,以达成一种社会共同接受的行为,这一过程促进了个体行为向社会认同的行为规范改变。一个人的良好行为会对另一个人起很大的暗示作用,从而促进其行为的改变。

4. 增进身心健康　人际关系与人的身心健康具有密切的关系。通过人际间关系的建立,可以促进人与人之间的情感交流,消除个人的孤独、焦虑、忧伤等情绪,维护正常的精神心理健康。心理学家对退休老年人进行研究发现,退休后仍然保持良好人际关系,与人交往较多的老年人更有幸福感,而人际关系不良,与人交往少的老年人更多体验到的是忧伤与孤独。

5. 增强群体合力　人际交往形成的合力是人类生存下来的重要因素。人类的最初阶段,人们以群体的联合力量及集体行动来弥补个体自卫能力的不足并获取生活资料。良好的人际关系能提高团体效率,使团体内部形成比较融洽的群体气氛,增进群体的团结合作,发挥群体的合力,提高工作效率;还可以在个体需要的时候给予支持及帮助,有利于每个人最大限度地发挥自己的能力。

6. 优化社会环境　正常的人际关系对社会心理和社会环境的优化有重要作用。社会心理和社会环境对群体成员的工作、学习状态有很大影响,人与人之间的交往与联系会形成社会心理气氛。在良好的社会心理气氛中,个体健康、合理的心理需要得到满足,从而自觉维护融洽的社会秩序;而不良

Note:

的社会心理气氛,则会使个体感到压抑、痛苦,产生心理障碍,进而产生不利于群体秩序维持的行为,甚至会产生群体或社会危机。

7. 利于信息交流 人们相互联系的重要形式是信息交流。研究表明,除了睡眠的时间外,人们约有 70% 的时间用于相互交往和信息沟通。沟通可以增进人们之间的相互了解,以建立及协调人际关系,促进相互之间吸引及友谊关系的发展。人类社会通过人际关系及沟通,将信息传达给社会中的每个成员,使人们的社会行为保持一致,使社会处于和谐、稳定、有秩序的规范及准则中。

(三)人际关系的影响因素

1. 仪表 仪表是一个人的外在整体形象,对吸引他人的注意有着决定性的作用。在初次见面时,仪表成为评价对方的重要依据,良好的仪表形象往往能给人留下美好的印象,使人产生愿意交往,保持联系的愿望,从而影响人际关系的建立和发展。因此护士的仪表对建立良好的护患关系是至关重要的,护士富于亲和力的仪表,能为良好护患关系的建立打下良好基础。

2. 空间距离 人与人在时空距离上越接近,越容易建立密切的关系。正如俗话说的“远亲不如近邻”。没有时间空间的阻隔,增加了交往的机会,更容易沟通与了解,建立“密切关系”。但这种关系可以是良性的,也可以是恶性的,对于品性好的人可能会建立起更好的“密切关系”,对品性有缺陷的人则可能会恶化其人际关系。

3. 交往频率 人们接触的次数称为交往频率。常言道:“亲戚亲戚,常走就亲,不走就戚”,可见交往频率对人际关系的影响力。交往的次数越多,越容易有共同的经验和话题,产生共同的感受,就越可能建立密切的人际关系。

4. 相似性 交往的双方有相似之处时,容易互相吸引而产生亲密感,并以相似处作为交往的切入点,如年龄、性别、学历、兴趣、爱好、态度、气质等。在人际交往中双方教育水平、经济收入、籍贯、职业、社会地位、宗教信仰、人生观、价值观等方面具有相似性的人们容易相互吸引。

5. 互补性 当交往双方性格等方面的特点需要互补时也会产生强烈的吸引力。互补因素的吸引多发生在交情比较深厚的朋友之间,以及夫妻之间。例如,家庭中支配欲很强的丈夫会与依赖性很强的妻子相处得很和谐,这就是互补因素的影响作用。

6. 个性品质 个性品质是影响人际关系的重要因素。优良的个性品质,如正直、真诚、善良、热情、宽容、幽默、乐于助人等,更具有持久的人际吸引力。仪表可能在人际交往的初期是主要的吸引因素,但随着交往的深入,个性品质的吸引力会增强,而且更为持久。

(四)人际关系与人际沟通的关系

人际关系是人与人之间的关系总和,是一种社会关系;人际沟通是人们在社会活动中进行的人与人之间的信息传递,是一个双向的过程,是一种交流。两者之间既有密切联系又有一定区别。

1. 人际关系与人际沟通关注的侧重点不同 人际关系重点关注的是人与人之间在沟通基础上形成的心理和情感关系,它强调的是一种结果,也就是在人与人之间交往后形成的状态。人际沟通则是将重点放在人与人之间交往的形式和程序,也就是在交往过程中运用了哪些方法、措施,传递了怎样的信息、达到了怎样的效果等,它更关注的是过程和效果。

2. 人际关系是人际沟通的目的和结果,人际沟通是建立人际关系的手段 人际关系是在人际沟通的过程中形成和发展起来的,人际关系的建立需要沟通去帮助实现,任何类型的人际关系都是人际沟通的结果。良好的沟通有利于人际关系的建立,而良好的人际关系也从另一角度反映出人际沟通的效果。

3. 人际沟通和人际关系相互影响、相互促进 良好的人际沟通可以帮助建立良好的人际关系,良好的人际关系又是人际沟通的基础和条件。沟通是一切人际关系建立和发展的前提,是形成和发展人际关系的根本途径,沟通双方关系融洽、气氛和谐将有利于建立良好的人际关系。反之,良好的人际关系又有利于沟通的顺利进行,两者是相互影响、相互促进的关系。

Note:

二、人际关系的基本理论

（一）人际交往的动机

人类的交往活动是一个复杂的过程，人的需求动机不同导致了人际交往的多样性与复杂性。动机是激发、维持、调节人们从事某种活动，并引导活动向目标方向发展的心理过程。正是出于各种动机才有了人际交往和沟通，形成了人际关系。

1. 亲和动机　亲和动机出于人的本能，是人类长期进化形成的一种集群习性。对人际交往的需要是人类的本性，人的亲和动机使人们愿意交往并形成群体，群体的存在可以满足人们诸多的心理需求。荀子说：“人，力不若牛，走不若马，而牛马为用，何也？曰：人能群，彼不能群也。”人之所以为“人”，就在于人能“群”。美国心理学家亚伯拉罕·马斯洛（Abraham H. Maslow）的需要层次理论（hierarchy of need theory）强调了群体归属需要在人基本需求中的重要地位。这种本能使个人觉得只有与他人保持正常的人际交往才有安全感，每个个体都自觉或不自觉地要与他人亲近、交往，这就是亲和动机。

在医疗服务工作中，患者往往在身体不适的时候特别渴望与人亲近，希望能向他人尤其是医护人员倾诉，这种倾诉不仅是解除疾病痛苦的需要，更是为了满足心理上与他人亲近、得到同情并有人陪伴的亲和动机。

2. 成就动机　是指个人专注于自己认为重要的工作，并倾力做好这一工作的心理倾向。每个人都有显示自我，创造性地完成工作任务的愿望，希望在同类群体中成为优秀的人物。个体往往通过自身与他人的比较来确定自身的价值，评价自己的成就。心理学认为个体的能力评价、体验，直到人格特征的形成，均是通过与他人的能力的比较而实现的，是一个“社会比较过程”。这个对自身价值比较的过程就是成就动机。一个人或一个组织要想实现自己的目标，就会表现出强烈的成功欲望，有了这样的成就动机就会为实现目标而努力工作。

3. 赞许动机　指交往的目的是能得到对方的鼓励和称赞，从而获得心理上的满足。这种动机实际上是一种希望得到他人或组织的认同、称赞、尊重的需要。心理学研究发现，人总是通过与他人的交往来增加对自己的认识，是个人借助于自己的言语行动向他人表现自己，希望给他人一个可接受的角色形象，同时也希望对方做出相应的回报。如果一个人不为他人或组织所了解、得不到赞许，就容易产生自卑感，缺乏自信，不愿与他人交往，甚至产生敌对的情绪和行为。

及时恰当地运用赞许动机有益于开展人际沟通，加强人际关系，如护士在工作中及时地称赞患者或患者家属的配合，在今后的护理工作中就可能得到更多的支持。

（二）人际交往的需求

心理学家舒茨（W. Schutz）提出了人际需要的三维理论，并提出了三种基本的人际需要，即包容的需求、控制的需求、情感的需求。

1. 包容的需求　是指个人希望通过与人交往，得到接纳，建立和谐关系。表现出的行为特点是积极交往、参与、融合、相属。如果个人缺乏这种需求或动机，则表现为在人际交往中退缩、孤立、排斥和忽视。

2. 控制的需求　是指个人希望通过权力或权威与别人建立和维持良好的人际关系。其行为特征是运用权力和权威去积极影响、支配和超越他人。缺乏这种需求或动机的人表现为顺从，受人支配、追随别人。

3. 情感的需求　是指个人希望在感情上与别人建立良好的关系。行为表现是对他人亲密、友好、热心、照顾等。缺乏这种需求或动机的个人则表现为对他人冷淡、厌恶和憎恨。

舒茨认为上述三种基本的人际需要都可以转化为行为动机，使个体产生行为倾向，在表现三种基本的人际需要时又有主动和被动的区分，于是个体的人际关系行为倾向就可以划分为六种（表7-1）。

Note：

表7-1 人际关系行为倾向

行为倾向需要	主动性	被动性
包容需要	主动与他人交往	期待与他人交往
支配需要	支配他人	期待他人支配
情感需要	主动表示友好	期待他人情感表达

根据这种人际关系行为倾向，一个包容动机很强，同时又主动的人必然是个外向性格的人，他喜欢与人交往，积极参加各种活动；如果他同时又是一个情感动机很强的人，不仅喜欢与人交往，而且还会关心、同情、爱护别人，这样的人会受到大家的爱戴，建立起良好的人际关系。

（三）人际认知理论

1. 人际认知的概念 认知是指人的认识活动，人际认知（interpersonal cognition）则是指个体推测与判断他人的心理状态、动机或意向的过程，包括对他人的仪态表情、心理状态、思想性格、人际关系等方面的认知。人与人之间正是通过相互认知而实现各种交往和互动的。

2. 人际认知的特征

（1）知觉信息的选择性：在人际交往过程中，每个人时刻向他人传递着自己的信息，如仪表、神态、言语、能力、行为等。但交往对象并不接受对方的所有信息，而是选择性地接受某些特质。不同的社会文化环境，会形成不同的人际认知的选择特征。例如，中国人较重视伦理道德方面的评价，在人际交往中，与“善良诚朴—阴险浮夸”等有关的行为举止易被感知，并在评价中起关键作用；而西方文化中，与“热情—冷淡”有关的举止则在人际关系中起核心作用。

（2）认知行为的互动性：人际认知是认知者和被认知者之间的互动过程。在认知过程中，被认知者不是被动地等待被感知，而是通过对自己的修饰、言谈、举止的选择，来改变认知者对自己的印象，赢得他人的好感。例如，护士在与服务对象的人际交往中，通过仪表、言词、动作、表情等方面的修饰给服务对象留下良好的印象，从而达到调节护患关系的作用。

（3）印象形成的片面性：个人对他人的总体印象是在有限的信息基础上形成的。在人际交往过程中，双方的认知会受许多复杂因素的影响，如主观感受、环境、文化背景、当时的心理状态等，人们常只从某些方面来看待或评价认知对象，这就造成印象形成的片面性。

3. 人际认知的内容

（1）自我认知（self-consciousness）：是人在社会实践中对自己的生理、心理、社会活动以及对自己与周围事物的关系进行认知。自我认知的过程是通过社会生活的实践与体验，从社会交往中认识自己，使自己适应社会环境，建立良好的人际关系，包括自我观察、自我体验、自我感知、自我评价等。所谓“人贵有自知之明”的说法就是告诉人们要学会自我认知。

（2）他人认知（others-consciousness）：社会交往中，认知主体和客体在认识互动中凭借认知要素来认识对方，自己对交往对象做出的全面判断即是对他人的认知，包括对他人情感认知、情绪认知、能力认知和倾向认知等。

由于人心理和行为的复杂性，内心情感与外表和行动往往存在一定差异，对他人认知有时会存在一定的偏差，常言所说的“知人知面不知心”，从一定程度上说明了对他人认知的困难。

（3）人际环境认知（interpersonal environment consciousness）：指对自身交往的小环境进行有目的的观察，包括自己与他人的关系以及他人与他人之间人际关系的认知等，以此判断自我和他人在群体中的整合性和选择性。人的认知是个相互感知的过程，人们按照自己的动机、价值系统去感知他人，同时观察他人对自己的看法和态度，判断相互之间的关系，并以此来修饰自己的行为，决定如何发展关系。

Note:

对人际环境的正确认知，是处理复杂的人际关系必不可少的内容。《孙子兵法》中“知己知彼，百战不殆”也同样说明,有良好的人际环境认知,才能获得成功。

4. 人际认知效应 社会心理学把人际认知方面具有一定规律性的相互作用称为人际认知效应。人际认知效应是指由于社会心理现象、心理规律的作用,使人在社会认识过程中,对人或事所持有的一些特殊反应。

(1) 首因效应(firs-impression effect):即第一印象效应,是指观察者在首次与对方接触时,根据对方的仪表、打扮、风度、言语、举止等外显行为做出的综合性判断并形成的初次印象。由于首先呈现的信息对后来呈现的信息具有重要的影响,因此称为首因效应。在首因效应中,外表、身材以及言谈举止是主要的影响因素。

首因效应的产生是由于人在接触陌生的交往对象时,注意力的投入完全而充分,因此印象较为深刻;另外,人具有保持认知平衡的心理作用,第一印象一旦建立起来,就会对后续信息的理解产生强烈的定向作用,后继信息很难使其发生根本性的改变,所以最初印象有着高度的稳定性,出现“先入为主”的心理现象。例如,护士在工作中前几次为患者输液都做到一针见血且疼痛不明显,患者会认为这个护士技术不错,后面就算遇到操作不成功时,患者也会认为这是偶然的。

(2) 近因效应(recent-impression effect):在人际认知中因最近或最后获得的信息而对总体印象产生了最大影响的效应称为近因效应。在人际交往中,当原有信息相对模糊时,人们常常会比较重视新的信息,由于新信息的影响而改变之前的某些印象。

(3) 光环效应(halo effect):又称晕轮效应,主要指人际交往中对一个人的某种人格特征形成印象后,依此来推测此人其他方面的特征。光环效应实际上是人际交往过程中个人主观判断的泛化、扩张及定型的结果。在对人的认知过程中,如果一个人的优点或缺点一旦被正负晕轮所扩大,就会导致人际认知的偏差,高估或低估了对方。光环效应根据局部信息形成整体印象,容易出现以偏概全,如人们常常由外表特征推及其他特征,对外表较好的人赋予较多理想的人格品质,“情人眼里出西施”就是典型的光环效应。这也提醒我们,要注意观察事物的客观性和全面性,以免受到光环效应的影响而偏听偏信。

(4) 社会刻板效应(social prejudice effect):是指社会上的一部分成员对于某一类事物或人物持一种固定不变、概括笼统、简单评价的现象。社会刻板现象不是个体现象,而是一种群体现象,反映的是群体的共识;作为心理现象,“刻板”是它的根本特点。例如,社会上许多人认为商人精明、知识分子文质彬彬、女性温柔等。社会刻板效应对人际认知有积极的一面,也有消极的一面。积极作用在于将群体的主要特征典型化,反映了群体的共性,有利于帮助人们对各群体差异的认识,降低社会认知的复杂性,简化认知过程。消极作用表现在对群体的社会刻板印象形成后,会直接影响并左右对该群体中个别成员的个性化认知,抹杀了个性,产生认知偏差。

(5) 先礼效应(first polite effect):是指在人际交往中向交往对象提出批评意见或某种要求时,先用礼貌的语言行为起始,使交往对象容易接受,从而达到自己的目的。先礼是一个给交往对象建立人际认知的过程,能让交往对象感知到这些意见或要求是善意和诚恳的,首先从心理上接纳了对方,当有了这样的认知后也就乐意接受对方的建议了。

(6) 免疫效应(immunity effect):当一个人已经接受并相信某种观点时,则会对相反的观点产生一定的抵抗力,即具有了一定的“免疫力”,这便是免疫效应。

由于人的行为与人际关系的复杂多变,人际认知效应虽然具有一定的规律性,但并不是绝对单一的、不变的。在现实的人际交往中往往可能是多种效应同时作用强化了某种认知,或是相互抵消弱化了之前的某种认知。

(四) 人际吸引理论

1. 人际吸引的含义 人际吸引(interpersonal attraction)也称为人际魅力,是人与人之间产生的彼此注意、欣赏、倾慕等心理上的好感,从而促使人与人之间接近以建立感情的过程。人际吸引是人际交往的第一步,是形成良好人际关系的重要基础。

Note:

2. 人际吸引的过程

(1) 注意(notice):指对某一交往对象进行人际感知后,注意到对方的存在,对其产生了一定的兴趣并加以关注的过程,包含了对交往对象的注意、选择和准备初步沟通等多方面的心理活动。

(2) 认同(approve):指与选择出来的对象更进一步深入地交往,接纳和内化交往对象的行为及表现,并对其给予积极和正面的评价。认同缩短了交往双方的心理距离。

(3) 接纳(accept):指情感上与对方相容,常以喜欢、同情、关心、好感等形式表达与对方的情感联系。这一阶段双方关系的性质开始出现实质性变化,人际关系安全感得到确立,谈话开始涉及自我多方面的情况,并有较深情感卷入。此时,人们会相互提供真实的评价性的反馈信息,提供建议,彼此进行真诚的赞赏和批评。

(4) 交往(association):交往互动是在人际吸引后的必然行动。它不仅反映了人际吸引已经形成,而且是人际吸引进一步发展。交往的初期,双方尽力约束自己,并努力通过行动显示自己的诚意。随着交往的深入,双方的关系便发展到心理上相互依赖阶段,相互的吸引力进一步增强。

3. 人际吸引的规律

(1) 相近吸引:由于时间及空间上的接近而产生的吸引。交往双方由于时间和空间的相近,有交往的便利机会,缩小了彼此的心理距离,容易相互吸引。人处于一个新环境时,一般都会先从自己身边的人开始交流,这就是时空便利而产生的相近吸引。

(2) 相似吸引:因彼此相似或一致的特征而产生的相互吸引。当人们见到具有相同或相似特征的对象时,容易激发好感而产生人际吸引。引起人际吸引的相似点很多,如观点、态度、职业、背景、专业、国籍、民族、经历、出生地、居住地、文化等,乃至共同的身体特征(身高、体重、残疾等)都能在一定条件下不同程度地增加人际吸引。

(3) 相悦吸引:在人际关系中能使人感受到愉快及满足而相互吸引。古语“爱人者,人恒爱之;敬人者,人恒敬之”就说明了这种心理。人都有被人肯定、接纳和认可的需求,当与对方能相悦时就说明受到了接纳和认可,满足了自己的心理需求,进而产生交往的吸引力。

(4) 互补吸引:当双方的个性或需要及满足需要的途径正好成为互补关系时产生的吸引力。互相补偿的范围包括能力特长、人格特征、利益需要、思想观点等。例如,性格急躁型与耐心随和型的人成为好朋友,活泼健谈的人与沉默寡言者结成亲密伙伴等。

(5) 仪表吸引:受首因效应的影响,观察者在首次与对方接触时,基本上是根据对方的仪表、打扮、风度、言语、举止等外显行为来决定好恶的。美好的外表能使人感到轻松愉快,对他人产生吸引力,这就是仪表吸引。美好的仪表还能产生晕轮效应,人会情不自禁对美貌者做出积极的判定,也同样产生很强的吸引力。

(6) 敬仰吸引:是指一个人在能力、特长、品质等某些方面比较突出,或者社会知名度较高而引起他人的敬慕,产生的人际吸引。例如,护理事业的创始人南丁格尔因为她优秀的品质赢得了世人的敬仰,吸引了无数后人追随她为护理事业而奋斗。

了解人际吸引的主要规律,可以帮助护士在生活工作中选择合适的交往对象,调整人际交往的方式,充分利用自身的优势,扬长避短,增强自己的人格魅力,提高自身的人际吸引力,更好地与他人交往。

实践活动

“试试你的吸引力”

活动组织:让学生分组活动,每组包装一名“魅力使者”,每个“魅力使者”用各种形式展示出“人际吸引”的各种规律,每组选择展示一个主题,表演时间1分钟,演出结束后由各组投票选出优胜者。各组互相点评表演的优缺点。

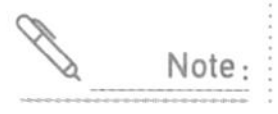
Note:

教师启发引导：人与人之间的相互吸引，就是人际吸引律。作为护士该怎样去“吸引”患者？以怎样的人格品质去赢得患者的尊重？

“人情练达即文章”是前人对人际关系社会意义的精辟总结。这篇“人情文章”决定了个人的成败与命运，也影响着社会的进步和发展。在当今的中国，强调的是有社会主义核心价值观的“人情”，作为护士有必要做好这篇“练达”的“文章”。

三、护士的人际关系

（一）护士人际关系范畴

护理工作主要是与患者及社会有关人群交往，为他们提供健康服务。交往的任何一方都希望建立一种亲切、和谐、友善、健康的人际关系。护士人际关系的范畴主要涉及护理工作中的各种人际关系，包括护士与患者及其家属、与医生、与护理人员以及与其他在护理工作实践中发生的人际交往群体。

（二）护士人际关系在医疗机构中的作用

人际关系的建立与发展是不以人们的意志为转移的客观存在，尤其是现代社会，人际关系就如同一张开放的多维网络，每个人都必然处在各种各样的关系网络之中，护士也一样。建立和协调好人际关系不仅是个人的愿望，更是护士做好护理工作的必要条件。

护士是一个特殊的社会群体，在卫生技术人员队伍中占了最大的比重。护士在医疗机构中人数最多、直接与患者等各种对象交往，也是患者与医生、患者与家属沟通的桥梁。新冠肺炎疫情发生后，护士在新冠肺炎患者的医疗救治中精心照护、给予心理支持等，为促进患者康复、维护生命健康做出积极贡献，赢得了社会的认可。在这过程中，护士与患者建立的良好人际关系发挥了重要作用。护士的人际关系直接影响到患者的感受、治疗的效果，影响社会对医疗机构的评价。

1. 有助于提高护理质量和工作效率　良好的护士人际关系能促进护士与患者之间、护士与其他医务人员之间的信任与协作，有利于医疗护理工作的顺利开展。当医患都处于良好的心理状态时，能提高工作质量和工作效率，加快患者病情的康复。

2. 有助于创建和谐的工作氛围　良好的人际关系能使人与人之间的沟通更通畅，能使团队产生合力，减少内耗，进而创建和谐的工作氛围。正如常言所说的“人心齐，泰山移”，团结和谐的工作氛围进一步促进了人际关系的健康发展。例如，护士在武汉方舱医院组织患者打太极拳、跳广场舞等非医疗活动，创造了良好的氛围，既有助于患者的康复，又促进了护患关系的和谐。

3. 有利于陶冶护士情操，提高生活质量　良好的人际关系、广泛的人际交往可让护士从交往对象中学习到更多的知识，开阔眼界，积累经验，历练性格。良好的人际关系还可以使人在情感交流、认识沟通等更顺畅，养成良好的性情，拥有包容、慈爱的心理，陶冶护士的情操和性格。高质量的人际交往使得护士工作顺利，生活幸福，因而享有高质量的生活和美好的人生。

4. 有利于医学模式的转变　随着社会的发展、医学的进步，人们已经认识到影响人类健康的不仅仅是生物因素，还与人的心理因素和社会、道德因素有着非常密切的关系，生物医学模式被生物-心理-社会医学模式取代。护士要从整体上为患者服务，要关心患者的心理、社会等问题，没有良好的人际关系就很难提供相应的服务。良好的人际关系在医学模式的转变过程中也是不可或缺的因素。

第二节　人际关系策略——为人处世的术与道

一、传统美德与人际关系

人无德不立，国无德不兴。道德是人们共同生活的行为准则和规范。中华文明源远流长，孕育了

Note：

中华民族宝贵的精神品格和高尚的道德观，形成了今天具有中国特色社会主义核心价值观：富强、民主、文明、和谐，自由、平等、公正、法治，爱国、敬业、诚信、友善。优秀的道德文化支撑着中华民族薪火相传，生生不息。

（一）中国传统美德与人际关系

中华传统美德是维系中国社会传统人际关系的准则规范，是构建中国和谐社会的基础。春秋战国时期，孔子提出了“和为贵”的思想，儒家思想一直被视为中华传统文化的重要组成部分，其道德观影响了中国社会数千年的历史，成为中华传统文化、道德规范的核心内容。

1. 中华民族传统美德构成了人际交往的基本准则 “仁、义、礼、智、信”是中华民族传统美德的核心价值理念，是历史流传下来的优秀道德遗产，是中华民族千百年来处理人际关系以及人与社会关系的基本准则。

2. 人伦关系维护了社会交往的基本秩序 “五伦”是中国传统社会基本的五种人伦关系，即父子、君臣、夫妇、兄弟、朋友五种关系。强调父子有亲、夫妇有别、长幼有序、君臣有义、朋友有信。中国人为了规范这种人伦关系，自古就以道德、法律、制度等形式明确了这种人际关系，即“五伦”。传统“五伦”有一定封建主义色彩，在中国社会发展中也产生了一定作用。

3. 孝道文化是中华优秀传统文化的重要组成部分 孝道是中华优秀传统美德，也是形成现代和谐人际关系的要素。弘扬孝道文化是对传统美德的传承，也是构建和谐社会的需要。孝道文化在伴随着中国文明社会的发展，成为一种人文精神、伦理道德，熔铸于中国传统文化之中，对中国社会乃至整个东方文明都产生了广泛而深远的影响，被称为古老的“东方文明”。

（二）传统医学美德与医患关系

中华传统美德，是我国传统医学美德形成的基础，传统医德中的人性关爱与道德伦理观，对今天的医德修养的培养仍然有着重要的指导意义。

1. 强调医者仁心，和谐医患关系 医乃仁术，医者仁心。培养新时代具有“救死扶伤的道术，心中有爱的仁术，知识扎实的学术，本领过硬的技术，方法科学的艺术”的“五术”医学人才，医学教育要从传承和创新上进行改革，学习“医者仁心”的职业道德，提升职业智慧、职业精神、职业道德，让医护工作更变得更有情有义，有亲情有温度，构建和谐的医患关系。

2. 规范医疗行为，再建医患互信关系 “凡大医治病，必当安神定志，无欲无求”“贫富用心皆一，贵贱使药无别”，这是古人对医者清廉纯正、平等对待患者的医疗行为规范的要求。这种清廉纯正的医疗行为规范，是赢得患者尊重和信任的主要原因。新冠肺炎疫情发生后，医护人员“逆行出征”，无怨无悔救治新冠肺炎患者的行为，诠释了医护人员“无欲无求、用心皆一”的职业操守，重塑了“大爱无疆，尚德精术”的职业形象，医患互信的社会人际关系得到进一步的改善。

二、人际交往的原则与策略

（一）人际交往的原则

人类能够依据社会发展的客观需要，按照一定的原则来建立人际关系，掌握这些原则有助于建立和谐的人际关系。

1. 平等原则 《世界人权宣言》的第一条“人人生而自由，在尊严和权力上一律平等”强调了人类对平等权益的要求。人与人之间不论职务高低，财富多寡，人格上是平等的。每个人都有自己的价值和尊严，都有平等的心理需要，平等是交往的基础和前提。

2. 诚信原则 诚信原则是指在人际交往中双方诚实、守诺，并讲求信用的原则。“善大莫过于诚”，诚信是做人之本，诚以待人是维护正常人际关系的基础。“一言既出，驷马难追”体现了中国传统文化对诚信的要求。

3. 理解原则 指交往双方互相了解，互相换位思考，相互体谅的原则。通过了解对方的需要、观点、感受、个人特征等情况，设身处地站在对方的立场上分析其行为动机，理解和体谅对方的行为，可

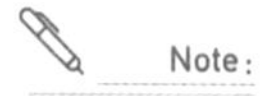

以减少人际关系中的矛盾及冲突。

4. 宽容原则　指交往中双方需要有一定的忍耐度，能相互包容的原则。由于社会个体间存在差异，由于成长经历、受教育程度、信仰习俗等不同，交往中的反应必定会产生差异，宽容与包涵差异也是交往的必需条件。宽容是一个人思想境界和品德修养的体现，也是人与人之间和谐相处的重要原则。

5. 互利原则　指在人际关系中，关系主体的双方都能得到一定的精神或物质利益，满足各自的身心需要。人际间的交往，从本质上来说是一种社会交换过程，是人满足个人需要的一种手段及方式。虽然这种交换与市场买卖中的交换并不完全相同，但本质是基本一致的，人们在交往过程中必然会考虑各自的利益。互利方能持续，只有单方获利的人际关系是不会长久的。

6. 适度原则　指与人交往时，言谈举止、态度、表情及行为等程度适当，把握分寸，恰如其分，恰到好处。人际交往成功与否在很大程度上取决于交往主体对自身交往行为“度”的把握。一切交往行为都要掌握分寸，在不同场合、根据不同的交往对象体现出不同的交往程度，做到情感表露适度、举止行为适度、言语表达适度。

案例导思

“健忘”的室友乐乐

在大学里，室友之间相处时间最多了。大家在一起学习，进步，有空的时候一起出去逛街，或是打打闹闹。但是大家在一起，难免发生矛盾。乐乐有点“健忘症”。一天中午饭后，大家都回到宿舍，不知是谁把饮水机开了忘关了，一个室友说，谁又忘了。这时，另一个室友说肯定是乐乐。乐乐急了，就说，为什么是我呀，我刚才一直坐着都没有站起来。此时，她又说，那不就你老忘事吗？虽然乐乐心里很憋屈，谁没有忘事儿的时候，为什么就认定是自己呢，但是乐乐没有继续说。事情发生后，大家都不和对方说话。可是这种僵局没过多久就被打破了。下午大家又手挽着手去教室了。虽然现在大家还是经常闹小别扭，可是没多久就又好了。室友关系很融洽。

请思考：

1. 乐乐应用了人际交往的什么原则，促进宿舍人际关系融洽？
2. 乐乐的室友在交往中有什么需要改进的？
3. 为构建和谐的大学生之间的人际关系，你认为有哪些好的方法？

（二）建立良好人际关系的策略

1. 重视印象整饰　英国哲学家弗朗西斯·培根（Francis Bacon）说过：“在美的方面，相貌美高于色泽美，而优雅合适的动作美又高于相貌美。”这说明印象整饰对于个人的重要性。在与人交往时，要根据对方的特征、交往的目的和交往的情境，选择合适的装束、得体的行为，甚至事先对所交往的知识、言辞、表情和动作做必要的准备，给对方留下一个美好的印象，以保证交往活动顺利进行，这就是印象整饰的作用。

2. 主动提供帮助　帮助既包括情感上的支持，也包括解决困难上的协助和物质上的支持。心理学家发现，以帮助或相互帮助开端的人际关系，不仅容易确立良好的第一印象，而且可以迅速缩短人与人之间的心理距离，使良好的人际关系迅速建立起来。

3. 关注对方兴趣　根据相似吸引的规律，交际时必须寻找双方的共同点。在交往过程中，只有双方的兴趣和关注焦点会聚一起时，才能真正起到有效沟通和加强相互关系的作用。了解和掌握交往对象的兴趣点，并能够“投其所好”地交流与沟通，对促进有效的人际交往、建立良好人际关系有重要作用。

Note：

4. 肯定对方价值 人类有自尊和得到他人肯定的心理，每个人都有强烈的自我价值保护倾向，只有在自尊心高度满足的情况下，才会产生最大程度的愉悦，才会接受对方的态度、观点，适时的赞扬可以增进彼此的吸引力。选择恰当的时机和适当的方式表达对对方的赞许是增进彼此情感的催化剂。赞许别人的实质是对别人的尊重，传递的是信任和情感。

5. 掌握批评艺术 批评是负性刺激，只有方法得当才会产生正向效果。掌握批评的技巧十分重要（详见本书第八章），否则会挫伤对方的积极性与自尊心，破坏人际关系。

6. 学会感激报恩 古人有“滴水之恩，涌泉相报”之说。得到别人的帮助心存感激是做人的基本道德，也是人际关系的基石。不会感恩的人是存在人格缺陷的，会在人际交往中遇到更多障碍。学会感恩，在适当的时候以适当的方式报答别人的恩德，也是建立人际关系的良好策略。

7. 经常互致问候 人际关系是以情感联系为纽带的，经常互致问候是情感联系的重要方式。人们常说“远亲不如近邻”，这是由于远亲之间由于时空相隔，交往密切程度不如邻居，人际关系被淡化了。可见经常交往对维持密切人际关系是至关重要的。

8. 大胆主动交往 人际交往中，主动热情的态度和行为更容易获得成功。要想赢得良好的人际关系，就必须做交往的始动者，克服羞怯、自卑的心理，大胆主动地与他人交往，使自己处于交往的主动地位。

一个人的生活幸福及工作顺利与良好的人际关系是分不开的，而良好人际关系的建立取决于他会不会“做人”。做一个诚实的人、自信的人、热情的人……从人际关系策略中学会做人，这将是成功的第一步。

第三节 护患关系——护理职场必解的方程式

一、护患关系概述

在健康服务过程中，护患关系贯穿于医疗护理过程的始终，是护理工作中人际关系的关键，良好的护患关系是促进患者身心健康的重要条件之一。

（一）护患关系的概念与基本内容

1. 护患关系的概念 护患关系（nurse-patient relationship）是在特定条件下，护士通过医疗、护理等活动与服务对象建立的一种特殊人际关系。广义的护患关系包括护理人员与患者、家属、陪护、监护人之间的关系，狭义的护患关系则是指护士与患者之间的人际关系。

2. 护患关系的基本内容 由于受到多种因素的影响，在医疗护理活动的过程中会形成不同内容的护患关系，基本内容主要包括技术性关系和非技术性关系。

(1) 技术性关系：技术性关系（technical relationship）是护患双方在一系列护理活动过程中所建立起来的，以护士拥有相关的护理知识及技术为前提的一种帮助关系。技术性关系是护患关系的基础，是维系护患关系的纽带。在技术性关系中，护士处于帮助患者解决病痛、恢复健康的主动地位，是服务主体，对护患关系的发展趋势产生决定性作用。

(2) 非技术性关系：非技术性关系（non-technical relationship）是指护患双方由于受社会、心理、经济等多种因素的影响，在实施医护技术的过程中形成的道德、利益、价值、法律等多种内容的关系。

1) 道德关系：道德关系是非技术关系中最重要的内容。由于护患双方所处的地位、环境、利益以及文化教育、道德修养不同，在护理活动中很容易对一些问题或行为在理解和要求上产生各种矛盾。护患双方为了协调矛盾都应按照一定的道德原则和规范来约束自身的行为，双方都应尊重对方的生命价值、人格和权利，结成一种新型的道德关系。作为一名护士，应以护理道德来严格要求自己，并贯

Note:

彻护理工作的始终。

2）利益关系：利益关系是指护患双方在相互作用的基础上发生的物质和精神方面的利益关系。护患双方的利益关系是一种特殊的人际关系。由于物质利益是一切利益中最基本、最重要的利益，所以更受到患者的关心和重视。救死扶伤、治病救人是医护工作者的天职，这种职业道德的特殊性，决定了护患之间的利益关系不能等同于一般商品的等价交换，而是医护人员在以患者为中心的前提下，满足解除病痛、维护患者健康的利益需要。

3）法律关系：法律关系是指护患双方在护理活动中各自的行动和权益都受到法律的约束和保护，在法律范围内行使各自的权利与义务，调整护患之间的关系。随着社会法制的建立与完善，法律规范已成为护患关系的主要调节手段。护患双方都应学会用法律武器维护自己的正当权益。在护理工作中，护患双方都必须承担各自的法定责任和义务，以法律作为自己行为准则，侵犯任何一方的正当权利都会受到法律的制约。

4）价值关系：价值关系是指以护理活动为中介的体现护患双方各自社会价值的关系。护士在护理服务中，运用专业知识和技能为患者提供优质服务，履行对他人的社会责任和义务，使患者重获健康，实现护士崇高的职业价值和社会价值。而患者在恢复健康后重返社会重返工作岗位，也同样实现了个人的价值。

（二）护患关系的性质

护患关系是护士与服务对象之间的一种工作关系、信任关系和治疗关系。护患关系除了具有一般人际关系的性质与特点外，还具有专业性人际关系的性质与特点。

1. 治疗性工作关系　治疗性关系是护患关系职业行为的表现，是一种有目标、需要认真促成和谨慎执行的关系，带有一定的强制性。面对不同身份、年龄、职业和素质的患者，护士作为一名帮助者、治疗者，有责任与患者建立并保持良好的护患关系，使护理工作起到积极的治疗作用。

2. 专业性互动关系　护患关系是护患之间相互影响、相互作用的专业互动关系。这种互动不仅体现在护士与患者之间，也表现在护士与患者家属、朋友和同事等社会支持系统之间，是一种多元化互动关系。互动双方不同的经历、情感、价值观、对疾病与健康的看法，都会影响相互间的期望与感受，进而影响沟通，影响护理效果。护患之间要达成健康行为的共识，就是一个专业性的互动过程。

3. 以患者为中心的关系　护患关系的中心是患者的健康和安全，一切护理活动都必须以解决患者的健康问题为出发点和归宿。护士与患者关系的实质在于作为关系一方的护士，其职责主要是满足患者的护理需要。这正是护患关系与其他人际关系的不同点。患者因患病入院接受治疗护理，护士掌握着帮助患者恢复健康的知识和技能，应当履行职责，对患者提供帮助。

4. 指导性服务关系　患者的治疗康复需要专业性的指导和治疗护理，这种需要构成了护患双方关系的基础，这种指导性服务关系贯穿于患者就医全过程，包括从门诊、入院、住院及出院等环节。

5. 帮助性人际关系　护患关系建立于患者需要帮助时。护患之间通过提供帮助与寻求帮助形成特殊的人际关系，这种关系不仅是帮助者与被帮助者之间个人的关系，也是两个系统之间的关系。帮助系统包括医生、护士、辅助人员以及医院的行政管理人员；被帮助系统包括患者、患者家属、亲友等。帮助系统的作用是为患者提供服务，履行帮助职责，代表医院组织的社会形象。正因为如此，一旦发生矛盾，往往是两个系统之间的纠纷，而不会局限于个人。另外，这种帮助关系不同于普通的社交关系。普通的社交关系强调关系中的双方互利互惠；而护患关系中，护士是患者的健康帮助者，是一种单向性帮助性关系。

Note：

知识导航

基于人文关怀理论的护患关系量表

对护患关系进行测量，可以了解护患关系的现状，为改进护患关系提供参考。有学者基于华生的关怀科学理论中充满爱心和关爱的人与人之间的关系，参考了中国医患关系量表等，构建了护患关系量表。该量表包含2个维度、9个条目。具体为：

维度一：护患信任。条目包括：

1. 患者相信我会把他/她的护理放在心上。
2. 患者信任我的护理工作。
3. 患者乐意配合我的护理工作。
4. 患者相信我做的护理措施恰当合理。

维度二：以患者为中心的护理。条目包括：

5. 我总是耐心地告知患者或家属我所做的护理治疗措施，让他们了解治疗情况。
6. 我总是认真地照护患者。
7. 我尽可能在护理工作中关爱患者（如减少疼痛等不适）。
8. 我总是及时热情回应患者和家属的问题。
9. 每当看到患者在我的护理下日益好转，我就非常开心。

该量表条目采用Likert 6级计分法，1~6分分别代表由“非常不同意”到“非常同意”。

（三）护患关系模式

医患关系（physician-patient relationship）模式可以定义为在医疗卫生活动中形成的描述和概括医患关系的标准样式。广义上，医患关系模式也包括了护患关系模式。传统上，较为公认的医患关系模式的理论包括：

1. 美国学者萨斯（Sxas）和霍华德（Hohade）的理论 在1956年根据医患双方在共同建立及发展医患关系中发挥的作用、各自具有的心理方位、主动性及感受等的不同，将医患关系归纳为以下几种类型：

（1）主动-被动型模式（active-passivity model）：是医生处于主动的主导地位，而要求患者绝对服从医护人员的处置和安排的一种单向模式。这种模式忽略了患者的主观能动性，忽视了患方的知情权。因此，在对不能表达主观意愿、不能正常进行沟通交流的患者，如全麻、昏迷、婴幼儿、危重、休克、智力严重低下者，以及某些精神病患者制订护理决策时，医护护理人员应适当征求患者家属或其监护人的意见，同时关心、关注患者的身心需求。

（2）指导-合作型模式（guidance-cooperation model）：这是一种微弱单向性的一方指导、另一方配合的有限度的合作的过渡模式。在护理活动中，医生护士的作用占优势，同时又有限度地调动患者的主动性，让其给予配合。患者的主动合作包括诉说病情、反映治疗情况、配合检查和各种护理措施，但都以护士的要求为前提。这种模式患者仍处于消极配合状态，医护与患者不对等。护理过程中需注意患者及其家属的知情同意。

（3）共同参与型模式（mutual participation model）：这是一种双向性的、以一种以平等关系为基础的医患关系模式，双方有近似的同等权利，从事于双方都满意的活动。在此模式中，护患双方处于平等地位，双方相互尊重，相互协商确立护理目标、方法，共享护理信息，双方的积极性都能得到充分的发挥。此模式是一种理想的护患关系模式。

2. 维奇医患关系模式 美国学者罗伯特·维奇（Robert Veatch）依据医生在医患关系中角色的不同，提出三种关系模式。

Note:

(1) 纯技术模式:又称工程师模式。在这种模式中,医生充当一名纯科学家的角色从事医疗工作,只管技术,不闻其他。医生只将所有与疾病、健康有关的事实提供给患者,让患者接受这些事实,然后医生根据这些事实,解决相应的问题。

(2) 权威模式:在这种模式中医生充当家属的角色,具有巨大的权威性。医生不仅具有为患者做出医学决定的权利,还具有做出道德决定的权利。

(3) 契约模式:指医患之间的关系是一种非法律性的关于医患双方责任与利益的约定。在这种模式中,医患双方不是完全平等的,而是相互之间有一种共同利益,并分享道德权利时遇到的责任。同时,对做出的各种决定负责。

3. 布朗斯坦医患关系模式 布朗斯坦(Braunstein)在其《行为科学在医学中的应用》中提出了两种关系模式。

(1) 传统模式:是指医生拥有绝对权威,为患者做出决定,患者则听命服从,执行决定。

(2) 人道模式:是将患者看成是完整的人,诊断中重视患者的心理、社会方面,对患者不仅予以技术方面的帮助,而且医生要有同情、关切和负责的态度,体现对患者意志和权利的尊重。人道模式下,患者主动参与医疗过程,在做医疗处置决定时有权发言并承担责任;医生在很大程度上是教育者、引导者和顾问。

摒弃不合时宜的医患关系模式,采用先进的、符合现代生物 - 心理 - 社会医学模式的医患关系,是每个医务工作者都需要思考和努力的。

案例导思

多方参与,共同促进患者康复

李先生中风治疗后转入某康复中心。在这里,患者的家庭成员被看成是患者康复的主要参与者。该中心每周召开一次关于李先生康复情况的小型会议,参加者有责任护士、医生、理疗师等。李先生的妻子(或女儿)也被邀请参加这样的周会。开会时每位医护人员都描述他们对李先生病情的看法,提出自己的治疗康复护理意见,并鼓励家属提问和发表意见。患者家属感觉参加这个会议很有意义,不仅可以直接了解病情,而且知道该如何帮助患者康复,同时觉得自己和家属提供的意见和情况对医护人员也很有用。

请思考:

1. 家属参与患者病情治疗讨论会议对医患双方有什么益处?
2. 如何在今后的护理工作中让患者和家属更多参与其护理?

(四) 良好护患关系的重要性

当今社会下,构建良好护患关系具有极为重要的意义。构建良好护患关系是护理人员的职责。

1. 良好的护患关系是护理的重要组成部分 与患者建立良好护患关系是护理人员的基本而重要的职责;良好护患关系的建立能为其他护理活动的顺利实施提供基础。在信任的基础上,患者能配合治疗,加快康复。

2. 良好的护患关系有利于患者满意度的提升 良好护患关系有利于患者保持好的心理状态,让患者及其家属在诊疗护理活动中有好的体验,进而提高患者对护理工作的满意度,利于医院的形象和发展。

3. 良好的护患关系有益于促进护士的工作满意度 护士在护患和谐的氛围中工作,增加职业成就感和幸福感。反之,不良的护患关系则可能导致护患矛盾、纠纷,甚至发生工作场所暴力事件,给护理人员带来伤害。良好的护患关系是对护士的最好保护。

Note:

国际国内学者开发了不同视角的护患关系量表，可用于测量护患关系的状况，并为改进护患关系提供参考。

二、护士与患者的关系及良好关系的建立

（一）护患关系的发展过程

护患关系的建立与发展是一个动态过程，护患关系的建立既要遵循一般人际关系建立的规律，又与一般人际关系的建立及发展过程有一定的区别。良好护患关系的建立与发展分为三个阶段。每个阶段相互重叠、相互影响。

1. 观察熟悉期 指服务对象与护士初期接触阶段。此期的主要任务是护患之间相互认识，彼此建立初步信任关系。在此阶段，护士应事先向患者做自我介绍，并介绍病区环境及设施、医院规章制度、与治疗护理有关的人员，同时进一步了解患者病情进展、一般情况、家庭和社会情况等。目前实施的责任制护理，责任护士向患者介绍自己，表明是责任护士，对患者的护理负责，患者有事可随时找护士，这是非常好的建立护患关系的手段，对患者适应新环境、尽快消除陌生和紧张的心理可起到帮助作用。在此阶段，护士应通过得体的举止、热情真诚的服务在观察熟悉期为患者留下良好的第一印象，为开展护理工作奠定良好的基础。

2. 合作信任期 指护士为服务对象实施治疗护理的阶段，是护士完成各项护理任务，患者接受治疗和护理的主要时期，是护患之间相互获得信任关系的时期。此期主要的任务是在彼此信任的基础上，帮助患者解决已确认的健康问题，满足患者的需求。在这一阶段，护士通过高尚的医德、熟练的技能和良好的服务态度赢得患者的信任，取得患者的合作和满足患者的需要。由于工作期的时间跨度较长，护患关系可能会因为一些不愉快的事情发生波动，护士要始终保持关注、真诚和尊重的态度，维护患者的权利，鼓励患者充分参与自己的康复与护理活动，热情为他们服务，尽量满足他们的合理需求，以获得患者的信任。

3. 终止评价期 护患之间通过密切合作，经过治疗与护理，患者的疾病好转或基本恢复，达到预期目标，护患关系将进入终止阶段。此期的主要任务是护士与患者共同评价前一阶段护理目标的完成情况，并根据存在的问题或可能发生的问题制订相应对策。在这一阶段，护士对患者进行健康教育，出院指导和征求意见。护士应提前做好患者出院前的准备工作，了解治疗效果，进行出院指导、评价护患关系发展全过程，了解患者对自己目前健康状况和护理质量的满意程度，写好出院小结等，帮助患者逐渐脱离疾病康复期出现的依赖心理，学会自我照顾，促进全面康复；妥善处理护患双方尚未解决的一些问题。

过去认为，一旦患者出院，面对面的护理服务结束，这种人际关系也就结束。现在，护理服务已从医院中服务延伸到入院前、出院后服务，许多患者出院后，仍可能与护士保持联系，寻求帮助和指导。因此，新时期的护患关系，是没有终点的。护士在延伸护理中，亦应保持良好的护患关系，延伸对患者的关怀，促进患者的康复。

（二）护患关系的影响因素

护患关系受到多方因素的影响，护患双方本身及外部环境都存在着引起冲突的因素，因此分析影响护患关系的因素，才能有针对性地预防冲突，使护患关系和谐发展。

1. 护患双方因素

（1）角色模糊和责任冲突：护理人员和患者对自己承担的角色功能认识不清，造成双方不完全理解对方的权利和义务，导致护患双方的责任冲突。例如，部分护士专业知识缺乏、护理工作不落实、健康教育不到位、不主动了解患者需求、不主动关心患者、护理质量不高，甚至给患者带来伤害，这势必让患者不满，影响护患关系；患者一方不了解自己的权利和义务，不知道自己能做什么、该做什么，不积极配合治疗护理，康复效果不佳就一味责怪医护人员，就会出现护患双方相互角色期望不一致的状态，导致护患冲突的发生。

Note:

(2) 忽视权益和过度维权：在临床工作中，部分医护人员忽视了患者的权益和感受，易引发患者的负性情绪，使其产生不良心理外向投射。少数患者对治疗护理效果的期望值过高以及过度维权，也可能导致医患矛盾和医疗纠纷。

(3) 理解分歧和沟通障碍：由于护患双方的职业、受教育程度等多方面的不同，在沟通过程中容易产生差异。另外，部分护理人员沟通意识不强、语言表达不当、不注意谈话的方式和语气，或语言过于简单，或由于工作繁重、紧张，护士急于完成工作，没有足够的时间倾听患者的倾诉，都会影响护患关系的和谐。

2. 医院因素　医院为更有序地保障患者的诊疗秩序，制订了各种管理制度，但服务于患者的制度却难免与部分患者的个人习惯和需要相冲突。护士作为医院管理制度的重要执行人，常成为患者不满的焦点，导致护患冲突的发生。另外，医院某些软硬件不足也会引发患者不满，如医生人手不够或医院床位紧张，导致患者因等候过久而抱怨。

3. 社会因素　当前，我国医疗卫生事业的发展尚不能完全满足人民群众的需要，主要表现在卫生资源不足、相关卫生法律法规的修订滞后等，这些因素都直接或间接影响着护患关系。

（三）促进护患关系的策略

1. 提升自身素质，建立信任关系　信任感的建立是良好护患关系的前提。针对信任危机产生的主要原因，护士必须全面提升自身素质。护士不仅应具备高尚的职业道德和仁爱之心，还必须有适应工作需要的专业知识和娴熟的操作技能。只有掌握现代医疗护理科学的知识和技能，才能赢得患者的信任，也才能有效避免护理工作中的冲突和纠纷。

2. 明确角色功能，切实履行职责　在护理工作中，要体现以患者为中心、以患者需求为导向的护理。对患者的健康问题进行诊断和处理时，护士是计划者和决策者；在帮助患者争取权益时，护士是代言者和维护者；在进行健康教育和卫生宣传时，护士是教育者和咨询者。护士只有全面认识和准确定位自己的角色功能，才能更好地履行自己的角色责任和工作职责，使自己的言行符合患者对护士角色的期待。

3. 维护患者权益，改善就医感受　患者享有对自身疾病诊断、治疗和护理措施的知情权和同意权，但由于各种原因，许多情况下患者只能依靠医护人员来维护自己的权益。如果医护人员忽视了患者的权益，不能及时将疾病进展、治疗方案、护理措施、用药类型等信息传递给患者，甚至拒绝回答其提出的问题，患者的知情权就得不到保障，其就医感受和满意度也就会随之下降，护患关系就不能得到正常发展。

4. 重视护患沟通，避免理解分歧　护理人员要主动与患者沟通，倾听患者，了解患者的不适与需求，及时为患者提供相应的支持和帮助。在进行护患沟通时，要注意沟通内容的准确性、针对性和通俗性，掌握与患者的沟通技巧，尽量使用患者易于接受的方式和语言，确保沟通效果，减少误会和分歧。

实践活动

构建良好护患关系的策略

案例背景：林先生，48 岁，已婚。近日因大便变细且带血、食欲差而住进内科病房。他是一位餐饮业老板，2 个月以来体重减轻了 8kg，在太太的强烈要求下才入院检查。目前医生怀疑患者患有大肠肿瘤，准备做进一步检查以明确诊断。林先生非常担心，失眠，常抽烟，并且常在病房走来走去。

护士小慧是林先生的责任护士，看过林先生的病历，收集了相关资料。她决定利用 15 分钟与林先生交谈……

Note：

角色扮演：请学生自愿扮演不同角色的人物：一名同学扮演护士，一名同学扮演患者，一名同学扮演患者家属，一名同学旁白，一名同学最后点评。角色扮演后，各角色扮演者谈谈扮演中的情感体验，其他同学对表演者的行为给予评价。

教师启发引导：请同学们讨论患者存在哪些心理问题，提出在接收新入院患者时，建立良好护患关系的策略。

三、护士与患者亲属的关系

（一）护士与患者亲属关系的意义

在护理工作涉及的众多关系中，最容易被忽视的是护士与患者亲属的关系。患者亲属是沟通和联络患者感情、调整护患关系的纽带，护士与患者亲属的关系是护患关系的组成部分。在许多情况下，护理患者的工作都是通过患者亲属配合来完成的，特别是遇到一些特殊患者，如婴幼儿、重症昏迷患者、高龄患者、精神病患者时，护士与患者亲属保持积极有效的沟通显得尤为重要。在护理实践中，护士与患者亲属之间的良好关系在提高护理效果和促进患者康复的过程中起着非常重要的积极作用。

（二）影响护士与患者亲属关系的因素

1. 角色理解欠缺 护士与患者亲属之间缺乏相互理解，很容易产生矛盾冲突。由于我国医疗机构中护士普遍缺编，临床护士不足，护理任务繁重，且因医学的局限性，护士不可能为患者解决所有的问题。有些患者亲属不了解护理工作特点，不理解护士工作的难处，护士的工作稍有耽搁，就可能埋怨、指责护士。另外，有少数护士，由于长期处于权威性的帮助者地位，养成了较强的优越感，不善于移情，缺乏沟通技巧，因而易与患者亲属产生矛盾冲突。

案例导思

护士的委屈可以避免吗?

某天晚上，某护士在产科病房值班，一位孕妇的丈夫到护士站说，他的太太正在外面走廊散步，她现在感到不舒服，让护士帮忙找个轮椅，自己去把爱人推回来。护士听了这位男士的述说后，立即批评他，说孕妇都临近分娩了，怎么违反规定让她走到外面去呢？这么危险，出了问题谁负责？患者家属一听很生气，就骂护士。护士硬气地说，你凭什么骂人？两人发生争吵。护士感到很委屈。事后肇事者受到处罚。

请思考：

1. 此情境中，护士被骂的事情可以避免吗?
2. 如果你是值班护士，会怎样做?

提示：处理问题时，要以患者为中心，首先为患者解决问题，提供帮助。

2. 角色责任模糊 在护理患者的过程中，家属和护士应密切配合，共同为患者提供心理支持、生活照顾。然而有的家属不配合医院及护理管理，不执行探视陪护等相关制度；个别护士也将本应自己完成的工作交给家属，从而严重影响护理质量，甚至出现护理差错、事故，最终引发护士与患者家属之间的冲突。

3. 角色期望冲突 患者家属因亲人的病情容易产生焦虑、烦躁心理，对护士期望过高，他们认为护士应该有求必应、有问必答、百问不厌、操作无懈可击，能为患者解决一切健康问题。他们常用这种理想化的标准来衡量现实中的每一位护士。当发现个别护士的某些行为与他们的期望不相符，或患者的某些健康问题通过护理手段不能解决时，就会对护士产生不满或抱怨，甚至少数家属还采取过激

Note:

言行，从而导致护士与患者亲属之间的矛盾冲突。

4. 经济压力过重　部分患者就医时的经济压力较大，当患者家属花费了高额的医疗费用却未见明显的治疗效果时，往往产生不满情绪，从而引起矛盾冲突，导致护士与患者家属双方关系紧张。

（三）促进护士与患者亲属关系策略

1. 充分尊重，热情接待　护士要尊重患者家属并主动热情接待，向其介绍医院环境和有关规章制度，并嘱咐探视陪护相关要求及注意事项；主动向患者家属介绍患者的病情、治疗护理措施、预后等内容。

2. 倾听意见，耐心解答　患者家属最关心患者的病情变化，会经常向护士询问，护士应理解患者家属的心情，耐心倾听患者家属提出的问题和反映的情况，并给予相应的解释，对他们的困难提供有效帮助，及时满足合理需求。

3. 加强沟通，提供帮助　护士通过与患者家属的沟通，了解患者生病后的家庭情况，评估其存在的问题。针对该家庭面临的困难，与家属共同商讨解决问题的办法，并提供必要的帮助，这对于护士与患者家属建立良好的关系是十分必要的。

4. 给予患者家属心理支持　护士应适当关心患者家属 / 陪护者的身体健康和心理状态，提供必要的支持和帮助，使其能配合医护工作。

第四节　护际关系——“生命战场的同盟军”

在医疗护理服务过程中，当护士为患者提供整体护理时，也需要与其他医务工作者协作和配合。因此，护士必须与健康服务群体中的所有人员进行沟通和协调，成为生命战场上的同盟军，共同完成工作任务。

一、医护关系

医护关系是护士为了服务对象的健康和生命，与医生共同建立起来的工作性人际关系。医生与护士是临床医疗工作的两支主力军，是工作中经常合作的两个团队，建立良好医护关系是提高医疗服务水平的重要保证。

（一）医护关系模式

随着医学模式的转变，护理学逐渐形成自己独立的理论和实践体系，成为一门独立学科。医护关系模式已由传统的主导（医生）- 从属（护士）型模式转变为现代的独立（护士）- 协作（医护）型模式，并形成“并列 - 互补”的新型医护关系。“并列”是指在治疗疾病的过程中，医疗和护理是两个并列的要素，共同构成了医疗护理体系；“互补”指的是护士在与医生不断进行信息交流，专业互补、优势互补、不足互帮。这一模式具体表现为：

1. 相互依存，平等协作　医生的诊疗过程和护士的护理过程两者的目标是一致的，既有区别又有联系，既有分工更有合作，两者相互依存、相互影响、平等协作。并列互补型医护关系中，医生和护士同等重要、缺一不可。

2. 相对独立，不可替代　在医疗过程中，医生起主导的作用，患者疾病的诊断、治疗方案的确定、治疗效果的评价，主要由医生完成；在护理过程中，护士发挥主导作用，护士根据患者的情况和医生的诊疗方案，从患者的具体需求出发，从生理、心理、精神、社会文化等方面实施整体护理，包括对患者进行心理护理、健康教育、饮食营养护理、多元文化护理等。因此，医疗与护理各自相对独立，各有主次，医生和护士在各自不同的专业领域发挥着重要的作用。

3. 相互促进，优势互补　医生护士各有自身的优势和不足，相互共事时处于学科渗透、优势互补、不足互帮的状态。没有医生的准确诊断和治疗，护理工作就无从做起；没有护士的辛勤努力，医生

Note：
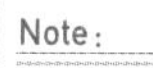

的诊治方案就会无从落实。当医生或护士发现对方的不足时，及时反馈给对方并协助弥补，以确保医疗护理的质量。

（二）医护关系的影响因素

医疗与护理是两个各有特点的职业，在医生与护士的沟通交往中，会因一些特殊因素而产生矛盾冲突，从而影响医护之间的关系。影响医护关系的因素主要有以下几方面：

1. 角色压力过重 在医疗活动中，医护双方都处于较重的压力负荷状态，加上部分医院的人力资源配置和岗位设置不合理，忙闲不均。如果双方的心理压力过重，应激过于激烈，超过了心理承受能力，就可能变得心绪不稳定、易怒、易躁和紧张不安，容易发脾气、不冷静，这些不良情绪常常导致医护之间关系紧张。

2. 角色理解欠缺 在医疗过程中，当医护间没有建立有效的沟通时，就会出现强调对方错误多、不理解对方多，甚至有时会感到相互之间要求过分。由于缺少较好的理解、支持和体贴，医护双方相互埋怨或指责。若持续存在，将破坏医护之间的平等合作关系，影响医疗护理服务质量。

3. 角色心理差位 目前社会上多数人对医护角色的评价还停留在“主导 - 从属”阶段，假如医生在言谈举止中表现出太强的优越感或支配欲，则会挫伤护士的自尊，影响医护关系。例如，当护士对医嘱有不同看法时，医生认为开具医嘱是医生的事，无须护士干预；而护士则认为自己有权对不妥的医嘱提出意见，此时如果沟通不当，则将影响医护关系和谐发展。

4. 角色权力争议 医护人员按照分工，在自己的职责范围内享有一定的专业自主权。但在某些情况下，医护人员可能会感觉自主权受到侵犯，因而产生矛盾或冲突。在目前护理迅速发展、护理专业自主权不断完善的情况下，习惯传统医护关系模式的医生可能会产生一些误解而影响双方的关系。

（三）促进医护关系的策略

护士与医生是临床医疗护理生命战场的同盟军，处理好医护关系是保证医疗工作高效率运转及提高服务水平的重要保障。建立和谐的医护关系，护士可以在许多方面发挥积极主动的作用。

1. 积极作为，赢得信任和尊严 医生和护士是两个不同的职业，虽然在专业上有差别，但人格上是平等的，医护之间理应相互尊重。更为重要的，护理人员通过展示自己良好的素养和专业形象，赢得医生的信任和尊重。护理人员须敬业爱岗，以责任心、爱心和细心等，充分运用智慧、专业知识和技能，认真落实各项治疗措施，密切观察并及时发现患者的病情变化及特殊心理状态，并独立或报告医生一同妥善处置，在患者生命救治和健康维护中发挥积极的作用，从而体现护理专业的价值，赢得医生的信任和尊严。

2. 虚心求教，尊重但不盲从 作为护士，不仅要掌握本专业的理论知识和技能，还应虚心向医生求教，从更深的理论角度把握疾病的诊疗过程及医疗新进展。在医疗护理活动中，医护之间的沟通要以患者为中心开展，要相互尊重。护士应首先尊重医生，尊重他们的专业自主权，尊重医疗方案的技术权威，但是不能盲目听从医生。我国《护士条例》明确指出，护士应当正确执行医嘱。对于医生的医嘱，护士要进行判断；如果认为医嘱有问题，不能贸然执行，需要跟医生核实，确保医嘱正确才能执行。如果执行了错误的医嘱，护士要同医生一起承担相应责任。

3. 理解支持，密切合作 医护之间的相互理解、精诚合作是医疗护理工作顺利进行的基础。护士要理解医生工作的辛苦与压力。护士要主动地配合医生的工作，经常与医生联系沟通，把自己对患者的观察和处理意见、建议及时反馈给医生。当医护之间出现协调配合欠妥时，护士要主动谅解对方，分析产生矛盾的原因，善意地提出合理建议，协商解决。当患者对医生的工作有不满时，护理人员要积极协调处理，取得患者的理解，化解医患矛盾。切忌在患者及其家属面前议论医生的是非长短，因为这些不仅会损害医护关系，还会影响医患关系。同时，护士遇到困难时，因医生往往在患者面前有更大的权威，护士可以请医生出面协调，给予支持和帮助。近年来，许多大型医院在探索“医护一体化”的工作模式，医护同组查房，医 - 护 - 患三方密切沟通，对提高医疗护理质量，改善医护患关系起

Note:

到了促进作用。

知识导航

医护合作及其相关研究

医护合作是指护士和医生在平等自主、相互尊重并信任彼此的专业知识与能力的前提下，通过开放的沟通和协调，共同决策，共同担责，以患者为中心，为其提供全面的医疗服务的过程。积极的医护合作能有效降低并发症发生率，提高医疗护理措施落实率，保证医疗护理安全，提高护士工作满意度，降低护士离职率。

学者采用医护合作量表(nurse-physician collaboration scale，NPCS)、情绪智力量表(emotional intelligence scale，EIS)、Utrecht 工作投入量表(Utrecht work engagement scale，UWES)对 500 名 ICU 护士进行调查，并分析三者之间的相关性。结果：ICU 护士 NPCS、EIS、UWES 总分分别为 (72.02 ± 15.33) 分、(76.93 ± 13.18) 分、(70.12 ± 14.92) 分。ICU 护士医护合作与情绪智力、工作投入之间均成正相关关系($P<0.01$)。情绪智力在医护合作对工作投入的预测中起到部分中介作用，情绪智力的中介效应对总效应的贡献率为 20.2%。结论：ICU 医护合作状况及护士情绪智力和工作投入处于中等偏上水平，情绪智力在医护合作关系和工作投入之间具有中介作用。建立和谐团结的医护合作关系和提高护士情绪智力，可提高 ICU 护士工作投入水平，从而提高 ICU 护理质量。

二、护士与护士的关系

护际关系是指护士与护士之间的关系，包括护士之间、护士与上级护理管理者之间、护士与实习学生之间的关系。良好的护际关系有助于护士之间创造融洽、和谐的工作氛围，是保障医院和谐发展的重要部分。

(一) 护际关系模式

1. 优势互补型　护士是一支庞大的队伍，每个人都有自身的优势和不足，处于一道共事、优势互补的状态。护理人员构成一个有恰当的角色定位的团队之后，会产生和谐、融洽的感觉，在动态中维系着扬长补短的合作共事关系。

2. 指导学习型　护理队伍由实习护士、护士、护师、主管护师、副主任护师、主任护师等不同资质的人员组成，这就决定了除合作共事的同事关系之外，还有着指导与被指导、带教与学习的师徒关系。这种关系既是护理管理的需要，也是专业建设的需要。

3. 合作竞争型　护士之间根据患者健康需求，在患者护理态度和技术、护理教学、护理科研创新、护理质量等方面开展比、学、赶、帮、超，每个人既履行自己的职责，又相互支持相互合作，实行公平竞争。例如，各种护理管理岗位的竞争上岗，这对促进护理事业的发展是有利的，也是必要的，它属于健康、正常的护际关系。在合作竞争型的护际关系中，合作是最主要的关系，竞争是次要的关系。在这种积极向上的氛围中，每位护理人员都因为做出了努力和贡献，取得了成绩，体现了职业价值。

(二) 护际关系的影响因素

1. 工作因素　由于护士工作紧张，任务繁重，加之长期轮班生物钟受到影响，休息质量不佳，护士自身会引起心理紧张，情感上变得易怒、郁闷，这些负性心理会影响护士之间正常的人际交往。另外，护理工作随机性大，突然变化的情况多，有些在常态下能很好处理的事，在应急的状态下却不尽然。例如，在抢救患者生命或处理突发事件时，若无较好的应急能力及心理调适能力，就有可能为一点小事彼此产生误解而引发矛盾。

Note：

2. 性别因素 护士大多是女性，情绪反应快，体验细腻，对事物的变化及人际关系的变化感受敏锐。在生理上，内分泌变化及轮班工作造成的自身节律紊乱易导致情绪波动，使情绪行为调节能力下降，这也是影响护际关系的客观因素。

3. 管理因素 护士长与护士是管理者与被管理者的关系。护士长希望下属能很好地领会自己的工作意图，多考虑科室集体利益，妥善处理好家庭、生活和工作间的关系，并能尊重和配合自己；护士则希望护士长有较强的管理能力，过硬的业务技术本领，还要关心、理解下属。一旦认为对方角色功能缺失，就有可能产生矛盾。

4. 年资因素 新老护士之间由于工作经历、学历等不尽相同，容易发生矛盾。例如，年长的护士容易因专业思想稳定，工作经验丰富，而对年轻护士要求严格，希望年轻护士尽快掌握护理技术和知识，踏实肯干、安心本职工作，对少数怕苦怕脏、工作马虎、缺乏工作责任心的年轻护士产生反感。而年轻护士对年长的护士也会有观念落后、爱管闲事等看法。相互间的成见不消除，人际关系也难和谐，甚至引发工作场所暴力行为。

案例导思

幸福的集体

有一天，张护士和其他同事一起值夜班。快下班的时候，张护士头发晕，交班的时候话都没说完，即将倒下的那一刻，护士长和同事上前扶住了她。虽然没有力气睁开眼睛看大家，但听得到他们焦急的脚步声，感觉到他们的担心，她感觉到旁边有很多人，有人给她脱鞋、扶她上床，有人给她量血压，有人呼叫着她，有人给她测血糖……心底有股暖流涌上来，她心里暗暗说，谢谢你们。确定她没有特殊异常后，同事用轮椅把她送回值班室休息，护士长端来一碗瘦肉面，蔡老师一直留在身边。从那以后，同事们都很关心她的身体状况，有时送早餐给上夜班的她。她也很感谢大家，把老家寄来的特产食品与大家分享。这个集体很温暖。虽然工作辛苦，张护士和同事们都感到很开心。

请思考：

1. 护理人员之间建立良好的关系有什么益处？
2. 为建立良好的护际关系，每个人应从哪些方面努力？

（三）促进护际关系的策略

护际关系是反映护士素质及工作状态的重要标志。护理团体内部的沟通是以相互理解、尊重、友爱、帮助、协作为基础，创造民主和谐、团结协作的良好人际氛围。

1. 相互理解，互帮互学 在护士之间的沟通，应注意相互交流与信息传递。作为护士长，首先要严于律己、以身作则、一视同仁、平易近人、耐心热情。对待下级护士要多用情、少用权，多用非权力因素的影响力去感染下属，工作中体现人性化管理。作为普通护士，也要体谅护士长工作的艰辛，尊重领导，服从管理。护士之间要相互关心、爱护、尊重，不同资历护士之间要互帮互学、教学相长，年轻护士要多向年长护士请教，年长护士要帮助年轻护士掌握正确的护理方法和技巧，在护理实践中耐心传、帮、带，以形成民主和谐的人际氛围。

2. 换位思考，团结协作 护理工作任务的完成，不仅有赖于护士个人良好的综合素质，而且需要护士之间团结和协调运转。各类护士之间应有主动协作精神，有些护理任务虽非自己分内的事，但其他岗位的护士出现困难也应主动协助，不应强调分工。各班护士间应多换位思考，为他人的工作创造条件。不同级别的护士在自己的职权范围内工作，各就其位、各司其职，就可保证护理工作井然有序。护士长不仅是病区护理管理工作的组织者和指挥者，也是护士间相互关系的协调者，要充分发挥护士长在协调关系中的枢纽作用。为此，护士长必须了解自己的所有成员，了解每位护士的

Note:

长处和短处，以及个人情况。护士不仅要乐于接受护士长的安排，还应帮助护士长出谋划策，做护士长的好帮手。

总之，护士在处理工作中各种人际关系时，不仅要讲究促进关系策略，还要遵循人际沟通原则，这是一种为人处世的艺术。护士应在处理人际关系实践中，不断提高自己的能力和水平。

三、护士与其他工作人员之间的关系

医院是一个有机整体，给患者提供优质服务不是任何一个部门能单独完成的，必须是全院各个部门相互配合的结果。因此，护士在为患者提供护理过程中，还必须和医院后勤人员、营养科人员以及其他各层面的管理人员、工作人员建立良好协作关系。只有各部门、各科室人员的通力合作才能为患者提供更好、更优的服务。

护理人员在与其他部门的人员打交道的过程中，要努力创建良好的工作氛围，要遵循人际关系、人际沟通的基本原则，尊重相关部门的领导和员工；配合对方的相关工作；积极寻求相关部门的帮助和支持；对各部门的支持和帮助表示感谢，这样才有助于工作目标的达成。

（刘桂瑛　刘　伟）

本章小结

生活在世界上，每个人都处于纷繁的人际关系中，并不断接受新的挑战。明确人际关系的基本理论、了解人际交往的原则，并遵循中华传统美德，将有利于良好人际关系的建立，使自己享有幸福美好的人生。护患关系意义重大，其本质是以患者为中心的关怀性关系。良好的护患关系有助于患者身心健康及医患和谐。建立这种关系的主要责任在于护士。护士还需与医生、护士同事建立良好的人际关系，以创建和谐工作氛围，提升职业满意度。

思考题

1. 请说说你在现实生活中遇到的首因效应、光环效应、社会刻板效应的例子。
2. 你认为应该怎样才能建立起良好的人际关系？
3. 在护理工作中，如何建立良好的护患关系？
4. 为促进和谐医护关系，你认为应采取哪些策略？

反思日记

想必你对当前医疗护理实践中医患关系的现状有所了解，请结合自己耳闻目睹的现象，思考：自己将来成为一名护理人员后，应如何对待自己的服务对象？

案例分析

案例 1　一天华盛顿穿着长大衣走出营房，没有一个人能认出他。在一个工地上他看到士兵们正在修筑工事。士兵们竭尽全力地想把一块巨石安放到位，就差那么一点点了，眼见差了一臂之力的石块又要落下，他们的班长仍双手插在口袋里大声地吆喝。华盛顿见状疾步上前，用他强壮的臂膀顶住了石块，这一及时的援助成功地把石块安放到正确的位置。士兵们都热情地拥抱

Note：

这位伸出援手的“陌生人”。

这时“陌生人”问那个班长:“你为什么光吆喝不出力呢?”

班长很不以为然地说:“难道你没看出来我是班长吗?”

“陌生人”解开大衣,露出他的军衔,对那个傲气十足的班长说:“我是上将,但下次抬重物时请叫上我。”这时班长才羞愧地认出了他们的将军。

请分析:请用人际交往的理论分析这个案例。

教师启发引导:华盛顿将军用了什么样的人际交往原则与士兵们交往?班长又违反了什么人际交往的原则?

案例2 患者王某来自农村,第一次住进医院,陌生的环境使他有些不安。责任护士小张主动对他说:“您好,我是您的责任护士小张,如果您有什么事情,请找我,我会尽力帮助您。”安置好病床后,护士小张边说边安慰王某:“我先去请医生来看您,然后我陪您到病区看看,很快您就会熟悉新的环境了。”接着向他介绍同病室的病友,然后说:“住在一起就是缘分,请大家相互关照关照。”很快,王某熟悉了环境,减少了心理孤独和不安,对护士小张表示感谢。

请分析:护士小张与新入院患者王某建立护患关系的策略是什么?为了维护良好的护患关系,护士小张还需做哪些工作?

教师启发引导:护士小张用了哪些方法与患者建立护患关系?

Note:

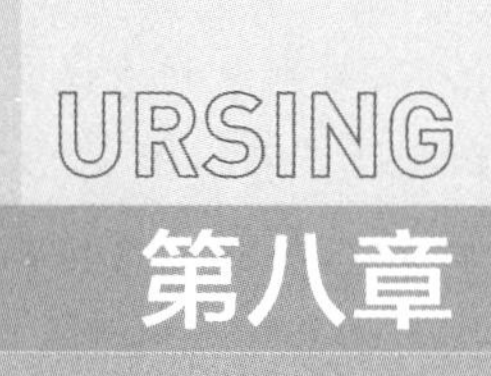

第八章

护士的人际沟通修养——寻找心灵相通的“密码”

08章 数字内容

学习目标

- 知识目标：
  1. 掌握日常生活及护理工作中语言沟通及非语言沟通的形式和方法。
  2. 熟悉人际沟通的定义、基本要素；治疗性沟通的含义、影响因素；护士应具备的语言修养及提升语言修养的方法。
  3. 了解沟通的定义、人际沟通的影响因素。
- 能力目标：
  1. 能运用沟通技巧清楚表达自己的观点，正确理解他人的语言和非语言表达并妥善回复，达到沟通目的。
  2. 能在不同场景下有效倾听患者、与患者共情，向患者传递关怀和支持。
- 素质目标：

  具有丰富的沟通知识与良好的沟通技巧，以高质量沟通铸就幸福人生并助力患者健康。

【关键概念】 沟通 人际沟通 非语言沟通 语言沟通 治疗性沟通

导入情境与思考

患者李女士，因慢性胆囊炎急性发作由家属搀扶着走入病房，面色痛苦。接待患者入院的王护士对患者说，“您好，请出示一下您的身份证”。患者沉默不语，家属则激动地说，“你们就知道查身份证，患者都快被折腾死了，看不见吗？”王护士一愣，然后温和地说：“看得出来，您们现在很着急。这样，我先带您们到病房休息，然后再办其他手续。”听完王护士的话，患者家属立刻说：“对不起，我刚才太冲动了，刚刚办住院时，被拦住询问了半天。不好意思。我这就把身份证给您。”

请思考：

1. 案例中王护士在与患者及其家属沟通不畅时，她是如何处理的？
2. 患者家属为什么发生了态度上的转变？

有人类的地方，就有沟通。作为人类生存发展最基本的生存需求和生存技能之一，人际间的沟通活动自古有之。从“结绳记事”“漏沙计时”到“鸿雁传书”“烽火传令”，古人有关沟通的发明让人叹为观止；从“刻龟甲”“书木简”到“凿石鼓”“写黄绢”，前人实现沟通的创举令后人感慨折服。自古至今，人类用自己的智慧，实践着沟通，创新着沟通。沟通不仅仅是人们彼此间信息的传达与交流，更是人与人之间情感联结、悲喜共享的心路历程。对于护士来说，学习并掌握人际沟通的知识和技能，无疑是获取与患者心灵相通的“密码”，从而在工作中赢得患者信任，并由此与患者建立良好的护患关系，实施关怀照顾，促进其疾病康复，维护与发展心身健康。

第一节 人际沟通概述——通向心灵彼岸的“桥梁”

人类生活离不开人际沟通，沟通的存在不仅与个体的身心健康存在密切的关联，同时也是人们认识自我、满足社交需求、实现人生目标的重要手段。而在护理领域，可以说，没有沟通，就没有护理。良好的沟通，对于构建支持、合作性护理工作环境，促进护患双方满意度，发展良好的护患关系，促进医患和谐都具有十分重要的意义。

一、人际沟通

（一）沟通的相关概念

1. 沟通的定义 沟通（communicate）的本意指开沟而使两水相通。《左传·哀公九年》就有：“秋，吴城邗，沟通江淮”的记载。“沟通”一词，从字面上看，“沟”，指凹陷下去的部分，就是“断开的地方”；“通”，就是要使陷下去、断开的两边能够连接起来。二者结合意为彼此连通、相通。

在西方，“沟通”一词源于拉丁文 communis，它有两个意思：一个是 to be common；另一个是 to share，它们分别是达成一致，形成共识进而共享的意思。《大英百科全书》对“沟通”一词的解释为“用任何方法，彼此交换信息”。几十年来，来自不同学科的研究者对沟通提出了无数的定义，这些定义尽管表述各不相同，但都包含以下几层含义：①沟通首先是信息的传递与互享。②有效的沟通是准确地传达和理解信息的含义。③沟通是有意图地在人际间施加影响。④沟通是一个双向、互动的理解和反馈过程。

综上，沟通是信息发送者遵循一系列共同规则，凭借一定媒介将信息发给信息接收者，并通过反馈以达到理解的互动过程。沟通的结果不但可使双方相互影响，还可使双方建立起一定的关系。

2. 人际沟通的定义 人际沟通（interpersonal communication）是指人们运用语言或非语言符号系统进行信息、意见、知识、态度、思想、观念以至情感等交流的互动过程。在沟通过程中，人们相互间不仅仅是单纯的信息交流，也是思想情感与态度的相互渗透、共享，因此，人际沟通中双方的关注和投入程度决定了沟通的品质。甚至有学者认为，人际沟通只有在一方将另一方视为独一无二的个体，并有

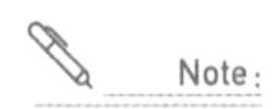

积极的互动时才能成立。

知识导航

马丁·布伯的《我与你》

马丁·布伯是德国最著名的宗教哲学家,《我与你》(1923)是其最重要的著述。

在此书中,他把人们与他人沟通并建立的关系分为“我与它”和“我与你”两种方式。在“我与它”关系中,“我”为主体,对方被物化为“它”,是满足我的沟通欲求的客体,“我”的沟通兴趣只在于利用“它”来达到目的。而“我与你”则是一种相互对等、彼此信赖、开放自在的关系,双方都是主体,其中的每一个“你”都是独特的、当下的,当我与“你”相遇时,我不是为了满足我的任何需要,哪怕是最高尚的需要(如所谓“爱的需要”)而与其建立“关系”。

真正的护患关系应是“我 - 你”关系,患者被当作一个完整的人被看待,并由此来肯定他/她,而不是仅被当作观察、研究和待处理的对象。

3. 人际沟通的特征　作为发生在人和人之间的信息、情感交流及共享过程,人际沟通具有以下几个特点:

(1) 互动性:人际沟通是一个相互影响、相互作用的积极过程。在沟通过程中,沟通双方都不断将自己对信息的理解反馈给对方,并积极关注对方的反馈,因此人际沟通不同于通信设备之间简单的信息往复,在这里,沟通的双方都是积极的参与主体。为使沟通达到预期目的,信息发出者需准确判断对方的沟通状况,分析其沟通的动机、态度、目的,预期沟通的结果,并根据对方的反馈及时调整自己的沟通内容和方式。

(2) 目的性:人际沟通以改变对方的态度或行为为目的,是一个沟通者对另一沟通者的心理作用的过程。在人际沟通中,沟通双方都有自己的动机、目的和立场,都对自己发出的信息会产生何种反馈有所期许和判定。因此,沟通的双方都有着明确的目的。

(3) 关系性:在任何形式的人际沟通中,人们不只是分享沟通内容,也呈现彼此间的关系。这种关系性在一个层面表现为双方关系中的情感性,另一层面表现为双方谁是关系的控制者。沟通关系的控制层面有对称的也有互补的。在对称关系中,双方权力较均等,没有谁是居于关系的控制地位;而在互补关系中,一方让另一方决定谁的权力较大,因此一方的沟通讯息可能是支配性的,而另一方的讯息则是在接受这个支配性。

(4) 符号共识:人与人之间的信息交流是借助符号系统而实现的,因而只有在信息发出者和信息接收者共同使用统一的编码译码系统的情况下,沟通才能实现。沟通的双方在沟通过程中应有统一的或近似的编码规则和译码规则。这不仅指双方应有相同的词汇和语法体系,而且要对语意有相同的理解。通俗地说,就是要使用双方都熟悉的同种语言来进行沟通。

(5) 情境制约:任何人际沟通都是在一定的交往情境下进行的,因而人际沟通始终受情境因素的影响和制约。这些情境因素包括社会性、心理性、时间性、空间性等,这些因素可能在某种程度上促进人际沟通的良好效果,有利于沟通的进行,也可能使人际沟通产生障碍,影响沟通目标的达成。

(二) 人际沟通的基本要素

人际沟通是一个由多个要素组成的、动态的和多维的复杂过程。其构成要素主要有信息背景、信息发出者、信息接收者、信息、信息渠道、反馈。

1. 信息背景　信息背景(information background)包括人际互动发生的场所、环境及事物,也包括沟通的时间和参与者的个人特征,如情绪、知识水平、经历、文化背景等。信息背景反映在沟通者的头脑中,刺激沟通者产生沟通的愿望和需要,因此在人际互动中,信息背景往往被认为是引发沟通的“理由”,是人际互动过程的重要因素。一个信息的产生,常受信息发出者过去的经验、对目前环境的

Note:

领会、感受以及对未来关系的预期等影响。这些信息的背景可能是清晰的,也可能是模糊的,或者无意识的。因此,要了解一个信息所代表的意思,不能只接受信息表面的意义,还必须考虑信息的背景因素,领会其中的真实含义。

2. 信息发出者 信息发出者(message sender)是指发出信息的人,也称为信息的来源。信息的发出者决定将什么样的信息传递给接受者,并对所要发送的内容选择传递的形式,即对所要传递的内容进行编码。所谓编码就是信息发出者将要传递的信息符号化,也就是将信息转换成语言、文字、符号、表情或动作。在人际沟通历程中,信息发出者首先要对自己的想法进行解释(即充分理解),并在此基础上找到恰当的表达形式。这一过程受信息发出者身份地位、表达能力、沟通目的以及与对方的关系情感等影响。口头语言和书面语言是常用的编码形式,除此之外还可以借助表情、动作等非语言形式进行编码。

3. 信息接收者 信息接收者(message receiver)是指获得信息的人。从信息发出者传递过来的信息,需要经过信息接收者接受之后,为其赋予意义,即解码,才能够相互理解并形成有效的沟通。信息接受过程包括接收、解码和理解三个步骤。首先,信息接收者必须处于接收状态;其次是将接收到的信息符号解码,即将符号信息还原为意义信息,变成可以理解的内容,最后根据个人的思维方式理解信息内容。接信者对信息的理解,受个人文化背景、愿望、情绪、态度等影响。只有当接信者对信息的理解与信息发出者的信息含义相同或近似时,才能形成有效的沟通。在大多数沟通情境中,由于沟通的互动性,信息发出者和接受者的角色是不断互换着的。人际沟通的互动性见图 8-1。

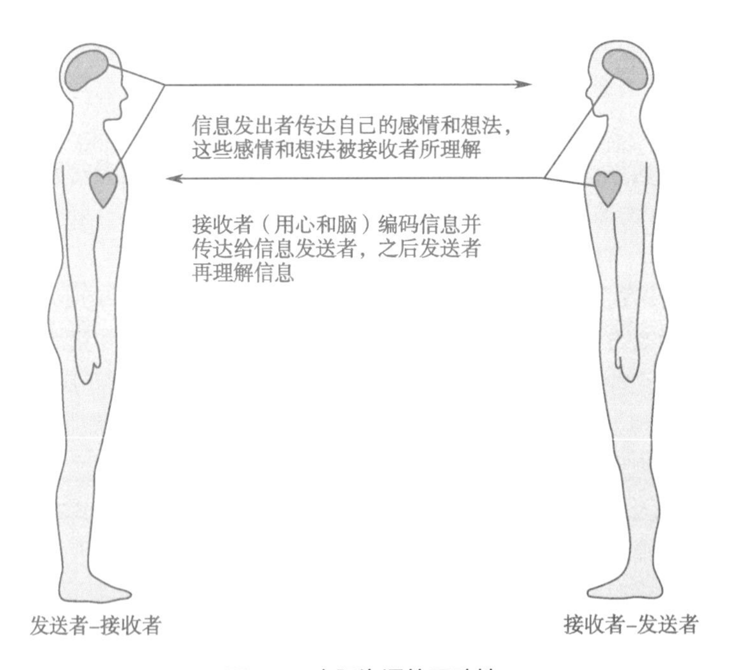

图 8-1 **人际沟通的互动性**

4. 信息 信息(message)是指沟通时所要传递和处理的信息内容,是信息发出者希望传达的思想、情感、意见和观点等。信息发出者希望传达的思想和情感只有在表现为符号时才能得以沟通。所有的沟通信息都是经由两种符号表达:语言符号和非语言符号。语言中的每一个词都是表示一个特定事物或思想的语言符号。非语言符号则是沟通时使用的面部表情、手势、姿势、语调等,这些非语言符号在沟通情境中都有其特定的含义,如频频看表意味着厌烦或着急,皱眉表示疑惑或不满等。在人际沟通中,同样的信息内容,可能会因不同个体的沟通风格不同而传递完全不同的信息含义;同一个体向两个人发送同样的信息,接受者也可能有不同的理解。

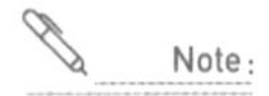
Note:

5. 信息渠道 信息渠道(communication channel)是指信息由一个人传递到另一个人所经由的渠

道，是信息传递的手段或媒介，也称传播途径，如视觉、听觉和触觉等。在信息传递过程中，如果沟通渠道选择不当，有可能导致信息传递中断或失真，如选用书面报警传递火警显然是不合适的。因此，有效的沟通离不开恰当的信息传递途径。一般来说，信息发出者在传递信息时使用的传播途径越多，对方越能更多、更快、更好地理解信息的内容。研究表明：人对单纯听过的信息内容能记住5%；见到的能记住30%；讨论过的能记住50%；亲自做的事情则能记住75%；教给别人做的事情能记住90%。这个研究结果给护理工作以深刻的启示，比如要提高健康教育的效果，就要多使用不同的信息渠道。

6. 反馈 反馈（feedback）是信息发出者和信息接收者相互间的反应，指信息接收者回应信息发出者的过程。反馈可以显示信息发出者的信息意义是否被正确理解，因此这是确定沟通是否有效的重要环节。信息发出后必然会引起信息接收者的某种变化，这种反应包括生理的、心理的、思想的或行为的改变等。同时，这些反应或改变又会成为新的信息返回给信息发出者。只有通过反馈，信息发出者才能判断和确认信息传递的效果，也只有当信息发出者所传递的信息与信息接收者所接到的信息相同时，沟通才是有效的。一般情况下，面对面的沟通反馈较为直接迅速，而通过辅助沟通手段进行的沟通，反馈环节易被削弱。

（三）人际沟通的类型

按照不同的划分标准，人际沟通有不同的种类。

1. 按沟通符号分类 按人们在沟通时所使用的符号系统，人际沟通可分为语言沟通与非语言沟通。

（1）语言沟通：是以语言文字为媒介的沟通。语言沟通是一种准确、有效、运用广泛的沟通方式。根据语言沟通的表达形式，又可分为口头语言沟通和书面语沟通。

1）口头语言沟通：又称交谈，是人们利用有声语言系统，通过口述和听觉来实现的，也就是人与人之间通过对话来交流信息、沟通心理。口头语言沟通的优点是信息传递的范围广、速度快、效果好。尤其是在沟通过程中反馈及时，沟通者之间相互作用充分，因而沟通的影响力也大。但口头语言沟通也存在一定的局限性，如沟通过程及效果受时空条件和沟通双方条件的限制，并且信息不易保留，俗话所说“空口无凭”即指此意。因此，在正式的场合，人们往往对重要信息的沟通采用书面语沟通的形式，即“立字为证”以对重要的沟通信息进行记录。

2）书面语沟通：是借助书面文字进行的沟通。它是有声语言沟通由“可听性”向“可视性”的转换。常见书面语沟通如各种文件、书信、电子邮件、传真、手机短信等。书面语沟通是人际沟通中较为正式的方式，其优点是不受时空的限制、传递信息较准确且便于信息长期储存。在书面语沟通中，信息发出者可以对所要发出的信息反复核对、修改，接受者也可以反复推敲、琢磨之后再给予反馈。因此，书面语沟通的局限性也在于其信息传递不如口头语言及时、简便，信息接收者对信息的反馈比较慢，另外，沟通的过程和效果也往往受到双方语言文字修养水平的影响。

由于书面语言和口头语言在沟通过程中所采用的信息载体不同，因此，两者存在较大的差异。一般来说，口头语言沟通用词通俗，结构松散，句子简短；书面语言沟通则通常用词文雅，结构严谨，句子较长。口头语言灵活易变，而书面语言则相对稳固保守。在人们的日常生活、工作中，常常是口头语言和书面语言两种沟通形式相结合。

（2）非语言沟通：是指借助于非语言媒介，如表情、动作、体触、服饰、空间距离等实现的沟通，是沟通过程中超越字词之外的信息。在人们的沟通行为中，非语言沟通与语言沟通常常一起进行，相辅相成。在人际交流中，真正做到心灵沟通，除了要掌握语言交流技巧外，还要注意感受对方的身体语言等非语言沟通形式。非语言行为在沟通中的作用主要有加强语言、配合语言、实现反馈和传达情感。其特点是信息负载量大，可以表达语言不能表达的思想和情感，并且比语言符号普遍、生动。

2. 按沟通渠道分类 按人们在沟通时所选择的渠道不同，人际沟通可分为正式沟通与非正式沟通。

（1）正式沟通：是指通过正式的组织程序，按组织规定的线路和渠道进行的信息传递与交流，如召

Note：

开会议、情况汇报、文件的下传与呈送、组织之间的公函往来等。正式沟通的优点是沟通渠道比较固定，信息传递准确，受重视程度高，信息的权威性、约束力都较强；缺点则是沟通速度慢，互动性不足。

(2) 非正式沟通：是指正式沟通渠道之外进行的信息交流和传递。非正式沟通是建立在日常人际关系基础上的一种自由沟通；它没有明确的规范和系统，不受正式组织体制的约束，不受时间和场合的限制，没有固定的传播媒介，如组织成员的私下交流、朋友聚会、小道消息的传播等。其优点是沟通形式方便灵活，速度快，内容不受限制，更能体现情感交流；缺点是信息不一定可靠，容易失真。因此，人们要对来自非正式沟通渠道信息的真实性进行甄别，不要轻易相信。

3. 按沟通目的分类　按照沟通目的不同，人际沟通可以分为征询型沟通、告知型沟通和说服型沟通。

(1) 征询型沟通：是以获得期待的信息为目标的沟通，一般采用提问的方式进行。发生在护患之间的征询型沟通主要有评估性交谈，这是护士收集患者相关信息的过程。

(2) 告知型沟通：是以告知对方自己的意见、观点和资讯为目的的沟通，通常采用知照的方式进行。在护理工作中，护士往往采用告知型沟通向患者提供信息，如进行自我介绍、医院环境介绍或者治疗护理方案说明等。

(3) 说服型沟通：是以改变对方的态度或行为的沟通，常常是采用晓之以理、动之以情的说理方式进行。由于说服型沟通不仅仅是简单的传递信息，而是以改变他人的观点、态度、思想、情感乃至行为为目的，因此具有较大的难度。临床上常见的说服型沟通有规劝、批评和调解等形式。

4. 按沟通意识分类　按照人们在沟通时是否是有意识地进行，人际沟通可以分为有意沟通和无意沟通。

(1) 有意沟通：指沟通者对自己沟通的目的、预期的结果都有所意识的沟通，即具有明确目的性的沟通。护理工作中的病史采集、心理护理、健康教育，甚至看似平常的闲聊都是有意沟通。

(2) 无意沟通：是指在与对方的接触中，没有意识到的信息交流。事实上，在一个人际情境中，出现在我们感觉范围内的任何一个人，都会与我们有某种信息交流，如老师在场时，学生的操作就会更加规范、谨慎一些；当发现病房里有患者睡觉时，护士的脚步就会轻一些；当有其他学校的学生一起实习时，学生会更在意自己的成绩一些，这些都说明无意沟通经常发生在我们的周围，其广泛程度也远远超过我们的想象。

(四) 人际沟通的层次

心理学家约翰·鲍威尔(John Powell)提出人际间的沟通由低到高有五个层次，随着沟通者相互间信任程度的增加，沟通层次逐渐升高，沟通的信息量也逐渐递增。

1. 寒暄式沟通　寒暄式沟通是指一般性社交应酬的开始语，属于人际沟通中的最低层次。双方只表达一些社交应酬性的寒暄话语，如“你好！”“下班了？”“今天天气真好”等。这类交谈方式一般不涉及双方的私人信息，也无需太多思考，话题比较安全，有利于在短时间内改变彼此陌生的交往局面和帮助建立关系。然而，这种沟通的参与程度也是最差的，因此，护患之间如果长期停留在这一沟通层次上，将不利于引导患者说出有意义的话题。

2. 陈述事实　陈述事实是指不加入个人意见，不牵涉人与人之间的关系，仅限于陈述客观事实的沟通。在沟通双方还未建立充分信任感时，交谈多采用陈述事实的方式，以防止产生误解或引起麻烦。在护患交往中，陈述事实的沟通对护患相互了解非常重要，也是护士收集患者健康信息的重要途径。应该注意的是，护患在这一层次的沟通中，沟通的重点应是要让患者充分叙述，护士不轻易阻止患者对事实的陈述，因为这些客观信息将有助于增加护士对患者的了解。

3. 交换看法　交换看法是指沟通双方已经建立起一定的信任，可以彼此谈论看法，分享判断，交流想法和意见的沟通。在此层次上，沟通双方容易引起共鸣，获得认可。护患之间可以在这一层次就对某一问题的看法或者对疾病的治疗护理意见进行探讨、交流。作为护士，在沟通时应以关心、共情、信任的语言和非语言行为鼓励患者，引导其说出自己的想法和意见。应注意当患者的认知和观点有

Note:

违医学常识时，护士不要流露嘲笑、嫌弃的表情，以免影响患者的信任和继续提出自己的看法。

4. 分享感觉　分享感觉是指双方充分交流情感和感受的沟通，是在沟通双方彼此有了安全感、不再心存戒备时所进行的沟通。在这一层次上，人们愿意说出各自对于事件的感受和所经历的情绪反应与情感体验。双方在安全、信任的支持性人际互动中，乐于分享感觉并尊重彼此间的感情。在护患沟通中，为了给患者创造一个适合的感情环境，护士应具有共情能力，尽量做到坦诚、正确理解患者，尊重患者的个人体验，帮助患者建立信任感和安全感。

5. 沟通高峰　沟通高峰是在沟通过程中产生的一种短暂的、完全一致的、高度和谐的情感共鸣。“心有灵犀”“于我心有戚戚焉”等说的都是这种沟通，这是沟通双方分享感受、情感共鸣程度最高的一种交流方式，也是沟通交流希望达到的理想境界。

二、人际沟通与护理

人际沟通在护理工作中具有至关重要的作用。早在19世纪，护理专业的创始人南丁格尔就在其护理著作 *Notes on Nursing* 中以整整一章专门论述了护理工作中沟通的重要性及沟通的相关要领。美国高等护理教育学会（American Association of Colleges of Nursing，AACN）于1998年修订了“美国高等护理教育标准”，其中将沟通能力定为护理专业教育中的核心能力之一。

（一）人际沟通在护理中的作用

1. 沟通是临床护理工作的重要组成部分　沟通本身就是护理工作的重要组成部分，护士不仅需要通过沟通收集资料，完成护理评估、制订并实施护理计划，还要沟通患者的感受、需求等，了解患者身心状况，以开展心理护理、健康教育等。因此，护患沟通已成为临床护理实践中非常重要的环节。现在部分医院提倡或规定护士必须每天与所负责的患者至少沟通5分钟，就是保证护理任务的落实。

知识导航

关怀性沟通

关怀性沟通（caring communication）由弗雷德里克松（Fredriksson）于1998年提出，指护士通过参与、触摸和倾听等方式了解患者需求，交流彼此想法和感受的重要方式之一。具体包括关怀性参与，即存在（近距离接触）和陪伴（精神层面的交流）两层含义；触摸，即关怀性触摸、任务性触摸和保护性触摸三类；关怀性倾听，即要求护士耐心倾听并适时反馈。关怀性沟通是患者的基本需求之一，是人文关怀的核心和关键技术。

某大型综合医院实施的关怀性沟通技术，护士定期到患者床边，主要询问患者三个方面问题：①您现在感觉如何？有没有哪里不舒服？②您住院期间有没有什么困难或需求？有什么需要我帮助的？③您住院期间有什么担忧的吗？护士根据患者对每个问题的回答，一一给予针对性帮助，包括采取措施直接解决患者的问题，或者向上级及医生汇报情况共同解决问题，必要时联系患者亲属提供帮助等。

2. 沟通是达到护理目标的有效工具　希波克拉底曾说过，“医生有三大法宝：语言、药物、手术刀”。他之所以把语言放在第一位，是因为在他看来，语言可以治病。护理亦然，护士进行各项操作前要进行沟通解释，健康教育要通过口头和书面语言去完成，化解患者负面情绪时要使用语言去表达。此外，患者的诊疗和康复是一个需要多科室、多人员、多部门合作完成的系统性工作。护士在工作中，不仅要和医生、科室的其他护士相互配合，还要和医疗机构其他工作人员协调合作，良好的沟通可以减少相互之间的矛盾和冲突，形成团队合力，更好实现临床护理目标。

3. 沟通是促进护患关系和谐的“桥梁”　沟通是人与人之间建立关系、联结情感的“桥梁”。一方面，护患之间的有效沟通可维持及增进护患之间良好人际关系的建立和发展。大多数患者对就诊

Note：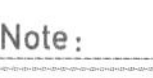

医院及医护人员是否满意，不仅仅在于他们所判断疾病诊断、治疗以及护理措施是否优劣，还在于医护人员是否用心、是否耐心、是否真心关注和在意患者的患病经历和就医体验，而这一切都是通过医护人员和患者的沟通来表现的。在护理工作中，护患关系与护患沟通的频率和品质常常成正相关，即双方沟通的机会越多、效果越好，关系越融洽。另一方面，沟通同样是护士与患者及其家属、护士与其他医护人员、护士与社会群体之间情感连接的主要纽带。

4. 沟通是护理人文关怀的具体实践 人文关怀是护理学科的精髓和核心，是对人的生、老、病、死全过程给予理解、关心、尊重和照护。护理工作的对象通常是患有疾病或有潜在健康问题的人，是在病痛中挣扎的、脆弱的、最需要关怀和帮助的人，因此护理工作从一开始就注定了要给予对方关怀、照护和帮助，并且这种关怀、照护和帮助的具体实践又是在护士和患者及其家属的高品质、有效沟通中完成的。

案例导思

一个枕头，一条毛巾，我自己

下面一名手术室护士的自述：

我是一名手术室护士，曾护理过一个患有肌肉萎缩症的患者。她20岁，手术被推迟，我花了30分钟陪在她身边。其间，我找来一个枕头给她垫上，并弄湿毛巾帮她擦拭脸和手臂，替她调整胳膊和腿的位置(她已经几乎残疾了)，帮助她保持舒适的体位。为了缓和术前的紧张，我还和她开了一些玩笑。她和我一起开心地笑起来。她说我们在一起的时间以及我和她的交谈对她很重要，使她不再对手术感到恐惧和绝望。她告诉我，我的陪伴、照顾和交谈使她感受到温暖和关怀，并使她获得了对生命的希望和勇气。我知道，这种关怀照顾只是我工作的一部分，但对她却意味着很多。这种体验使我懂得如何在患者需要的时候通过我的行为和语言来帮助他们。

请思考：以上案例中，护士在沟通中发挥了什么作用？

(二) 治疗性沟通

1. 治疗性沟通的含义 治疗性沟通(therapeutic communication)是指护患之间可起到治疗作用，围绕患者的健康问题，具有服务精神的、和谐的、有目的的沟通行为。它是一般性人际沟通在护理实践中的具体应用，是以患者为中心，围绕患者健康问题进行有目的的沟通，是医护人员为患者提供健康服务的重要途径。

2. 治疗性沟通的目的 治疗性沟通的目的是更好地解决患者的健康问题。主要包括：①建立相互信任、开放、融洽的护患关系，并使之有利于治疗与护理的顺利完成。②收集患者资料，评估患者需要，明确健康问题。③共同商讨健康问题和治疗护理方案，使患者积极、主动地配合。④明确治疗护理目标，指导遵医行为，使患者自觉配合医疗和护理。⑤进行健康知识宣教，提高患者健康意识和自我护理能力。⑥提供心理社会支持，促进患者的身心健康。

3. 治疗性沟通的特征 对治疗性沟通特征的理解建立在其与一般性沟通区别的基础上。治疗性沟通的特征包括：①以患者为中心。②有明确的沟通目的和目标。③沟通的发生不以人的意志为转移。④在沟通中需要护患双方不同程度的自我暴露。二者的具体区别见表8-1。

表8-1 治疗性沟通与一般性沟通的区别

	治疗性沟通	一般性沟通
目的	收集资料，进行评估、诊断，以确定护理问题，制订计划，并进行健康指导	加深了解，增进友谊，建立关系或满足需要
地位	以患者为中心	双方同等

Note:

续表

	治疗性沟通	一般性沟通
结果	解决护理问题，促进护患关系	可有可无
场所	医疗机构及与健康有关的场所	无限制
内容	与患者健康相关的信息	无限制

4. 影响治疗性沟通的因素 治疗性沟通障碍的因素主要来自护士和患者两个方面。

(1) 护士因素：由于护士在治疗性沟通中起主导作用，护患双方能否达到有效沟通，更多取决于护士的职业情感、专业素质（专业知识和技能）和沟通技巧。如果护士缺乏职业情感，就会对患者态度冷淡、缺乏关怀与尊重，容易造成护患间的沟通障碍。护士丰富扎实的专业知识和娴熟的操作技能不仅是完成护理工作的基础，也是护患间实现良好沟通的重要前提。除此之外，护士还要学会恰当运用各种沟通技巧，因为沟通技巧是实现治疗性沟通的目的、建立良好护患关系的“桥梁”。

(2) 患者因素：治疗性沟通是否有效，除了护士方面的因素外，还与患者的个人经历、文化程度、心理状态以及疾病程度有密切的关系。另外，患者可能存在的对护患双方的权利与义务缺乏了解、对护理效果期望值过高等因素，也会影响治疗性沟通的效果。

三、人际沟通的影响因素

在人际沟通过程中，影响有效沟通的因素有很多，既有来自信息发出者和接收者的个人因素，也有沟通时所处的环境及沟通发生的组织和媒介因素。

（一）环境因素

人际沟通过程中沟通者的情绪体验和沟通效果会受到沟通环境的影响，环境的影响因素主要包括安静度、舒适度和隐秘性。

1. 安静度 安静度是影响沟通的重要因素，如果沟通环境中存在与沟通行为无关的、令人不快的声音，则会影响沟通的效果，造成信息在传输过程中的失真，或引发沟通者的烦躁心情。所以护士在与患者进行交流前要尽量排除噪声源，安排好交谈环境，避免噪声的干扰。

2. 舒适度 舒适的沟通环境有利于患者放松，更利于沟通目标的达成。房间内的色彩、温度、湿度、光线的明暗、空间的大小等，都应尽量保持在使患者感到舒适的状态。另外，沟通者彼此之间的身体距离不仅会影响沟通者的参与度，还会影响沟通过程中的气氛。护士在与患者沟通时，应注意保持适当的距离，既让患者感到亲近，又不对其造成心理压力和形成敌对。

3. 隐秘性 隐秘性是指沟通环境中的私密性和隐私保护。当沟通内容涉及个人隐私时，若有其他无关人员在场，将会影响沟通的深度和效果。在护患沟通过程中，可能会涉及患者的隐私，患者通常不希望被其他人员知晓，此时护士就应考虑沟通环境的隐秘性是否良好。条件允许时可采取选择无人打搅的房间，或请其他人暂时离开，或注意压低说话声音等措施。

（二）个人因素

1. 心理因素 人的个性心理特征和心理过程存在很大的差异，在人际互动中，其沟通活动也往往受到个人的认知、个性、情绪等多种心理因素的影响，有时还可能引起人际沟通障碍。

(1) 情绪因素：喜、怒、哀、乐、悲、恐、惊等各种情绪都可对沟通的有效性产生直接影响。情绪状态会影响一个人对外界的感受和信息的接收判断。轻松愉快的积极情绪能增强一个人的沟通兴趣和能力，而生气、焦虑、烦躁等消极情绪可干扰一个人传递或接收信息的本能。当沟通者处于不良的情绪状态时，常常会对信息的理解“失真”，或反应过于敏感，或淡漠、迟钝，从而影响沟通效果。作为护士应有敏锐的观察力，及时发现隐藏在患者心灵深处的情感；同时也要学会控制自己的情绪，以确保不妨碍有效的沟通。

Note:

实践活动

体验不同情绪下对同一句话的感受

活动组织:分小组活动,每小组5人,其中一人扮演护士,对患者说“您不用着急,会好起来的”。小组的其他4位成员扮演不同情绪状态下的患者,并体会在听到护士说这句话后的感受和体验。

不同情绪患者:①愤怒的患者。②沮丧的患者。③焦虑的患者。④绝望的患者。

角色扮演后,请各角色扮演者谈谈扮演中的情感体验。

教师启发引导:护士应充分认识,患者的情绪状态会对沟通产生影响。

(2) 个性因素:个性是指一个人对现实的态度和其行为方式所表现出来的心理特征。个性是影响沟通的重要因素。一般来说,性格热情、直爽、健谈、开朗大方、善解人意的人易于与他人沟通;性格孤僻、内向、固执、冷漠、狭隘、自我为中心的人,则较难与人沟通。护士作为一个主动的沟通者,应对人的性格类型有一定的认识,并尽可能做到知己知彼、扬长避短,逐步提升自己的沟通能力。

(3) 认知能力:认知是指一个人对待发生于周围环境中的事件所持的观点。由于每个人的经历、教育程度和生活环境等存在差异,其认知的深度、广度和类型都不尽相同。一般来说,知识面广、认知水平高、生活经历丰富的人,易与不同认知范围和水平的人进行沟通。因为信息发出者把自己的观点编译成信息符号的过程是在自己所拥有的知识和经验内进行的;同样,信息接收者也只能在自己的知识和经验范围内对信息符号进行解译,如果传递的信息符号是在对方的知识范围之外,就会影响沟通效果,甚至造成无法沟通的局面。护士在与患者沟通时,要充分考虑对方对医学知识的认知水平,避免使用难懂的医学术语。

(4) 态度:态度是指人对其接触客观事物所持的相对稳定的心理倾向,这种心理倾向以不同的行为方式表现出来,并对人的行为具有指导作用。态度是影响沟通行为的重要因素,积极、诚恳、热情的态度有利于沟通的开始与进展。

2. 生理因素 影响沟通的生理因素包括:永久性生理缺陷,如弱视、聋哑、痴呆等;暂时性的生理不适,如疼痛、饥饿、寒冷、疲劳等;年龄因素,如幼儿、老年人等。这些因素不同程度影响沟通效果。护士在沟通时要注意评估生理影响因素,并主动寻找对策。针对特殊疾病状态的患者,如气管插管、气管切开的患者不能正常沟通,需要通过画板或其他非语言沟通等特殊的形式来进行沟通。

3. 文化因素 文化因素包括个体的知识、信仰、价值观、习俗等,规定并调节着人们的行为;同样,对人际沟通也产生着深远的影响。

(1) 价值观念:价值观念是个体对事物重要性的判断,并用以评价现实生活中的各种事物,指导自己行动的根本观点。人们的价值观念不同,对事物的态度和反应也不同,对问题的判断可能产生重大差异,从而成为沟通的障碍因素。

(2) 文化习俗:不同的文化传统影响着人们沟通的方式方法。一般来说,文化传统相同或相近的人在一起会感到亲切、自然,容易建立相互信任的沟通关系。当沟通双方文化传统有差异时,理解并尊重对方的文化传统将有利于沟通的进展。在护患沟通中,护士应理解并尊重患者的文化背景、民族习俗。

(3) 社会角色:不同的社会角色关系有不同的沟通模式,只有符合社会所认可的沟通模式,才能得到人们的接纳,沟通才可能有效。例如,老师可以拍拍学生的肩膀说:好好学习!但学生绝不能拍老师的肩膀说:认真上课!护士在与患者交流时,应大方得体,稳重而不刻板,理性而不冷漠,热情而不随意,这些符合护士职业角色的沟通行为才能获得患者的认同和接纳。

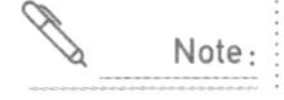

4. 语言因素 在人际沟通中,个人使用语言的能力因人而异。通常,同一事物、同一种意思会有

很多不同的表达方式，而同一种表达方式又可以有多重的意义。因此，如何准确、恰当地使用语言传递信息，就需要一定的语言技巧。沟通者的语音、语法、语义、语词结构、措辞及语言的表达方式都会影响到沟通的效果。在护患沟通中，护士的语言既可以减轻或消除患者的病痛，也可能引起或加重患者的痛苦，加重患者的疾病，因此，护士应重视自己的语言表达方式和技巧。

第二节　护士的非语言沟通——此时无声胜有声

语言是人类特有的思维和表达工具，在人际沟通中，语言沟通的重要作用是显而易见的。然而，如果将注意力仅仅锚定在人类的语言交流上，那么许多有价值的交流过程将会被错失。在人际互动中，非语言沟通虽不如语言直接、明确，但往往能言话语之所不能言，更能流露真情实感。因此，在临床实践中，护理人员要注重非语言沟通的应用。

一、非语言沟通概述

（一）非语言沟通的概念与特点

1. 非语言沟通的概念　非语言沟通（non-verbal communication）是指借助非语言符号，如人的姿势、动作、表情、身体接触、人际距离、服饰等为载体所进行的信息交流。非语言沟通常伴随语言沟通自然表露，在人际沟通中具有不可替代的作用。美国著名心理学家、传播学家艾伯特·梅拉比安（Albert Mehrabian）总结过这样一个公式：沟通 = 语气语调（占 38%）+ 肢体语言及表情（占 55%）+ 说话内容（占 7%），由此可见非言语沟通在人际沟通中的重要性。

2. 非语言沟通的特点　相较于语言沟通，非语言沟通具有真实性、共享性、持续性和情境性等特点。

(1) 真实性：非语言沟通往往比语言沟通更能够表露、传递信息的真实含义。在人际沟通中，语言沟通和非语言沟通往往共同承担着发送信息、传递情感的任务。然而，语言所传达的信息大多属于理性层面，是经过大脑加工后表达出来的，可以有意识控制和掩饰，因而语言有时并不一定表露一个人的真实意向。相反，非语言行为往往发自内心深处，比较难以压抑和掩盖，尤其是那些由生理本能所产生的非语言行为，除经过特殊训练的人以外，一般人常常不能有意识地控制，如害羞时满脸通红、害怕时脸色苍白、手脚发抖等。所以人际沟通时，人们都知道不仅仅要“听其言”，还要“观其色，察其行”，因为后者有更少欺骗性。

(2) 共享性：非语言沟通具有很强的共享性。虽然各国、各民族的语言有所不同，但即使在语言差异很大的环境中，人们也可以通过非语言信息了解对方的想法和感受，实现交流目的。实验证明，人的面部表情有较一致的表达方式，因而被人们视为是一种“世界语”。每个人在成长过程中，也都自觉或不自觉地具备了非语言沟通的能力，并学会了使用非语言沟通。例如，婴儿在不会说话以前，就可以通过脸上的表情、肢体的活动来表达自己的情感和需要。如今，国际社会为了便于交流而广泛使用一些约定俗成的非语言符号，这些非语言符号所传递的信息为不同文化、不同民族的人们所理解。比如，红灯表示“禁止通行”；红色的“十”字代表医疗卫生机构。

(3) 持续性：非语言沟通行为是一个连续的过程。在一个互动的环境中，自始至终都有非语言载体在自觉或不自觉地传递信息。一般而言，从沟通开始，双方的仪表、举止、身体的姿态、动作以及人际距离就持续传递出相关的沟通信息，并显示着双方特定的人际关系。

(4) 情境性：在不同的沟通情境中，相同的非语言符号可以表达不同的含义，如一个挥手的动作，表达的是“再见”还是“你好”或者“不，这不行”，要结合当时的交往情境和其他同时出现的沟通行为（如表情、眼神或语言）方能确定。在人们的沟通行为中，一个人的表情、眼神、动作、姿态往往因沟通情境的不同而具有多义性。同一种非语言符号可以表达不同的情感和信息，而不同的沟通者对同一种非语言符号的含义也有不同的领会与解读。因此，对非语言信息的解读，一定不可以忽略其沟通的

Note:

情境。

（二）非语言沟通的作用

非语言符号可用来传递信息、沟通思想、交流感情。一方面，在表情达意时，非语言符号的信息承载量大于语言符号系统，如“虽千言万语，不及你一个回眸的凝望”；另一方面，非语言符号往往可以表达语言所不能表达的思想感情，即所谓“一切尽在不言中”。在人际交往中，非语言符号可起到特有的作用。

1. 表达情感 非语言沟通的首要功能是表达感情和情绪。在人际交流中，通过非语言行为，人们充分表达他们的喜、怒、哀、乐、惊、悲、恐等各种情绪，如在护患沟通中，患者的表情、目光、肢体的动作等，真切地向医护人员表达了他们罹患疾病时的种种情感——无望、不安、无助和焦虑。同样，医护人员通过坚定的目光、关切的微笑、镇定的表情和肢体的动作表达对患者的理解、支持和信心。

2. 调节互动 非语言沟通可调节人们相互间信息传递的互动过程，以维持和促进沟通的进行。调节的动作，如点头、对视、皱眉、降低声音、改变体位、靠近对方或离开对方等，沟通者通过这些非语言符号向他人暗示是否要谈，什么时候谈，他们是否想听，他们想听多长时间以及谈话该什么时候结束。

3. 验证信息 验证信息指非语言符号可以起到验证和确认人际互动中的语言信息作用。当语言和个人表达的情感相匹配、相一致时，沟通是有效的。如果一个患者说，“我感觉很好”，但表情却显得烦躁和愤怒，那么此时的非语言内容和语言内容传递的意思就不一致，这时，护士往往根据非语言沟通传递的信息来验证患者的语言信息，以做出判断。

4. 补充和替代 非语言沟通可以填补、增加、充实语言符号在传递信息时的某些不足和缺失，在言语沟通词不达意或词难尽意时，帮助人们更准确地表达沟通意图，如在给人指路时，一边用语言表述，一边用手指着某一个方向，此时手指的体态语就补充了言语的不足，使言语交流更加明确和直观。

非语言沟通的替代作用则是指当某件事不便用语言表达，或特定环境阻碍了语言交流时，使用非语言符号替代表达。例如，教师课堂教学，学生有疑问或要回答问题时，只需举起右手，这样既不干扰教学，又能使教师明白学生的意图和所在的位置。新冠肺炎疫情发生后，来自某地医疗队独创的一套隔离病房手语在社交媒体上“走红”。医疗队员使用肢体动作代替言语交流，如右手搭在左臂上，意思是“测血压”；手掌塞在腋下，代表着“量体温”；双手一高一低举过头顶，示意“更换输液瓶”……这套应急手语，充满着温暖和智慧的妙招，解决了严格防疫措施下，处于隔离病房特殊的治疗环境中，护患语言沟通不便的难题，在无声中提高工作效率，维护了患者的健康和生命安全。

5. 显示关系 非语言沟通可以帮助人们确定在人际交流中的相互关系，如相互握手表示良好人际关系的建立，而挥拳相向则代表了人际关系的紧张敌对。但要注意的是，单个特殊的非语言行为不一定能表达某个特殊的关系，需对多个非言语行为综合观察，才能正确判断关系特征。例如，两个相隔多年未见面的人，一见面便用拳头使劲捶对方，其动作语言表达的信息好像很痛恨对方，但从他们脸上兴奋的表情、眼角流下的热泪以及之后的紧紧拥抱等非语言动作，可以看出他们是在表达久别重逢的喜悦和激动。

（三）护士非语言沟通的基本要求

在护患交往中，护士需要掌握运用非语言沟通的基本要求。

1. 尊重患者 非语言沟通往往能真实地泄露护士对患者的态度，因而，尊重患者是护士使用非语言沟通的基本要求之一。尊重患者意味着护士在沟通中，非语言的使用要礼貌、平等、审慎。

2. 适宜适度 在沟通过程中，为了增进语言沟通效果，护士往往会辅之以重音、手势以及其他身体动作等非语言沟通来加以强调，但需谨记使用要适度，凡事“过犹不及”，如果这些动作过多，就会喧宾夺主，影响交流的效果。例如，南丁格尔在 *Notes on Nursing* 中提到，护士与躺在病床上的患者沟通时，不要做手势，以免让患者感到不舒适。

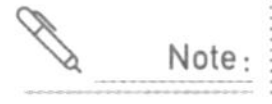

3. 得体端庄 护士工作中的面部表情、站立、行走、坐姿等都要符合行为规范，做到得体大方。

要注意避免一些不雅的动作，如在工作场所跷二郎腿，并将跷起的脚尖对着别人抖动；打哈欠、伸懒腰；挖鼻孔、掏耳朵、剪指甲；跺脚或玩弄手指、铅笔、饰物；在交谈中频繁看表等。不得体的非语言行为将对沟通效果以及护士形象产生不良的影响。

4. 因人而异　护理服务对象千差万别，其非语言沟通行为也不尽相同。在护患沟通中，护士要站在患者的角度，通过倾听、提问等交流方式共情患者的真实感受，有针对性地选用非语言沟通的内容和形式，保持沟通行为的合理性和应对性，以保证沟通的有效性。

5. 关注反馈　护士在与服务对象交往时，必须时刻关注对方目光、表情、身体动作的细微变化，这些非语言信息常常就是对方此时的真实理解、感受的反馈，而只有当反馈被充分关注到，并正确接受和理解时，信息交流才有效。

6. 非语言沟通与语言沟通相结合　强调非语言沟通在沟通中的重要作用，并不等于说语言沟通不重要。在护患互动中，要真正实现有效沟通，就必须把二者有机结合起来。护士谈话时配以恰当的非语言动作行为，如温柔的目光、恰当的手势等，使之相得益彰。

二、护理工作中的非语言沟通形式

在护患交往的过程中，参与沟通的非语言形式丰富多彩，所谓“眉眼唇鼻载情意，举手投足皆语言”。身体的姿态与动作、面部的表情与目光、人际的空间与距离、仪表的修饰与装扮、手势的呈现与变化，都是护患沟通中不可忽视的非语言符号，构成护理工作中缤纷多姿的非语言沟通形式。

案例导思

静静的陪伴

张女士是昨天刚入院的乳癌患者，38岁。高护士在交班前巡视各病房患者时，看到她一个人失神地坐在病床上，高护士进来时，患者没有任何表示。高护士把门轻轻关上，关切地看着她，把她床边坐皱了的被单整理了一下，刚想问，您今天觉得怎么样，突然间患者双手捂住脸，失声痛哭。高护士措手不及，患者的哭声却越来越大，变成了嚎啕大哭。高护士不知道发生了什么，也不知道该询问什么，这时，她唯一能做的就是让自己静下心来，安静地站在患者的床边，平静而耐心地注视着她。不知道过了多久，患者的哭声终于缓和下来，高护士轻轻地递过去一张纸巾，并没有急于去问她为什么或怎么了。患者慢慢恢复平静。她擦了擦眼泪，抬起头，对高护士说“谢谢您！”

请思考：

1. 本案例中，高护士的沟通行为有哪些？效果如何？
2. 患者为什么会对高护士说“谢谢您”？
3. 接下来，高护士应如何与患者沟通？

（一）身势语

身势语（body language），即身体语言，也称为体语、态势语、体态语、动作语等，是人们进行人际交流时，通过目光、表情、动作、姿势等表达感情、传递信息的一种非语言沟通形式，是人际沟通中最为人们所熟悉的非语言形式。身体语言因其独特的可视性，在护患沟通中具有不可低估的作用和意义。身势语主要有以下几种：

1. 身体动作　身体动作（body action）是指通过行走及肢体的运动来表达情感、传递信息的沟通形式。在各种非语言沟通形式中，身体动作是最易为人发现的一种体语，如看到患者不停地扭动双手，护士推测他可能是紧张不安；夜间查房，护士轻掩房门；听到患者的呼叫铃声，护士快步赶去，这些身体的动作都体现了护士的职业情感和对患者的关怀照顾。日常人际交往中，一些常见身体动作往往

Note:

被赋有约定俗成的含义，如摆手——表示制止或否定；双手外摊——表示无可奈何；双臂外展——表示阻挡；搔头或搔颈——表示困惑；搓手——表示紧张；拍头——表示自责；耸肩——表示不以为然或无可奈何等。

2. 身体姿势 身体姿势（body gesture）是指个体运用身体或肢体的姿态来表达情感及态度的体语。比如，跟上级说话的时候，人会因为紧张而“正襟危坐”；护士在倾听患者说话时，为表示对对方的尊重，身体会略向前倾。在人际沟通中，常见的身体姿势及所表达的意义往往是有迹可循的。常见的身体姿势及所表达的意义见图8-2。

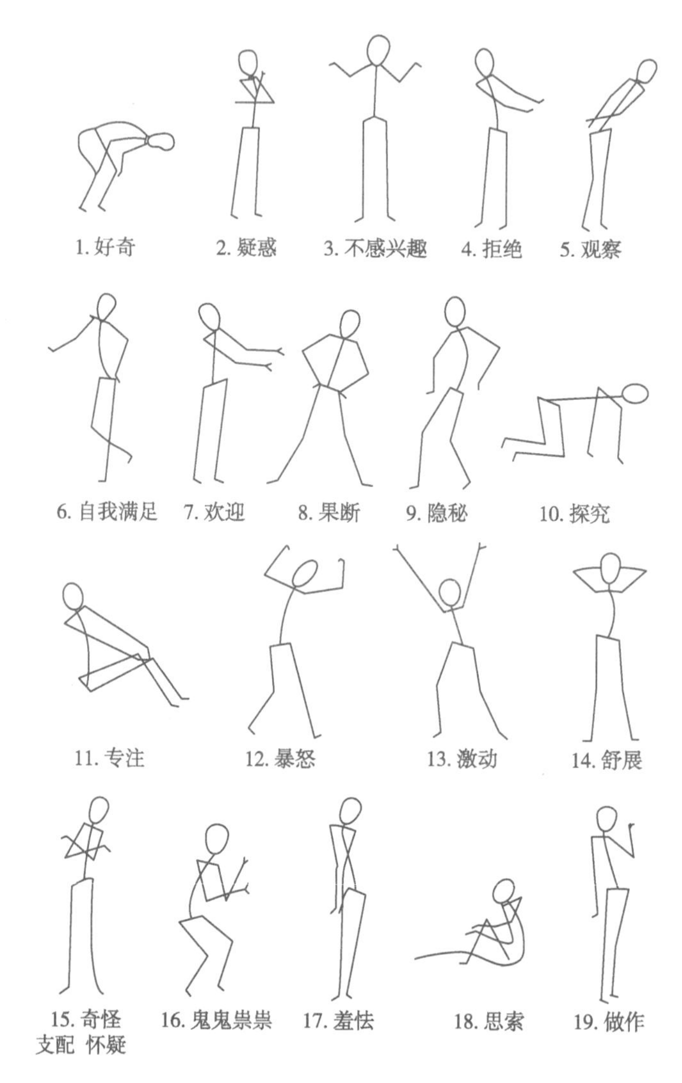

图8-2 **常见的身体姿势及所表达的意义**

3. 手势语 手势语（hand gesture）包括握手、招手、摇手和手指的动作等。手势语是各国人民在漫长的历史过程中形成和发展起来的特殊交往方式，有科学家认为，人类最初的语言不是有声语言而是手势语。手势语的种类如下：

(1) 情绪性手势：即用手势表达思想感情，是说话人内在情感的自然流露，往往和沟通者表露出来的情绪紧密结合，鲜明突出，生动具体，很容易给他人留下深刻的印象。例如，高兴时拍手称快，悲痛时捶胸而泣，愤怒时挥舞拳头，悔恨时以手拍额，紧张时双手相搓等。

(2) 表意性手势：即用手势表明具体信息内容，表达特定含义。这种手势多是约定俗成，其含义明确并往往因为民族、国家、地域、文化的不同而存在差别。例如，招手表示让对方过来，摆手表示拒绝或禁止等。也有一些手势是特定场合、特殊情况的表意手势，如聋哑人的哑语、交通指挥、体育裁判等。

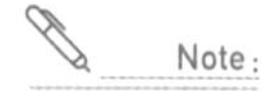

这些特定的手势极大地弥补了沟通中语言不便所造成的沟通困难。

(3) 象形手势：即用手势来比划事物的形状特点，使对方对自己所描述的事物有一个具体而明确的印象。例如，用手比划物品的大小、形状；用手臂的伸缩抬放比划长短、高低等。象形手势在表达过程中会不自觉地带有夸张的意味，以便烘托气氛，增强感染力。

(4) 象征性手势：常用以表现某些抽象概念。人们在讲述某一事物时，往往用手做出生动具体的比划，使对方不仅易于理解，而且能够产生某种意境，并引起情感的共鸣。常用的象征手势包括 O 形手势（也称“OK”手势）、V 形手势和拇指手势等。

4. 面部表情　面部表情（facial expression）是一种可完成精细信息沟通的非语言形式，是非语言沟通中最丰富的信息源泉。在人际沟通中，表情常清楚地表达人的情绪感受，并容易为人们所察觉，不仅能给人以直观印象，而且能感染人。人的面部表情一般是随意的，但经过训练，人也能有意识地控制自己的面部表情肌，因而面部表情表达的情感有可能与实际内心情况不一致。在人际沟通中，从面部表情辨别的基本情绪有六种，即愤怒、恐惧、厌恶、悲伤、惊讶、快乐。不同国家、不同文化的人们其面部表情所表达的感受和态度是相似的。

在人们的各种面部表情中，护士最需要掌握的是目光和微笑。

(1) 微笑：微笑（smile）是人际交往中最有吸引力、最有价值的面部表情，是礼貌与关怀的象征。发自内心的微笑应该具备以下几个特点：

1) 真诚：微笑首先应该是内心情感的真实流露，真诚、温暖的微笑表达对对方的接纳和友好，并能打动对方。

2) 自然：发自内心的微笑应该是心情、语言、神情与笑容的和谐统一，“皮笑肉不笑”不仅不能带给对方感动，反而引起对方的厌烦，而职业性的做作、刻板、僵硬的微笑同样不能打动人心。

3) 适度：微笑应该适度，并根据不同的交往情境、交往对象和交往目的而恰当使用。

4) 适宜：尽管微笑是社交场合中最通用的交际工具，但这并不是说任何时候、任何场合都可以用微笑应对。如果患者正处于病痛发作期，承受极大的身心痛苦，护士就不适宜微笑；或者当护理操作出现差错时，护士更不能一笑了之。

(2) 目光：目光（eyesight）是人际沟通中的一个重要载体，人的一切情绪和态度都能从眼睛中表现出来。人们常说，眼睛是心灵的窗口。人们可以有意识地控制自己的语言，但往往很难控制自己的目光。

护士在与患者沟通时，要学会使用目光表达不同的信息、情感和态度。在目光沟通时，要注意注视的角度、时间和部位。①注视的角度：护士应该平视患者，以表达对患者的尊重和平等。②注视的时间：护士和患者在沟通时，注视患者的时间应不少于全部谈话时间的 30%，但也不要超过全部谈话时间的 60%。如果对方是异性，则每次目光对视的时间不要超过 10 秒钟。要注意，长时间目不转睛地盯着对方是一种不礼貌的表现。③注视的部位：护士应该把目光停留在对方两眼到唇心一个倒三角形区域，这是人们在社交场合常用的凝视区域。

（二）界域语

界域语（territorial language）又称为空间效应，是人际沟通中另一个重要的非语言形式。这一概念由人类学家霍尔（Edward T Hall）提出，指人们怎样利用和理解人际沟通过程中的空间和距离。如果说，身体语言是将关注的焦点放在个人身体的运动及姿态上，界域语则关系到个人的空间和周围环境以及他们之间相互影响方式。可以说，界域语所涉及的领域、个人空间和距离等问题与人际沟通的有效性有密切的关系。

1. 个人空间　在社会生活中，每个人都希望有一个自己的“地盘”，即一定的个人空间。当个人空间被他人侵犯时，人们会感到受威胁，因为它破坏了人们心理内环境的稳定状态，使之产生了焦虑和失控感。在医疗机构中，患者在一个与陌生人公用的环境中生活，必然会产生个人空间的丧失感和失控感。此外，患者还要接受许多检查，其私密性和个人空间可能会受到影响。护士可以采取一些方

Note:

法减轻患者由于个人空间被侵入所造成的焦虑。例如,病床与病床之间用屏风或隔帘相隔,允许患者在个人领域内拥有一定的控制权,如床边物品的自由放置、护士进病房要先敲门后再进入等。

2. 人际距离 人际距离是交往双方之间的距离。在人际互动中,人们相互间的距离及其变化是沟通过程中显示沟通关系的一个部分。美国人类学家爱德华·霍尔(Edward Twitchell Hall)根据自己的研究,划分了四种区域或距离。

(1) 亲密距离:0.5m 以内,可感到对方的气味、呼吸,甚至体温。只有在夫妻、伴侣或极亲密的知己之间才会产生。护士如工作需要进入此区域时,需要向患者解释说明后方可。

(2) 个人距离(朋友距离):0.5~1.2m,以这种距离与人交往,既能体现友好而亲切的气氛,又能使人感到友好的分寸。通常熟人、朋友、同事、护患之间的交谈多采用这种距离。

(3) 社交距离:1.3~3.5m,在这种距离内交往,表明双方的关系不是私人性的,而是一种公开性的。主要用于个人的社会交谈或商务谈判。在护理工作中,对敏感患者或者异性患者,可采用这种距离,以减轻对方的紧张情绪。

(4) 公众距离:3.5m 以上,这种交往距离多适于公众场合。一般情况下,公共距离不适合个人交谈。

在现实生活中,以上距离范围并不是固定的,要根据交往对象、交际场合、交际内容、相互关系来进行调节。尤其是个人距离的使用,要考虑双方的文化背景、亲密度、社会地位和性别差异等。

(三) 体触语

1. 体触的含义 体触(touch)是人体各部位之间或人与人之间通过接触抚摸的动作来表达情感和传递信息的一种行为语言。心理学研究表明,人在触摸和身体接触时情感体验最为深刻。体触有不同的形式,能传递不同的意义和情感,也是表达某些强烈情感的方式。常见的体触形式包括抚摸、握手、偎依、搀扶、拥抱等。需要注意的是,体触受家庭、性别、年龄、文化等多方面因素的影响,不同的人对体触的理解、适应和运用是有差异的。因此,在人际交往中需审慎使用。体触有以下作用:

案例导思

“紧握我的手”

一位系统性红斑狼疮患者,女性,27 岁,有一个不满 2 岁的女儿。自生病住院后,她老公提出离婚。刚住院那几天她情绪非常差,经常哭,经常双手抱臂,蜷缩在床上。她的妈妈和姐姐只能偷偷抹泪。潘护士常常花时间和她说话,她也只是看着潘护士,并不开口说话。一天临近午饭时间,患者突然双眼上翻、牙关紧闭、全身抽搐——狼疮脑发作!经过抢救,几分钟后抽搐缓解,她的妈妈、姐姐已哭成了泪人。她醒来左右看看,然后向潘护士伸出手来。潘护士不知道她要什么,就把手给她。她看着天花板,双眼无神,紧紧握着潘护士的手怎么也不放开。那一刻,潘护士体会到信任,生命之托的信任!潘护士一边告诉她不要害怕,一边用另一只手抚摸她的额头。半小时过去了,慢慢地,她睡着了,松开了手。潘护士回到值班室,用 10 分钟吃完了同事帮忙热好的饭又去接班。患者出院的时候,送给潘护士一瓶她和她姐姐亲手叠的千纸鹤。

请思考:

1. 潘护士与患者的握手对患者有何重要性?
2. 潘护士与患者的沟通过程,哪些值得你学习?

(1) 有利于儿童的生长发育:根据临床观察,体触对于儿童的生长发育、智力发育、社会功能及良好性格的形成都具有明显的良性刺激作用。常被母亲拥抱抚摸的婴儿不仅生长发育较快,睡眠好,情绪稳定,抗病能力强,这种爱抚对由触觉所带动的整个感知能力的提升都可起到促进作用。相反,如果缺少这种身体接触,婴儿就会处于“皮肤饥渴”的状态,造成食欲减退、烦躁不安、智力下降,并有可

Note

能出现性格缺陷，甚至会有孤僻、攻击性强、虐待小动物等异常行为。

(2) 有利于建立和改善人际关系：人们之间身体的触碰可以表达不同种类的人际关系，在人际沟通过程中，双方在身体上相互接受的程度，是情感上接纳水平最有力的证明。研究表明，临床医生和患者之间的体触能潜在地激发医患间的正向互动，如患者更多地袒露自我和更好地接纳自我，有利于建立起更积极的医患关系。

(3) 有利于传递各种信息：体触传递的信息有时是其他沟通形式不能取代的，如多年未见的好友邂逅时的亲密拥抱，传递的是相互思念与欣喜的情感信息；护士用手触摸高热患者的额头，传递的是护士对患者关心和对工作负责的态度信息。

2. 体触在护理工作中的应用

(1) 评估和诊断健康问题：在临床护理工作中，护士常采用体触这一非语言形式对患者的健康状况进行评估。例如，患者主诉腹胀疼痛时，护士触摸患者腹部来了解是否有压痛、反跳痛和肌紧张等。

(2) 给予心理支持：在护患交往中，体触是一种无声的安慰和重要的心理支持，可以表达护士对患者的关心、理解和照护。例如，当患者感到焦虑害怕时，护士可以根据患者的具体情况采用恰当体触方式表示“我在你身边”“我在帮助你”“你不用害怕”等信息，可以有效减轻患者的恐惧，稳定患者的情绪。

(3) 辅助治疗：在临床实践中，体触所具有的治疗作用逐渐被人们认识且重视，并发展出较成熟的辅助治疗手段——抚触疗法。这是因为研究发现体触能激发人体的免疫系统，使人的精神兴奋，减轻因焦虑、紧张而引起的疼痛，有时还能缓解心动过速和心律不齐等症状，有一定的保健和辅助治疗的作用。

3. 护士使用体触语的要求　因为体触是情感体验最为深刻的非语言形式，因此护士在选择体触方式时，要选择恰当的体触形式，尤其要注意以下几点：

(1) 沟通情境：只有与具体的沟通场合相协调的体触才能起到良好的沟通效果。例如，在安慰悲痛欲绝的患者时可适当使用体触，而在处理医患纠纷时，尤其是患者情绪激动时不适合使用体触。

(2) 沟通对象：在中国传统的文化习俗中，同性之间比较容易接受体触的方式，而异性之间，则要谨慎使用。护士在工作中对于儿童或老年患者，可通过体触的方式表达关注和照顾，而对于年轻的异性患者，则应保持谨慎的态度，以免引起不必要的误解。

(3) 双方关系：通常在人际交往中，只有当交往双方的关系达到一定程度后才会情不自禁地采用体触方式。只有所选择的体触方式和双方相互间的关系相适应，体触沟通才是有效的。而当体触的形式与相互关系不匹配、不和谐时，人们就会产生不舒服、被侵犯的感觉。

(4) 文化背景：不同的文化，对体触的理解和接受是不一样的，如在东南亚一带，不论大人或小孩，都不允许别人随便触摸自己的头部，因为他们认为这会给对方带来晦气；在西方，男女之间常用拥抱的方式表示友好，而在我国，异性之间主要通过握手的方式表示友好。

(四) 其他非语言符号系统

1. 服饰　服饰语是指在人际交往中，人的着装、饰品等外在装饰性符号。在人际沟通中，服饰语往往能以一种直观的方式明显地传达出一个人内在文化素养和审美情趣，以及身份、地位、经济实力等信息，也能表现一个人的心理特征、社会特征和对沟通对象的态度。在护理工作中，护士得体的服饰既能为患者带来视觉上的美感，也能为患者带来心理上的安全感，并体现护士对患者的尊重与重视。

2. 颜色　在人际交往中，衣着及景物环境的色调将直接影响人们的交际心理。由于色彩所具有的独特视觉效果，使得人们在观看各种色彩时，往往会产生不同的情绪和情感反应，因此色彩具有表情性。例如，红、橙、黄等暖色系颜色，能引起人们温暖的感觉；而蓝、绿、青、紫等冷色系颜色，会使人感到宁静。有些医院的产科、儿科护士着粉红护士服，令人感到温馨和柔和；急诊室、手术室护士着绿色护士服，体现生命活力和希望。

Note:
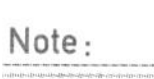

3. 气味 在人际沟通中,气味对于双方的心理感受也有一定影响。不同的气味可以引起人们不同的情绪反应,并产生联想或想象。

4. 时间 在人际互动中,人们处理时间的方式可以有意无意透露很多信息。在一个重视时间的文化中,等待可能代表着某种地位或态度。研究显示,一个人与同伴相处的时间量暗示了对方在这个人心目中的分量。工作中,护理人员应尽量花时间照护患者,耐心倾听,对患者的呼叫要及时回复,让患者对护理服务有好的体验。

第三节 护士的语言沟通——良言一句三冬暖

语言是人类特有的一种符号体系,是人类文明的重要标志,也是传递信息的第一载体。语言沟通的直接、迅速、灵活、丰富、传神,是其他沟通方式所无法替代的。对于护士而言,语言沟通是护理工作不可或缺的组成部分,掌握语言沟通的技巧更是重要的专业基本功。

一、护士的语言修养

(一) 护士语言修养的意义

语言是护士开展整体护理、维护良好人际关系的重要工具,无论是入院介绍、健康指导、护理操作等护理工作,还是护际、医护间的团队合作,都离不开语言沟通。常言道:“良言一句三冬暖,恶语伤人六月寒。”护士良好的语言修养,不仅有助于融洽护患关系,给予患者战胜疾病的信心与力量,而且能够增进护际、医护关系,充分发挥团队协作优势。因此,护士应重视自身的语言修养,学习语言沟通技巧,规避说话误区,提升沟通能力。

(二) 护士应具备的语言修养

1. 情感性(emotionality) 白居易说:“感人心者,莫先乎情”。语言不仅作用于人的感官,更作用于人的心灵。语言交流的过程也是情感交流的过程。言为心声,气随情动,护士的语言不仅是专业信息的传递,更是职业情感的流露,传递着护士对患者的关注和爱心。交谈技巧与沟通关系向来密不可分,沟通交流有技巧,技巧之上是理念,理念之上是情感。护士只有在沟通中注入职业情感,才能有效地发挥交谈技巧的作用。

2. 礼貌性(politeness) 礼貌用语是尊重他人的具体表现,是友好关系的敲门砖。护士交谈中注意使用礼貌用语,是个人礼仪素养的体现,也是创建尊重、平等、和谐的社交氛围、给他人良好印象的最为简单易行的做法。护士在工作中要做到:“您好”不离口,“请”字放前头,“对不起”时时有,“谢谢”跟后头。

3. 知识性(knowledge) 护士的语言应以扎实的医学知识为根基,只有专业知识丰富,才能言辞利达。患者生病后非常需要护士用专业知识给予健康指导和解释说明。因此,一方面,护士要勤于思索、刻苦学习专业理论,同时,对专业之外的知识也要广泛涉猎,博采厚积,才能做到言之有物;另一方面,护士要注意语言内容的正确性,在交谈中引用的例证或资料应有可靠的科学依据,不任意夸大或歪曲事实。

4. 规范性(standardization)

(1) 语义清晰准确:医学容不得有丝毫的马虎和大意,护士语言的清晰准确表达是把信息准确传递的重要保证,也是防止护理差错发生的有效方法。例如,护士在告知患者药物的用法、围手术期的注意事项和功能锻炼的方法等信息时,应注意明确信息中所指的对象和具体方法,并尽可能进行详细说明,以免引起患者的误解。

(2) 表达通俗委婉:医学具有较强的专业性,护士和患者存在知识不对称性。在与患者交谈时,护士必须考虑和顾及患者的知识背景、理解能力和感受,在语言的表达方式上应选用通俗易懂的语言,并尽量口语化,少用或不用医学术语和医院常用的省略语,如心悸、咯血、眩晕等。可掌握当地方言,

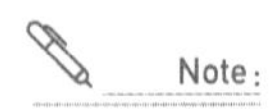

便于和当地患者无障碍沟通，如支援疫情一线的医护人员，为了更好地和当地的患者沟通，主动学习当地方言，有意用方言和患者交谈，有效拉近了护患之间的距离。此外，在护患沟通中，护士应适时使用委婉性语言，避免使用患者或家属忌讳的语言，以防止护患纠纷的发生。

5. 治疗性(therapeutics) 语言具有与药物和手术治疗一样的效用，即治疗性。护士的积极性语言能使患者得到心理上的慰藉、情感上的愉悦，缓和焦虑、紧张的不良情绪，增强患者战胜疾病的信心，从而对患者的健康恢复起积极作用。

知识导航

用心沟通

新冠肺炎疫情期间，面对紧张、恐惧的新冠肺炎患者，医护人员在与患者的沟通中，通过各种形式，积极给予支持和安慰。护理人员耐心地向患者讲解病情，排解忧虑，鼓舞斗志；将“加油”、笑脸等积极的话语和图案写或画在防护服上，与患者互相鼓励；通过制作特殊沟通手册和沟通板，主动与不便说话的重症患者交流，安抚情绪。在一次次“心”的沟通中，患者的顾虑和恐惧得到减轻，不仅增强了战胜疾病的信心，护患关系也变得更加紧密。

6. 审慎性(prudence) 语言的影响力是很大的。语言可以关系到个人之成败，有因一言中的，化干戈为玉帛、受人敬重的；也有因一言不当、祸从口出的。因此在人际沟通中要做到不该说的少说或不说；该说的要慎说；丧气的话要少说；伤人的话别乱说；背后的话不能说；玩笑的话慎重说；允诺的话不轻易说，以防好心说错话、办坏事。

患病以后，人的心理往往变得敏感、多疑而又脆弱。护士不恰当的语言会对患者造成不良的刺激，以致引起患者的不愉快、不满意，甚至愤怒、恐惧、忧郁，这些负性情绪对健康的恢复会产生消极影响，甚至会导致病情加重。护士应认识到语言具有的暗示功能，注意选择说话的场合、时机和内容，把握言谈的开放程度，这是护理工作对护士周密性与谨慎性的要求。

（三）护士语言修养的提升

1. 严在平时 由于护理服务对象的特殊性，使护理工作兼具技术性和服务性的特点。因此，护士要时刻牢记自己的职责，严格以职业规范要求自己，养成谨言慎行、三思而“言”的习惯。同时，在日常工作中主动学习沟通知识，注意语言的规范性和得体性，包括内容、句式、语速、语调，积极提升沟通技巧，将语言修养贯穿于护理职业生涯的始终。

2. 重在积累 语言修养在于“修”（学习），更在于“养”（养成），所以护士要注意语言的点滴积累和及时总结。护理工作的特点决定了护士语言的学习不是一蹴而就的，而是要经历一个漫长的不断学习过程，护士只有在工作实践中不断加强学习、积累和训练，才能真正提高语言修养。

3. 贵在用心 人们常说“言为心声，语为人镜”，语言是思想情感的反映，语言就像一面镜子，是内心世界的体现。所以护士在提高语言沟通技巧的同时，更要注重自身精神修养，真正理解语言修养对工作、生活等的重要性，由意识带动行为，知行合一，切实提高自身的语言修养。

二、护士的语言沟通技巧

护理工作中较为正式的护患交谈可分为谈话的准备阶段、深入阶段和结束阶段。护士在不同的谈话阶段运用的技巧和沟通策略有所不同。

（一）谈话准备阶段

1. 准备(preparation) 无论是评估性交谈还是治疗性交谈，都是一种有目的的交谈。为了达到交谈目的，护士在交谈前应做充分的准备。具体内容包括：

(1) 护士的准备：在交谈前，护士须做到：①了解和掌握患者的有关情况。②选择护患双方均感方

Note:

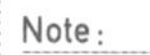

便的时间。③明确交谈目的，制订交谈计划，必要时列出交谈提纲。

(2) 患者的准备：确认患者的身体状况，如意识是否清醒、有无不适、能否承受谈话之重；是否有待解决的需要，如口渴、如厕等问题，选择舒适的体位。

(3) 环境的准备：当进行较为正式的评估性交谈或治疗性交谈时，首先要保证环境安静，减少易造成患者注意力分散的环境因素；其次要为患者提供环境上的“隐秘性”，如关上门或安置床旁屏风，避免无关人员围观旁听；另外，交谈期间应避免进行治疗和护理活动。

2. 称谓(appellation) 得体的称谓能使人们心情愉快，护士应根据具体情况礼貌称呼患者，为后面的交谈打下良好的基础(详见第九章)。

3. 开场(prelusion) 开场技巧运用是否得当直接关系到患者对护士的第一印象的好坏，继而影响护患关系及护患交谈的结果。要想很自然地开始交谈，有必要先寒暄几句，以缓和双方的拘谨、拉近距离，创设交谈氛围。开场的方式包括：

(1) 问候式：如“您今天感觉怎样？”“昨晚睡得怎样？”

(2) 关心式：如“这两天来冷空气了，要不要加床毯子？”

(3) 夸赞式：如“您今天气色真不错。”

(4) 言他式：如“刚才来看望您的是您女儿吧，她真孝顺。”

这些开场白轻松自然，容易使患者消除紧张、戒备的心理，同时使患者感受到护士的关心爱护，从而自然而然地转入谈话主题。

实践活动

学会沟通，从“破冰”开始

活动组织：分小组活动，每小组6~8人。每人根据自己的亲身经历，列举在和陌生人沟通过程中所遭遇的开场障碍，分享当时的切身感受，分析原因。归纳小组讨论结果，选择一名同学进行汇报。

教师启发引导：护士应积极主动和自信地与患者进行沟通，克服自身的心理障碍，建立良好的沟通关系。

(二) 谈话深入阶段

这一阶段是达成沟通目标的关键阶段，也是交谈的主体阶段，在该阶段中，护士应以患者的需求为中心，围绕患者的健康问题，运用一些特定的沟通技巧来推进谈话，并建立和发展良好的护患关系。该阶段常用的技巧有提问、倾听、阐释、安慰、应答、共情、沉默等。

1. 提问(questioning) 提问不仅是收集信息和核实信息的手段，而且可以引导谈话围绕主题展开。有效的提问能使护士获得更全面、更准确的资料。

(1) 提问方式：一般分为封闭式和开放式两种。封闭式提问又称为限制性提问或有方向性提问，是一种将患者的应答限制在特定范围之内的提问，患者回答问题的可选择性很小，甚至有时只需回答“是”或“否”“有”或“无”即可。例如，“您发热时伴有头痛吗？”“您咳嗽吗？”这种提问方式的优点是患者能直接明确地做出回答，使医护人员能够在短时间内获得所需要的和有价值的信息；缺点是回答问题时比较局限机械，患者处于被动地位，不能充分解释自己的想法和释放自己的情感，医护人员也难以得到提问范围以外的其他信息。

开放式提问又称敞开式提问或无方向性提问，问题的答案没有范围限制，患者可根据自己的想法和感受自由作答，如“您对手术有什么想法？”“您有什么事需要我们帮助吗？”其优点是问题没有暗示性，患者可自己选择讲话的方式及内容，有较多的自主权，有利于其敞开心扉，发泄和表达情感，谈出更真实的情况。医护人员可获得有关患者较多的信息。缺点是需要较长的交谈时间。

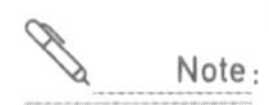

在护患交谈中，护士常交替使用两种提问方式，特别是在进行护理评估，收集患者各类健康资料时。

(2) 提问时应注意的问题：①避免连续提问，应给患者思索的机会，避免因连续提问使交谈变得紧张，患者也会感到疲倦、有压力。②遵循中心性原则，即提问应围绕交谈的主要目的有层次有条理地展开。③注意温暖性原则，即在询问中不是为了提问而提问，要让患者感受到护士的关爱和温暖。

2. 倾听(listening attentively) 倾听是指全神贯注地接收和感受对方在交谈时发出的全部信息(包括语言的和非语言的)，并做出全面的理解。可见，倾听不仅要听取对方讲话的声音并理解其内容，还须注意其声调、表情、体态等非语言行为，从而获得全面的信息。一名善于倾听的护士，既要知道听什么，也要知道怎么听，并需要掌握护理范围内一些特殊的倾听技巧。

(1) 完整倾听：在人际沟通过程中，语言和副语言交际是同时进行的，语言是人们理解语言信息的基础，副语言可以强化或弱化语言的效果。倾听时除了要听文字语言，也不可忽视副语言。

副语言(paralanguage)由辅助语言和类语言组成。辅助语言是言语的非词语方面，即声音的音质、音量、声调、语速、节奏、重音等，它常用来辅助词语的表达，以便准确表达其意义和情感。类语言是指言语中无固定语义的发声，如嗯、噢、啊、哎、哭、笑、叹息、呻吟等。同一句话，采用不同的副语言，就可能有不同的含义。而且副语言中所包含的信息，往往超出语汇组合的表面信息，真实性也更强。弦外之音，言外之意，往往都是倾听者根据观察和倾听副语言而推测出来的。例如，护士问“您对我们的护理服务感觉怎么样”，患者回答“嗯…… (有拖音)，挺好的(音量小)”。患者的拖音和轻声低语，很有可能表示对服务质量并不是特别满意，只是碍于某些原因不好意思说出来。护士若能捕捉到这些副语言的提示，则可获取更多的信息。

知识导航

说文解字：听的含义

汉字中的“听”字，经历了从甲骨文到今天的发展，从其字形的演变过程，便能充分反映出人们对“倾听”的理解。

甲骨文中的“听”字，为耳朵和嘴巴的象形图案的组合，表示竖起耳朵倾听众人发言的意思。

在金文中的“听”字承续甲骨文的字形，在“耳”和“口”的基础上加上“壬”字，表明倾听是人类明察事实、判别是非的能力。

繁体的“聽”字拆分后，左侧为“耳”和“王”，右侧为“十目一心”，表示倾听不仅要专注于用耳朵听，而且也要注意观察和用心感受，从而全面获取信息。

(2) 专注倾听：专注的倾听并不容易，要做到有效倾听，倾听者须全身心地投入，更需要语言性与非语言性的共同参与。具体来说，面向对方、保持合适距离体姿、适当的目光接触、点头回应等这些非语言性的参与是非常必要的。不仅如此，有效倾听还要求言语性参与，如适时适度反馈、鼓励式回应、不随意打断对方的诉说、不急于做判断等。此外，一名好的倾听者在专注倾听他人说话之余，应充分理解对方所传递的信息、关注对方的感受，为后续的沟通做好铺垫。

(3) 准确倾听：在倾听的过程中，为减少误听误解，需使用核实技巧。核实(perception checking)有两个功能：一是证实功能，即护士在倾听过程中核对自己的理解是否准确；二是反馈功能，在仔细聆听并观察患者非语言行为的基础上，了解患者对护士表达的语意是否已正确理解，对护士的述说是否感兴趣等。核实本身是一种负责的行为，所以应保持客观，不应加入任何主观意识和感情。核实包括重述、改述、澄清以及归纳总结等四种方式。

1) 重述(retelling)：是一种不加任何判断的重复。通过重述，护士可以确认患者的观点，可增强其诉说的信心，使其有一种自己的诉说正在生效的感觉，从而受到了鼓励继续诉说。例如：

Note：

患者:“昨天半夜我觉得胸很闷,难受得睡不着觉……”

护士:“您刚才说您半夜感到胸闷,是吗?”

患者:“是的……”

2) 改述(paraphrasing):也称作意译,是护士将患者所说的话用不同的说法说出来,但意思不变,即将患者的言外之意说出来,但要注意保持原句的意思以及应该重复对方所说的重点。例如,护士说:“您是说每次打针很痛苦麻烦,想打留置针,是吗?”

3) 澄清(clarifying):澄清是针对对方一些模棱两可、含混不清或不完整的陈述提出疑问,以求取得更具体、更明确的信息。澄清常用的说法:“刚才您说的这件事,请再说得具体点儿”“根据我的理解,您的意思是不是……”等。在护患交谈中,对一些表述数量的词往往需要进一步澄清,如患者说自己尿多,则护士需询问每日尿几次,每次量多少等。澄清有助于找出问题的原因,提高信息的准确性。

4) 归纳总结(summarizing):是用简单、概括的方式将患者的叙述重复一遍以核实自己的感觉,表明确实了解对方所要表达的内容,并促使谈话进一步深入。例如,患者对护士说:“上半年住院时,我真是痛苦极了,化疗后吐得一塌糊涂,动也不能动,人像快死了似的,我不敢想象还要再进行两个疗程的化疗。”护士总结道:“上半年住院时,您因化疗吃了很多苦,您现在的感觉是很难再接受化疗了,是吗?”

3. 阐释(explanation) 是叙述并解释的意思。患者常常心存许多问题或疑虑,如诊断、治疗的反应,病情的严重程度、预后、各种注意事项等。护士应给予针对性的阐释。阐释有助于患者认识问题,了解信息,消除患者的担忧和恐惧感。

阐释的基本步骤和方法:①尽力寻求对方谈话的基本信息,包括语言的和非语言的。②努力理解患者所表达的信息内容和情感。③将自己的观点、建议、意见用对方能理解和接受的语言解释给对方听。阐释时要注意语言的科学性、准确性、针对性、通俗性和委婉性。

4. 安慰(consolation) “有时去治愈,经常去帮助,总是去安慰”。安慰在临床护理工作中不可或缺。患者在病痛中往往感觉困惑、无助、焦虑甚至恐惧、悲观失望等,渴望得到安慰。在临床护理工作中,护士给予患者的安慰方式通常有以下几种形式:

(1) 礼节性安慰:这种安慰不带有明确的目的,多为一般性的支持性的支持和鼓励。例如,护士对新入院的患者说:“我是您的责任护士,您不要担心,在住院期间需要什么帮助都可以找我,我会尽我所能帮助您。”

(2) 实质性安慰:这种安慰具有指向性和目的性,不仅是一般的同情和道义上的支持,而是通过实际的指点和启迪达到安慰的效果。临床护理工作中常采用以下方法进行安慰:

1) 激励法:可通过以下几个方面鼓励患者,从而激发其抗病意志和信念:①相信医生,如介绍本科室医生的水平。②相信自己,如指出患者有利于康复的优势所在。③相信治疗方案,如介绍说“这种治疗方案是目前相对较好的,对许多患者都有效呢!”

2) 对比法:可将患者的具体情况与其他患有同种疾病的患者进行比较,并通过这样的对比,让患者树立起战胜疾病的信心,如“某某比您的病情严重多了,现在都好转了,所以您的病也是很有希望好转或得到治愈的”。

3) 解惑法:对于疾病久治不愈、反复发作及病情恶化的患者,容易因治疗效果的不确定性而产生紧张甚至恐惧的情绪。对于此类患者可运用专业知识解释病情,解除患者心中的疑惑,对患者进行安慰。

4) 转移法:对于那些只把注意力集中在病症上而引发不良情绪的患者,可采取转移法分散其注意力,如让其家人来看望他,说一些他关心和感兴趣的事情等,以达到分散或转移他注意力的目的。

5. 应答(response) 应答是指对患者的提问或疑问做出回答。在谈话深入阶段,随着患者对护士的信任度增加,患者经常会问护士一些问题,如“护士,我以后能像正常人一样吗”“我住了这么

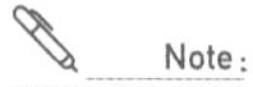

长时间的院,怎么还不见好啊”“你们的住院清单是不是打错了啊”等。这些问题常让护士“头痛”,不知道怎么回答,有的护士直接以“不知道”或“你去问医生吧”来应对患者的提问。若对患者的提问不能给予合理的答复,轻则影响护士的专业形象,重则导致护患纠纷。护士对患者不同种类的问题可采取不同的应答技巧。

(1) 健康知识类问题:是指有关患者在饮食、服药、运动等方面的注意事项问题,如“护士,我的病什么能吃什么不能吃”“这个药吃了有什么副反应”等。对于此类问题,可用直接回答法,必要时运用阐释技巧给患者解释说明,同时应注意语言的科学性和通俗性。

(2) 诊疗、预后类问题:是指有关患者疾病的病情、诊断、治疗、手术和预后类的问题,如“护士,我以后能像正常人一样吗?”“这次手术的成功率有多大?”等。对于此类问题,护士不能用直接回答法,如“你以后能跟正常人一样”“小手术,都能成功的,放心吧”。这种不留余地的回答容易导致医疗纠纷。此时,护士应用模糊回答法进行应对,如“你以后基本上可以和正常人一样,但每个人体质不一样,也不排除出现例外的可能”“我们的医生会针对您的情况,制订一套完善的手术方案,在您和您家属方便的时候,跟您谈话,到时候您可以把想法都说出来”。还应注意和医生保持一致,留有充分余地,不能给患者“肯定性的承诺”。

(3) 质疑、不满类问题:是指患者对服务质量、费用、治疗方案、治疗效果等方面提出疑问或表达的不满,如“护士,你们是不是多收了我一天的空调费”“你们用的这个药也太贵了”等。费用是患者较为关注的问题,当患者对收费产生质疑时,护士一定要核实清楚后及时解答患者的疑问;当患者感觉收费过高时,可采用共情分析法进行应对,先表示理解或认同对方的观点,而不是对立,之后再说明费用较高的原因。患者对服务质量产生质疑时,护士可根据专业知识向患者解释说明。

(4) 不会回答类问题:对于患者的提问,假如自己确实不明白、不确定,可采用两种方式应对。一是延答法,可坦诚地对患者说:“这方面我还不太了解,不能给您准确的回答,但我愿意帮助您请教专家或查资料找答案,不过这需要一些时间。”二是指引法,即指引患者另找某处或某人询问。不论用哪种方法,都需同时向患者致歉:“很抱歉没能给您满意的回答,还希望您能谅解”。

6. 共情(empathy)　共情是指设身处地地站在对方的位置,并通过认真的倾听和提问,理解对方的感受,并能正确了解以及不加任何评论地将这种了解传达给对方。护士在交谈过程中采用共情技巧,可使患者感受到被接纳、被理解和被尊重,将有利于促进护患沟通的深入,帮助护士真实准确地评估患者的需求和问题。因此,为实现沟通过程中的共情,要注意以下几点:

(1) 换位思考:站在对方的角度,体验其内心世界和真实感受,最大限度地理解并体谅对方。

(2) 主动倾听:专注倾听对方的话语,仔细观察对方的表情和动作等非语言行为,并及时予以回应,如“是的”或点头等。

(3) 表达尊重:尊重和接纳对方的信念和选择,善意理解对方的观点和行为,不妄自评论或试图改变对方,不将自己的观点强加于人。

案例导思

将心比心,换位思考

一位第2天要接受手术的患者,由于对手术的担心和恐惧,一直辗转反侧,无法入眠。终于,他鼓起勇气,对护士说:“我从没开过刀,也不知道怎么了,心里真的很害怕。”

护士A回答:“别担心,这手术很简单,明天肯定没事。”

护士B回答:“我完全理解您的心情,如果是我可能也会害怕。和我说说,你都担心些什么吧……”

请思考:如果你是这位患者,更愿意和哪位护士继续深入交谈?为什么?

提示:换位思考所获得的情感共鸣,有利于沟通的深入。

Note:

7. 沉默(silence) 在交谈的过程中,沉默本身也是一种信息交流,是一种特殊的语言沟通方式,能达到“此时无声胜有声”的效果。在护患沟通过程中,沉默技巧可起到如下作用:①给患者提供回忆、思考的时间,提供倾诉的机会。②给护士提供观察、思考的时间。③表达对患者意见的默许或不认同甚至抗议。④表达对患者的同情和支持。同时,使用沉默技巧时要注意选择适当的时机,避免长时间沉默,以免导致沟通的中断。

(三) 谈话结束阶段

1. 结束语 在护患交谈中,当预期交谈时间及目标已达到,为了巩固前面交谈的成果,更是为了今后双方更好的护理合作,护士需使用不同的语言技巧来结束交谈。

(1) 总结式结束语:在结束交谈前,护士可以将谈话的内容总结一下,并征询患者的意见,必要时约定下次交谈的时间和内容,如“总的来说,您需要……”总结能起到再次核对某些重要信息的作用。

(2) 道谢式结束语:它的基本特征是用客气话作为交谈的结束语。对患者的信任、支持表达感谢,如“谢谢您的配合!”道谢式结束语使用的场合和对象最广泛,会给患者予价值感并留下良好印象。

(3) 关照式结束语:护患双方交谈即将结束时,护士可关照患者特别需要注意的问题,如“向您介绍了服药的注意事项,如果还有什么不明白的,可以随时问我”。这种结束方式体现了护士的职业情感,在护理实践中较常使用。

(4) 征询式结束语:当交谈将要完毕时,护士向患者再次征求意见:“您还有什么意见和要求吗?”这种结束语给人以谦虚大度、仔细周到的感觉。

(5) 道歉式结束语:当因工作繁忙等原因造成护患交谈提前结束时应使用道歉式结束语,如“真对不起,我现在必须去……”

2. 注意的问题 在结束谈话时,护士应注意:①切忌在对方谈兴正浓、情绪高涨时,突然将谈话结束。②不要勉强把话题拖长。③小心留意对方的暗示。④微笑是结束谈话的最佳句号。

知识导航

护患交谈结束时的“门口表现”

有学者提出,在结束护患交谈时要重视“门口表现”。所谓门口表现,是指患者在会谈最后的表现,也许是准备离开的时候,或是到门口时的表现。也就是在护士准备离开的最后一刻,患者突然提出一些新的想法和感受。这很可能是因为患者承受着巨大的压力,不敢将重要问题告诉他人,直到谈话结束时才下定决心说出来。护士应注意,患者在“门口”才说出的事情很可能是患者问题的核心,应予以高度重视。

第四节 护士的有效沟通——“天使”也需通时达变

相对于一般社交性的人际沟通,护患之间的沟通往往显得更为复杂。护士需要运用一些恰当的沟通技巧,这些技巧对润泽护理人际关系、缓解人际矛盾、解决实际问题以及促进沟通的顺利展开起着极其重要的作用。

一、护患有效沟通要领

(一) 护患全面互动,实现有效沟通

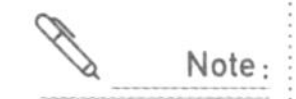

把握护患沟通要领,有助于护士与患者沟通时运筹帷幄,恰当地使用沟通技巧,实现有效沟通。

沟通除了语言沟通之外，非语言沟通也是不可或缺的重要组成部分。因此，在与患者沟通时，护士要学会用“眼”观察，用“耳”倾听，用“心”共情，充分使用语言和非语言沟通技巧，积极与患者互动，正确解读患者所传递出的全部信息，从而实现有效沟通。

1. 用“眼”观察　护士会观察，不仅是病情观察的要求，也是护患沟通的要求。通过观察，可以获取远超于语言表面所传递的信息，才能够读懂患者的内心，知道患者的真正需要，沟通起来会更有效。沟通时，护士既要观察整体也要注意局部细节。整体观察是指观察患者外貌、着装、姿势和表情等非语言信息的总和，大致判断患者的性格、身份和经济状况等。特别注意的是，为防止以貌取人，初次与患者沟通前，护士可先了解患者背景，包括年龄、性别、文化程度、民族、宗教信仰、籍贯和主要诊断等，以帮助全面、准确地对患者做出判断。局部观察是指观察患者的表情、体势语等，这有助于护士获取有关患者的态度、喜恶、语言的真实程度等信息，以便在沟通过程中及时调整沟通的内容和进度。

2. 用“耳”倾听　伏尔泰说：“耳朵是通向心灵的道路”。护士通过耐心、细致地倾听，可以全面、真实地了解患者生理和心理情况，让患者感受到关爱和尊重，推开走向患者内心世界的门，为实现有效沟通打下坚实的基础（详见本章第三节）。

3. 用“心”共情　恰当的共情能让患者感受到护士是设身处地地为其着想，让患者卸下心中的防备，拉近两者心理上的距离。护士要在内心上重视共情、运用共情，才能在外在上体现共情、传递共情，最终实现有效的沟通。

（二）突破沟通障碍，实现有效沟通

沟通障碍是指沟通信息传递过程中所发生的阻碍或偏差。在护患沟通中，沟通障碍也时有发生。因此，为达到有效沟通，护士要积极采取措施以突破各种沟通障碍。

1. 识别患者防卫心理　交谈时有部分人会在心理上呈现出一种防卫状态，直接表现为不愿意做进一步的交谈、答非所问、态度冷漠等，致使沟通陷入僵局。患者之所以在沟通中呈现防卫状态，多是因为交谈涉及的信息很可能已经威胁到患者的面子、隐私等，此时护士要适时的给患者台阶下。

2. 预防沟通偏离主题　为预防沟通偏离主题，护士需围绕沟通目的展开谈话，若患者依然改变了话题，护士可从当前患者说话内容中寻找到切入点，使谈话内容回归到预定的范围。

3. 避免机械说教沟通　说教式沟通会让患者认为护士有一种优越感，从而不愿意和护士做深层次的沟通。因此，护士在护患沟通时应保持一种心理等位。

4. 营造正向沟通气氛　沟通气氛（communication climate）指的是沟通关系中的情绪氛围，是人们在完成活动的过程中如何感觉和对待彼此。只要开始沟通，周围的气氛就会随之变化。如果双方发出的信息是肯定的，正向的气氛就会逐渐形成；反之，就会出现负向气氛，沟通关系就会变得尴尬、沉闷、冷酷等。护患沟通出现负性沟通气氛时，护士要多采用肯定的信息来促进正向沟通气氛的形成，如“你这几天表现不错”；少用否定的信息，如“你这样做不行”。

二、护士人际交往中常用的沟通技巧

（一）称赞技巧

心理学家威廉·詹姆斯（William James）说：“人类本性中最深刻的渴求就是受到赞赏。”选择恰当的时机和适当的方式表达对对方的赞许是增进彼此情感的催化剂。在称赞时，要注意以下策略：

1. 恰如其分的赞扬　在称赞别人时，心要诚，话要真。以讨好的心态称赞他人非但不能增进友谊，反而会引起他人反感。

2. 内容具体的赞扬　赞扬要依据具体的事实评价，除了用广泛的用语，如：“你很棒！”“你表现得很好！”“你不错！”之外，最好加上具体事实的评价。例如，护士长表扬护士小王：“这次患者突然吐血，你反应非常快，思路也很清晰，采取的措施很有效，值得大家学习！”

3. 事过之后的赞扬　与当时的夸赞相比，事后的回顾性赞许对人心理的触动更大，更能满足人的成就需要。

Note：

4. 在逆境时给予赞扬 与顺境中的赞扬相比，人们更希望在逆境中得到支持。如果说在对方取得成绩而获得众星捧月般的赞赏时，你的赞许只是“锦上添花”；那么对方身处逆境而一蹶不振时，你的支持和肯定就是“雪中送炭”，将点燃他希望的火花，给予他重振旗鼓的动力。

5. 在背后给予赞扬 在当事人不在场的时候赞扬，有时比当面赞扬所起的作用更大。一般来说，背后的赞扬都能传达到本人，这除了能起到赞扬的激励作用外，更能让被赞扬者感到你对他的赞扬是诚挚的、没有个人目的的，因而更能加强赞扬的效果。

6. 在适宜场合给予赞扬 在众人面前赞扬，对被赞扬者而言，受到的鼓励是最大的。但是采用这种方式要注意，被赞扬的人和事最好是公众一致认可的，否则，易引起公愤，适得其反。

7. 间接赞扬 所谓间接赞扬就是借第三者的话来赞扬对方，这样有时比直接赞扬对方的效果还好。例如，你对自己带的实习护士说：“前两天我和张护士长谈起你，她很欣赏你的学习态度，别辜负她对你的期望。”这位实习护士受到的鼓励将比直接赞扬更多。

（二）批评技巧

如果说赞扬是抚慰人灵魂的阳光，那么批评就是照耀人灵魂的明镜，能让人更加真实地认识自己。“知人者智，自知者明。”但人非圣贤，不能真实地看待自己的不足，这是人的一大劣根性，这就必然潜藏着对批评的抵触。因此，在指出他人不足之时，怎样既能避免自我防卫心理的作用，又有效地提醒其注意自己的错误呢？

1. 先称赞，再批评 称赞和感谢是对人自我价值的肯定，人一旦有价值感，心情会愉快，对批评的接受能力会明显增强。批评是一件容易让人痛苦的事，无论怎样注意方式的温和，要别人承认自己的错误和不足，都意味着要忍受某种程度上的自我否定。而先赞扬后批评，更易让人忍受和接受。

2. 先责己，再说人 被批评者在批评面前常会有一种错觉，似乎批评者是在用批评显示自己的优越。如果批评者先提到自己的不足，可以明显弱化人们的这种意识，使人们更容易接受批评。

3. 间接批，易接受 人们不能轻易承认错误的根本原因，是对于自我遭到否定的恐惧。如果不直接批评，而是间接的暗示，则可以使人避免自我否定的恐惧，从而使人顺利地接受批评。

4. 巧归因，保面子 人们遭受批评时，其自我价值也会面临危机。如果在批评他人时，为其不足找到合适的理由，或者强调失败并不说明无能，就可以减轻自我价值危机所带来的影响。这种方法可使别人既承认不足，又保住面子。例如，对犯错误的护生说：“你因为太紧张了才导致发生这种错误，总结教训，相信你能行的！”

5. 私下谈，效果好 要尽量避免当众批评，因为当众批评会使对方感到难堪，无地自容，使自尊心受损，因此应尽量采取私下面对面谈心的方法。

6. 只批事，不对人 批评要有针对性，做到就事论事，对事不对人。

7. 批评后，再鼓励 在批评后给予信任的语言，比如最后可以对被批评者说“我相信你一定不会再出这样的错了”等有激励作用的话。

8. 择时机，巧批评 古人做事讲究“天时”，对他人批评也要注意时机的选择。一般情况下批评要及时，以帮助对方及早改正错误；特殊情况下也可进行“冷处理”，择时再予以批评指正。例如，对患者的某些错误，可等待病情缓解后再指出。

（三）说服技巧

由于部分患者专业知识缺乏，或对医生和护士的信任度较低，医护人员要想得到患者的有效合作，就必须学会说服患者。说服患者，需要一定的技巧。

1. 建立信任 信任是展开说服工作的前提和基础，以相互信任为基础，有助于创造良好的说服气氛，调节双方的情绪，增强说服的效果。

2. 了解患者 通过交谈，了解患者对问题的看法、不遵从医嘱的原因及其需要。

3. 商讨方法 通常一个问题都有多种解决方法，医护人员应该与患者和家属一起，就其疾病目前常用的治疗方案，结合医院和其病情特点，为患者提出切实可行的最佳治疗与护理方案。如果是双

Note:

方共同商定的解决办法，对方的认同感更强，治疗依从性也更佳。

4. 晓之以理 用丰富的事例和严密的科学逻辑推理，深入浅出地、系统地向被说服者阐明观点和利弊，并启发其思考，最终使其产生认同感，达到说服的效果。

5. 动之以情 人非草木，孰能无情。要说服对方，需在了解并理解患者的感受的基础上，以情动人。可采用亲切友好的态度，并辅以一定的言语技巧，引起情感的共鸣，以增强说服的效果。

6. 引之以利 人是理性的动物，趋利避害是人类的本性。因此，在说服过程中，说服者即使道理讲得再动听、再完美，如果对被说服者没有一定的利益，说服工作也往往是徒劳无功的。同时，在说服时应注意实事求是，避免让人产生不真实、不可信的感觉。

(四) 道歉技巧

在护患交往中，护士难免会有这样或那样的过失。此时，护士若及时向患者表达诚挚的歉意，可使患者获得情感上的补偿，取得患者的谅解。道歉技巧在应用上应注意以下几点：

1. 抓住有利的道歉时机 应该道歉的时候，应抓住时机，及早表达歉意，以免错失有利时机，使问题扩大化。

2. 选择恰当的道歉角度 道歉可以从角色立场或个人角度出发，寻求对方理解。例如，一位护士与患者发生了语言冲突，可以站在职位角色的立场向对方表达歉意："我是护士，更应该要设身处地地为患者着想，理解和体谅患者的心情，我很抱歉先前讲话过于简单急躁。"即使对方仍然余怒未消，听到这样的解释，对立气氛也将逐步缓和。

3. 使用适当的共情技巧 从理解对方的角度进行道歉，往往易被接受。专家建议，道歉时可以尝试每次谈话都该以"你经历这些事情，我真的很难过"为开头，表达对对方所经受痛苦的认同，这样更有益于获得对方的理解和接受。

4. 提供足够的相关信息 通常受道歉者会希望对方能诚实、清楚地解释为何出了差错，以尊重其知情权。相反，如果道歉者闪烁其词逃避责任则会加剧矛盾。

5. 把握适宜的道歉分寸 道歉要能真正发挥效用，分寸的把握非常重要。常用的道歉语如："请原谅""对不起""真不好意思让您受累了""真抱歉给您添这么多麻烦"等。

6. 做出必要的改进承诺 当人们遭遇问题后，都希望相同的事情不会再发生。因此，医护人员在给患者道歉时做出将会改进的承诺，可让患者感觉，他们的负面经历也具有一些正面意义，从而取得一定安抚的效果。

7. 采取一定的弥补行为 道歉过程中，除了承认和改进不足之外，道歉者更应尽力弥补错误所带来的损失，对于无法补救的部分，则应给予合理赔偿。例如，护士在操作过程中，不小心弄脏了患者的衣物，赶忙说道："真是抱歉，我马上给您拿件新病员服换上。"

(五) 拒绝技巧

在沟通中说"不"往往比说"是"更难。当面对他人不合理的请求时，必要的拒绝是对自我的保护，更是对他人权利的尊重。拒绝的方法包括以下几种：

1. 直接拒绝法 直接拒绝的关键在于以自信的方式和实事求是的态度拒绝对方，而不是采用模棱两可的方式。因此，可以委婉地向对方表示拒绝，清晰明确地传递拒绝的信息，并陈述拒绝的客观理由，如自己的状况不允许、社会条件限制等。拒绝不合理的请求是对自己和他人最好的尊重，通常对方接收到信息后，自然会放弃说服。

2. 转移拒绝法 如果不好正面拒绝时，只好采取迂回战术，转移话题，并利用语气的转折，温和而坚持地表达拒绝，避免冒犯对方。比如，先向对方表示同情或给予赞美，然后再提出理由加以拒绝。

3. 沉默拒绝法 开口拒绝不是件容易的事，当面对不合理的请求时，往往无法启齿拒绝。此时，沉默并辅以体态语言就可以派上用场。一般而言，摇头代表否定，可传达拒绝之意；另外，微笑中断也是一种暗示，在沟通中突然中断原有愉悦的表情或展现出为难的表情等，也可暗示无法认同和拒绝。

4. 幽默拒绝法 运用诙谐幽默的语言，从侧面拒绝别人的要求，能最低限度地降低对方因被拒

Note:
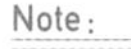

绝而带来的不悦心情。例如,第二次世界大战后,为了纪念英国首相丘吉尔保卫英伦三岛所做出的卓越功绩,英国国会拟通过一项提案,在公园里塑造一尊大型的丘吉尔铜像,以示表彰。丘吉尔不愿意搞个人崇拜,他说:“多谢大家的好意,我怕鸟儿喜欢在我铜像上拉屎,还是免了吧。”听了这一幽默委婉的谢绝后,国会便只好撤销了这个提案。

5. 拖延拒绝法 当面对不合理的请求时,暂不给予答复,或一再表示要研究研究或考虑考虑,那么聪明的对方马上就能了解你是不太愿意答应的。其实,有能力帮助他人不是一件坏事,只是自己由于某些原因无法相助罢了,如果确实无法帮忙再做拒绝,但别忘了说声“非常抱歉”。

6. 补偿拒绝法 在拒绝对方时,如果能够有替代补偿,有帮助的拒绝,多能获得对方的谅解。可以说“真对不起,这件事我实在爱莫能助了,不过,我可以帮你做另一件事。”例如,患者要求房间安装冷气,至少先可以给他一台电风扇;患者希望从大病房换到单人房间,如条件不允许可以设法先调整到双人间。

(郭记敏 吴炜炜)

本章小结

人的生活离不开沟通,沟通更是护理工作的重要组成部分,是人文关怀的关键技术。本章介绍了人际沟通、治疗性沟通的概念及特征;分析了人际沟通的影响因素;描述了非语言沟通的特点、作用及主要形式;指出了护士语言修养提升的方法。护士应树立正确的沟通态度,以良好的沟通意愿,创造性运用各种沟通技巧,积极实践,不断提升沟通能力,达到沟通双赢或多赢的目标。

思考题

1. 人际沟通的影响因素有哪些?
2. 非语言沟通的特点及作用有哪些?
3. 人际互动中,使用非语言沟通应注意哪些问题?
4. 护士应具备哪些语言修养?如何在护理工作中提高语言修养?
5. 在临床工作中,护士该如何做到有效沟通?

反思日记

1. 观察并记录你的日常生活中非语言沟通行为的表达模式和行为习惯,分析其优缺点。

2. 请结合你的日常生活和人际交往,分析在人际沟通中,非语言行为带给你的情感体验和感悟。

3. 请结合你的日常人际交往和医院见习经历,思考护患沟通中影响有效倾听的原因,并提出对策。

案例分析

案例1 小王是一位入职不足2年的年轻护士,今年刚22岁。她热爱护理工作,对未来充满憧憬,感觉自己人生的帷幕正缓缓展开,鲜活有力。最近,她所在科室新收治了一位骨癌患者,和

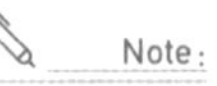

小王同岁。看着本应享受青春和梦想的同龄人，却在病床上忍受疾病的折磨，小王心里很难过。这天，患者对她说，“你看，我和你同岁，你在为自己的理想而奋斗，前途一片光明，我却在为骨癌而忍受痛苦，生命已经到了尽头。”说完，患者低头垂泪。

请分析：此时，护士小王应该如何回应患者？在和该患者的沟通中，应使用什么样的语言及非语言沟通的方法？

教师启发引导：

1. 请试着体会患者此时的内心感受和情绪状态。
2. 小王和患者沟通时所面临的挑战是什么？
3. 小王如何表达对患者的共情？

案例2　患者刘女士，52岁，中学教师，直肠癌术后，右下腹造口，接受化疗中。患者性格较为内向，手术后更加少言寡语，常常默默哭泣，即使是大热天也捂着厚衣服，不愿意让其他人接近。化疗开始后，更是非常担心化疗药会引起脱发和呕吐，情绪更加低落。责任护士小李给患者进行造口护理时说：“王老师，天气那么热，您捂个厚衣服多难受啊。没事儿，我们科有那么多造口患者，没有人会介意的。只要咱们护理得当，不会影响生活的。”

请分析：护士小李的沟通方法是否合适？应该如何改进？

教师启发引导：阻碍护士小李与患者有效沟通的因素有哪些？

Note:

URSING

第九章

护士的礼仪修养——让“天使”慧中秀外

09章 数字内容

学习目标

● 知识目标:

1. 掌握礼仪的基本原则、基本功能；护士职业礼仪的基本要求与规范。
2. 熟悉社交礼仪的类型及基本要求。
3. 了解医院、社区及涉外护理服务的礼仪规范；了解书面求职礼仪及面试礼仪。

● 能力目标:

1. 能将社交礼仪规范运用于日常生活及学习等场合。
2. 能在模拟面试场景中有效应用礼仪规范。

● 素质目标:

具备礼仪知识和规范并内化于心，外化于行，在生活、学习和工作中熟练运用展示个人及职业的良好形象。

【关键概念】 礼仪　护理礼仪　社交礼仪　求职礼仪　护士形象　礼仪规范

导入情境与思考

小张，男性，20岁，即将进入医院实习。终于要到三甲医院实习了，他能够在真正的医疗机构“实战”学习护理，所以他很兴奋。他又感到紧张，因为听之前实习过的同学说，这个医院有的带教老师很有个性；有的患者对实习生很挑剔，不太配合。小张紧张得晚上都没好好睡觉。

请思考：

1. 如果你是小张，你将从言谈举止方面怎么表现，给带教老师留下良好的第一印象？

2. 实习中，你将遵循哪些礼仪规范，尊重和关心患者，让患者对自己有好感，更好地配合自己给他们进行护理操作？

中国自古就被称为“衣冠上国、礼仪之邦”。中华民族素来注重通过外在的形式表达内在的深邃，正所谓“清声而便体，秀外而慧中”。塑造具有职业形象美感的护士，需要“古为今用”“洋为中用”，传承华夏五千年“礼仪之邦”之美誉，汲取国外礼仪文明之精华，用礼仪的秀外体现人文之慧，为“白衣天使”插上隐形的翅膀。

第一节　礼仪概述——人类文明的“标尺”

我国著名的思想家颜元说过：“国尚礼则国昌，家尚礼则家大，身尚礼则身修，心尚礼则心泰”。礼仪是人类社会文明的重要“标尺”，它影响和制约着人类的活动。

一、礼仪概述

（一）礼仪的基本概念

“礼仪”是“礼”和“仪”两个字的合成词，翻开中国厚重的古书，最早的“礼”和“仪”是分开使用的。将“礼”和“仪”合起来使用始于《诗经·小雅·楚茨》：“为宾为客，献酬交错，礼仪卒度”。《辞海》中的解释：“礼，即礼仪，泛指古代社会贵族等级制的社会规范和道德规范。”

在西方，礼仪一词最早见于法语的“etiquette”，原意为“法庭上的通行证”。当“etiquette”一词进入英文后，就有了礼仪的含义，意即“人际交往的通行证”。

礼仪（etiquette）有广义、狭义之分。广义的礼仪是“礼”的同名词，包括制度法规、生活方式、伦理风范等。狭义的礼仪是对礼貌、礼节、仪表、仪式等具体形式的统称，是指人们在社会交往过程中约定俗成的，共同认可的行为规范和准则。其中：①礼貌指对人恭敬和顺的仪容。《孟子·告子下》：“迎之致敬以有礼，则就之；礼貌衰，则去之。”赵岐注：“礼者，接之以礼也。貌者，颜色和顺，有乐贤之容。”②礼节是礼貌在语言、行为、仪态等方面的具体表现形式。③仪表是人的外在表现，包括容貌、服饰等。《宋史·杨承信传》：“承信身长八尺，美仪表，善持论，且多艺能。”④仪式是在较为庄重的场合为表示敬意和隆重，举行具有专门程序的规范化活动，如会议的开幕式或颁奖仪式等。

综上所述，礼仪的完整含义包括四个方面：第一，从文化传承和发展角度，礼仪受不同文化传统、风俗习惯、宗教信仰及时代发展等直接影响；第二，从道德角度，“道德仁义，非礼不成”，礼仪通过行为规范或准则，以此表达尊重等内涵；第三，从交际角度来看，通过社交各方的相互遵守礼仪，达到人际关系的和谐状态；第四，从个人修养角度，礼仪是一个人的学识、修养、品质和价值的外在表现。

（二）礼仪的起源与发展

礼仪在其传承沿袭的过程中不断发生着变革。从我国历史发展的角度来看，其演变过程可以分为以下几个阶段：

1. 礼仪的起源时期　礼仪起源于原始社会。原始的政治礼仪、敬神礼仪、婚姻礼仪等在这个时

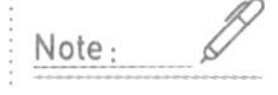

期也有了雏形，但尚不具有阶级性。

2. 礼仪的形成时期 夏、商、西周时期，人类进入奴隶社会，统治阶级为了巩固自己的统治地位把原始的礼仪发展成符合奴隶社会政治需要的礼制，礼仪被打上了阶级的烙印。在这个阶段，中国第一次形成了比较完整的国家礼仪与制度。例如，《仪礼》和《周礼》《礼记》合称“三礼”，就是我国最早的礼仪学专著。在汉代以后两千多年的历史中，它们一直是国家制定礼仪制度的经典著作，被称为礼经。

3. 礼仪的变革时期 在春秋战国时期，学术界百家争鸣，以孔子、孟子为代表的儒家学者系统地阐述了礼仪的起源、本质和功能，第一次在理论上全面而深刻地论述了社会等级秩序划分及其意义。

4. 礼仪的强化时期 自秦汉到清末，礼仪是维护封建社会等级秩序的重要工具，这一时期礼仪的重要特点是尊君抑臣、尊夫抑妇、尊父抑子、尊神抑人。内容大致有涉及国家政治的礼制和家庭伦理两类。这一时期的礼仪构成中华传统礼仪的主体，具有一定历史局限性。

5. 现代礼仪的发展 中华人民共和国成立后，取其精华，去其糟粕，摒弃了一些腐朽、落后的礼教，符合时代要求的优良礼仪被继承、完善、流传。随着中国与世界交往日趋频繁，我国吸取了世界上一些优秀的礼仪、礼节，同我国的传统礼仪一起融入社会生活的各个方面，逐渐确立以平等相处、友好往来、相互帮助、团结友爱为原则的现代礼仪基本框架。现代礼仪也进入了全新的发展时期，大量的礼仪书籍相继出版，各行各业的礼仪规范纷纷出台。

西方的文明史，同样在很大程度上表现着人类对礼仪追求及其演变的历史。早期为了避免“格斗”或“战争”，逐渐形成了相关礼仪，如为了表示自己的友好与尊重，愿在对方面前“丢盔卸甲”，于是创造了脱帽礼等。中世纪更是西方礼仪发展的鼎盛时期，在古希腊的文献典籍中，如苏格拉底、柏拉图、亚里士多德等先哲的著述中，都有很多关于礼仪的论述。文艺复兴以后，西方礼仪有了新的发展，形成适应社会平等关系的礼仪规则。世界各国各民族，都有各自的礼仪和礼节规范，各自继承着独有的文明特点，也相互影响着，交织成绚烂的人类文化。

（三）礼仪的基本原则与基本功能

1. 礼仪的基本原则 礼仪规范因文化传统、风俗习惯、宗教信仰等不同而存在差异。在实施礼仪时，应当遵循以下基本原则：

（1）敬人原则：敬人就是尊重他人，包括尊重自己，维护个人乃至组织的形象。尊重是礼仪的本质。要敬人之心常存，处处不可失敬于人，不可伤害他人的尊严，更不能侮辱对方的人格，同时要保持自尊。尊重是礼仪的情感基础，只有人与人之间彼此尊重，才能保持和谐、愉快的人际关系。

（2）遵守原则：遵守就是对行为主体提出的基本要求，更是人格素质的基本体现。在人际交往活动中，每一位参与者都必须自觉、自愿地遵守礼仪，规范自己的言行举止。遵守礼仪规范，才能赢得他人的尊重，确保人际交往活动达到预期的目标。

（3）自律原则：自律就是自我约束，按照礼仪规范严格要求自己，知道自己该做什么，不该做什么。自律是礼仪的基础和出发点。学习、应用礼仪，最重要的就是要自我要求、自我约束、自我对照、自我反省、自我检查。“己所不欲，勿施于人”，正是自律的体现。

（4）平等原则：平等是礼仪的核心，即尊重交往对象，以礼相待，对任何交往对象都必须一视同仁，给予同等程度的礼遇。礼仪是在平等的基础上构建的一种彼此之间对待的关系，其核心问题是尊重以及满足相互之间获得尊重的需求。

（5）真诚原则：真诚就是在人际交往过程中做到诚实守信，不虚伪、不做作，言行一致、表里如一。真诚是人与人相处的基本态度，是一个人外在行为和内在道德的统一。

（6）宽容原则：运用礼仪时，既要严于律己，更要宽以待人。要豁达大度、有气量。要多体谅他人，多理解他人，不要求全责备、过分苛求、咄咄逼人。具体表现为一种胸襟、一种容纳意识和自控能力。

（7）从俗原则：“十里不同风，百里不同俗”，在人际交往中，往往因国情、民俗、文化背景等差异导致礼仪要求的不同。从俗就是指交往各方都应尊重相互之间的风俗、习惯，了解并尊重各自的禁忌。

Note:

礼仪交往要求人们入乡随俗，与绝大多数人的习惯做法保持一致，切勿目中无人，自以为是。

(8) 适度原则：适度就是把握分寸。应用礼仪时要注意把握分寸，认真得体。在与人交往时，要不卑不亢、落落大方。要感情适度、谈吐适度、举止适度、妆扮适度。

案例导思

萧伯纳的偶遇

世界著名文学家萧伯纳一次到苏联访问，在街头遇到一位聪明伶俐的小姑娘，就和她一起玩耍。离别时萧伯纳对小姑娘说：“回去告诉你妈妈，今天和你玩的是世界著名的萧伯纳。”不料那位小姑娘竟学着萧伯纳的语气说：“回去告诉你妈妈，今天和你玩的是苏联小姑娘卡嘉。”这件事给萧伯纳很大的触动，他感慨地说：“今天的偶遇让我对人与人之间的交往方式有了新的认识，收获颇多。”

请思考：在本案例中，萧伯纳为什么会发出如此感慨？生活中与他人交往应遵守什么原则？

提示：一个人无论有多大的成就，他在人格上和任何人都是平等的。

2. 礼仪的基本功能

(1) 促进交流：礼仪是社会交往的润滑剂和黏合剂，会使不同群体之间相互尊重、相互理解、求同存异、和谐相处。中国古代的作揖礼、现代的握手礼以及西方人的拥抱礼等，都是向对方表示友好的方式。出现矛盾时，礼仪的约束力和自我控制力使矛盾双方相互谦让，以“礼”服人，化解矛盾，促进交流。

(2) 塑造形象：礼仪是个人美好形象的标志。从个人的角度来看，礼仪有助于提升个人的教养、风度和魅力，增加自信。从团体的角度来看，礼仪是组织文化形象的重要内容，《礼器》记载：“君子之行礼也，不可不慎也；众之纪也，纪散而众乱”。

(3) 教育示范：礼仪通过评价、劝阻、示范等教育形式纠正人们不正确的行为习惯，倡导人们按礼仪规范的要求协调人际关系，维护社会正常生活。注重礼仪的人同时也起着榜样的作用，潜移默化地影响着周围的人。

(4) 维持秩序：礼仪是社会文明发展程度的反映和标志，同时也和法律、纪律一起共同维护正常的生活秩序，对社会的风尚产生广泛、持久和深刻的影响。讲究礼仪的人越多，社会便会越和谐安定。

二、护理礼仪概述

(一) 护理礼仪的概念与特征

1. 护理礼仪的概念　护理礼仪是护理工作者在进行医疗护理和健康服务过程中，表现出被社会期待的职业准则形象，形成的被大家公认的和自觉遵守的行为规范和准则。主要包括护士的仪表与服饰礼仪、体态礼仪及护理服务礼仪等。

2. 护理礼仪的基本特征

(1) 规范性：护理礼仪是护士必须遵守的行为规范，是在相关法律、规章制度的基础上，对护士待人接物、律己敬人、行为举止等方面规定的模式或标准，也是护士尊重自己及他人的一种规范表达形式，代表了个人和组织形象。

(2) 强制性：护理礼仪中的各项内容是基于法律、规章和原则的，对护士具有一定的约束力和强制性。例如，在护理服务实践中，不得佩戴手镯、手链、耳环等；不得在电梯、食堂等地谈论患者病情等，要求护士在护理服务实践中必须严格自觉遵守。

(3) 综合性：护理礼仪是护士职业行为、态度、素养的综合体现，是护理服务科学性与艺术性的统一，是人文与科技相结合，是伦理学与美学等人文精神与护理专业行为的结合。例如，温暖人心的言

Note：

谈加上得体规范的护理行为，既体现出护理学科的科学性，也彰显出护理人文精神和文化内涵。

(4) 适应性：护理礼仪应对不同的服务对象或不同的文化需求有动态的适应性。例如，以往护士服颜色一般为白色，体现护理人员的整洁静态美。近年来，为适应不同服务对象的心理特点，不再统一使用白色，如在儿童病房，护士服设计成家居服或配有卡通图案。

(5) 可行性：护理礼仪要关注“人”，实践中执行礼仪规范要注重有效性和可行性。根据患者的身体状况，视病情、民族、生活习惯、周围环境、文化层次等灵活运用。

(二) 学习护理礼仪的意义与方法

1. 学习护理礼仪的意义 护理服务是医疗服务的重要组成部分，是社会精神文明的“窗口”行业，学习必要的专业礼仪知识、培养良好的礼仪修养是现代医学和社会进步的必然要求。在现代护理工作中，加强护士礼仪修养的培养，是提高护士全面素质的一个重要手段。

(1) 是适应护理快速发展的需要：随着护理内涵的扩展，护士的角色由单一的“照顾者”变成了“健康促进者”等多元角色。这就对护士的礼仪修养提出了更高的要求。护理人员知礼、行礼超越一般社交的意义，如在护理实践活动中，得体的言行举止体现护理人员的积极精神面貌，对患者具有抚慰、引导和治疗作用，也是专业和时代发展的需要。

(2) 是建立良好护患关系的需要：要想建立良好的护患关系，需要护士有良好的礼仪修养和积极有效的交流技巧。一个热情大方、举止优雅、语言真切的护士，能使患者产生温暖、亲切、信任的感觉；针对患者的具体问题，予以安抚性语言，及灵活多变的语言交际方式，能营造一个健康、祥和的治疗氛围，使护患双方产生情感上的共振，使护患关系更加密切。

(3) 是塑造护理队伍形象的需要：护理队伍每一位成员的仪容、仪态、举止、言行组成了护理队伍群体形象。护理礼仪规范化能表现出护理队伍的向心力、执行力、组织文化、审美水准等内涵。每个护士的形象都具有“蝴蝶效应”，都应该学习礼仪，提高自身素质修养，树立护士队伍的美好形象。

2. 学习护理礼仪的方法 礼仪修养并非与生俱来，也非一日之功，是要靠后天不懈努力和精心教化才能逐渐形成。

(1) 充分认识礼仪的重要性：思想决定行动，行动决定习惯。护士首先要充分认识到学习礼仪的重要意义，为了个人形象和职业道德的要求，通过学习、评价、认同、模仿和实践，逐渐使礼仪成为自觉行动和惯性做法。

(2) 自觉学习礼仪知识：教材的多样性、互联网的快捷性等，使护士可以通过多途径学习礼仪知识。护士应充分利用这些资源，注重点滴积累，同时也可以从社会交往实践中学习。

(3) 积极参加礼仪实践：护士学习礼仪还要努力践行，将礼仪知识运用到日常生活和护理实践中。实践不仅能加深对礼仪的理解、强化对礼仪的印象，还可以检验个人掌握和运用礼仪的实际水平。

(4) 努力提高自身修养：内涵永远重于外表。学习礼仪，必须有良好的修养为基础。如果没有内在修养作为支撑，所有的动作、姿态和语言，都只是机械的模仿。所以，护士应注重自身内涵的提升，学习礼仪、美学、社会学等人文知识，“慧中”才能真正“秀外”。

第二节 社交礼仪——没有规矩，不成方圆

古人云：修身齐家治国平天下。如何修身？学习社交礼仪是有效的途径。它是人们在日常生活、工作和交往中应遵循的行为规范。

一、交际礼仪

(一) 会面礼仪

1. 称谓礼 称谓即称呼，是交往的起始点，也是交往成功的一个重要因素。

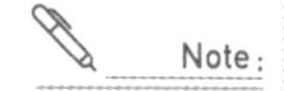

(1) 作用：表示尊重；明确人际距离。根据交往对象、情景和目的不同，称呼不同。

(2) 一般规则:①遵守常规,遵从对方的民族、文化、传统和风俗习惯。②讲究场合,不同场合不同称呼。③入乡随俗,尊重个人习惯和当地风俗。

(3) 常用的称呼方式:①泛尊称,在一般社交中使用的通称,如女士、先生。②职衔称,如赵主任、黄科长。③行业称,如王老师、张医生。④专业技术职称,如陈教授、刘总(工程师)。⑤亲属称,如吴爷爷、董姐等。在非正式场合,对非亲属人士以亲属称谓称之,给人亲切、热情之感,而在正式场合则应避免。⑥爱称或昵称,关系密切人们间较为亲密的称呼。

(4) 不恰当的称呼:①替代性称呼,如以床号替代患者的姓名。②容易引起误会的称呼。③蔑称。

2. 介绍礼 介绍就是说明情况,促进彼此了解。

(1) 自我介绍:内容要真实而准确,态度大方、亲切、友善,表达关心以及沟通的渴望。应在 1 分钟内结束。最好先递名片再做介绍。如有介绍人在场,则视为不礼貌。

介绍的形式:①应酬式,通常只说姓名而不涉及其他个人信息。②工作式,内容包括单位、部门、职务、姓名。③社交式,通常在非公务活动及私人聚会中使用,如已知对方是老乡,重点应突出籍贯。

(2) 介绍他人:是经第三方为彼此不相识的双方引荐、介绍的一种交际方式。

1) 顺序:基本原则是“位尊者优先知情”。顺序:先向年长者介绍年轻者;先向位尊者介绍位低者;先向主人介绍客人;先向患者介绍医生。在口头表达时,先称呼位尊者,再介绍被介绍者。如果人员众多介绍大家相互认识,按次序或由左至右依次介绍,避免厚此薄彼。

2) 姿势:为他人做介绍时,应站立于被介绍者的旁侧,身体上部略倾向他,伸出靠近他一侧的手臂,手心向上,拇指与四指略分,四指自然合拢,指向他一方,眼神随手势投向他,面带微笑。被介绍者在他人介绍到自己,或者他人向自己进行自我介绍时,应报以微笑、握手或致意等举动予以呼应,并彼此使用“您好”“久仰大名”“幸会”等语句问候对方,以示礼貌。

3. 致意礼 致意是常见的一种见面礼,即打招呼。

(1) 致意的方式:有多种方式。①微笑致意:注视对方,轻轻一笑,传达出真诚的问候,是适用范围最广的一种。②点头致意:稍稍向下低一下头。③举手致意:伸出右臂,掌心向对方,轻轻地摆一摆手。④脱帽致意:微微欠身,脱下帽子,然后将帽子置于大约与肩平行的位置。⑤欠身致意:全身或身体的上半部微微前倾。

(2) 基本规则:年轻者应先向年长者致意,下级先向上级致意;无长幼尊卑之分时,男士应向女士先致意。在医院,护士应先向患者致意。

(3) 注意事项:①区分不同场合,举手致意一般用于向远距离的熟人打招呼;在不适于交谈的场合,点点头或欠身即可。②把握恰当的时间,会面之时即致意。③选择合适的位置,最好站在对方的正面。④体现真诚的态度,遇到对方向自己致意时,应以相应方式回礼。

4. 握手礼 握手是人们相互致意最常用的方式。

(1) 姿势:面向对方而立,彼此最佳距离为 1m,表情自然,面带微笑,目视对方,口道问候,腰板挺直。右手手掌与地面垂直,拇指张开,四指并拢,掌心微凹,手掌和手指全面接触对方的手,稍稍用力一握。时间一般持续 1~3 秒。遇到长者、身份较高者,上身应略前倾 15°,头微低。

(2) 先后次序:遵循“尊者决定”原则,由尊者先行伸手,对方予以响应。在公务场合,先后次序取决于职位、身份;而社交休闲场合,则取决于年龄、性别、婚否。在上下级间,上级先伸手;长辈与晚辈之间,长辈先伸手;男女之间,女士先伸手;主客之间,见面主人先伸手,分别客人先伸手。双方见面时,作为下级、晚辈、男士以及客人应先问候,等对方伸手后再与之相握。

(3) 注意事项:①手清洁与手套。握手前要脱掉手套,保持手清洁。女士身着礼服戴手套时,可不脱手套。②用心握手,力度适当。目光注视对方的时间最好为 4~6 秒,这是最有礼貌的社交注视时间。不要戴着墨镜与人握手,患眼疾或眼部有缺陷者例外。③站立握手。除年老体弱或者残疾者,均要站着握手。④手部不洁或患有疾病和创伤时,应说明原因并表歉意。

Note:

5. 名片礼 名片是相互介绍并建立联系的重要媒介，具有自我介绍、方便联络等作用。在临床护理工作中恰当应用，既方便患者与护士联系，也起到宣传医院和健康理念的良好效果。

名片不宜残缺或褶皱和涂改。交换名片时注意：

(1) 顺序：根据“位尊者优先知情”的原则，地位低的人应先递给地位高的人；在不了解对方身份时，应先递上自己的名片。

(2) 递送和接受：递送名片时，事先将名片准备好，放在上衣口袋里或名片夹里。递送时态度落落大方，将名片正面向上，字体顺向对方，双手奉送，眼睛正视对方。接受时目光迎向对方，双手捧接。如不方便双手递接时，要用右手。接过名片一定要看，必要时可重复名片上所列对方的职务、学位以及其他尊贵的头衔，表示重视。接受的名片，应放在上衣口袋或手袋里，不能随手乱放。

6. 鞠躬礼 “鞠躬”起源于中国，由商代的一种祭天仪式“鞠祭”习俗演变而来。

(1) 应用：既适用于庄严肃穆或喜庆欢乐的仪式，也用于一般社交场合。可表示感谢、道别、致意或追悼等。常用于：①下级向上级、学生向老师、晚辈向长辈表达敬意。②服务人员向宾客致意，演员向观众致谢等。③重要的讲话前后、领奖前后。④道别或追悼时。

(2) 姿势：行礼时，保持身体端正，手自然下垂，男性双手放在身体两侧，女性双手合起放在身体前面，面向受礼者，距离为两三步远，以腰部为轴，整个身体上部向前倾。①15°礼：表示问候和欢迎，此时视线由对方脸上落至自己的脚前1.5m处。②30°礼：表示感谢，此时视线落至自己的脚前1m处。③45°礼：一般用于道歉，眼睛要注视对方的脚部。④90°礼：仅用于忏悔、追悼等场合。

（二）邀约礼仪

1. 邀约的使用 邀约一般指邀请和约会。邀请是约请亲友或有关单位、个人前来参加本人或本单位某个活动或进行会面的商定性通知。约会是约请亲友或有关单位、个人与本人或本单位代表见面的商定性通知。通过邀约，体现交往中的礼仪风范，使双方有所准备。邀约时，应根据邀约人的不同选择恰当的方式，时间、地点应明确。

2. 邀约的方式

(1) 书面邀约：比较庄重、盛大的活动通常采用正式的请柬。请柬可邮寄，也可递送，对尊长应由东道主亲自送到被邀请人手中。请柬制作力求精致，颜色常为红色，也可用其他高雅喜庆的颜色，但民间忌讳黄色和黑色。书写时，其封面格式和内文格式要符合礼仪规范，文字内容既要准确、简明，又要措辞文雅，情感谦逊、真挚。在递送时注意不宜过早或过晚，免得对方忘记或措手不及。

(2) 口头邀约：普通事务多采用。可以当面邀约，也可以电话或托人带口信邀约。邀约时，语言要明确、笃定，避免含糊其辞。态度要庄重、认真。如果距邀约期限较长，应在临近约期时再次当面或电话复约，以免对方忘记。

3. 拜访礼仪 拜访又叫拜会、拜见，指前往他人的住所或单位，去会晤、探望对方，基本原则是“客随主便”。需要注意：

(1) 有约在先：与对方先约定时间、地点、人数及主题。

(2) 遵时守约：拜访应如约而至，如约而行。

(3) 进门有礼：进门之前应先敲门或按门铃，见面要问候致意，遵循对方的要求、习俗，到对方指定的地点就座，不随意在室内走动。

(4) 告辞有方：适时告退，时间不宜过长，当宾主双方都谈完事后，就应及时起身告辞；告辞时要向在场的人致意问候并对对方的盛情款待表示感谢；出门后应主动请主人留步，礼谢远送。

4. 接待礼仪 基本原则是“主随客便”。在待客前，提前做好必要的安排，如室内外卫生、待客场所布置、点心茶饮，必要时准备交通工具及相应的娱乐活动等。客人进屋后，主人要协助其将携带的物品放好，把最佳的“上座”位置让给客人；上茶，茶水浓度适中，一般斟在六七成满；顺序是先宾后主、先老后幼；茶与果品应双手送上；客人起身告辞时，主人要起身相送。

（三）通信礼仪

1. 电话礼仪

(1) 拨打礼仪

1) 时间选择：一般来说，公务电话上班时间打，私人电话业余时间打。用餐、睡眠、节假日时不宜打电话。如果确有急事需打电话，一定在通话开始时向受话人道歉，且时间越短越好。国际交往中，应注意时差。

2) 控制通话长度：规则是长话短说，废话少说，没话别说。打电话前，先想好内容，时间不要多于3分钟，即3分钟通话原则。

3) 体现文明礼貌：电话接通后应先问候对方“您好”，然后介绍自己的姓名、所属单位，说明打电话所为何事；如请受话人找人或代转时，应说“劳驾”或“麻烦您”；通话时话筒与嘴应保持4cm左右距离；挂电话前，要有道别语，通话结束时应轻放电话。如果电话信号中断，拨打者要主动重拨并予以说明。若拨错电话，应对接听者表示歉意。

4) 注意语言形象：不管是接电话还是打电话，可用十六字归纳：态度恭敬、语气谦和、举止文明、内容简洁。

(2) 接听礼仪

1) 及时接听：一般铃响两三声时接听。

2) 得体应答：礼貌用语，个人接听时要自报姓名，如是工作电话在接听时要报单位或部门名称，录音电话通常是报本机电话号码。

3) 必要时记录：对于重要电话通常需要做记录。如是何人、何单位、何事、是否需要回复等。关键信息应向对方重复以确保正确。

4) 位高者先挂机：通话结束时，地位高的人先挂机。地位相同时，主叫先挂机。

(3) 手机礼仪：①不影响和妨碍他人，如上课、看电影、开会或同重要交谈对象谈话时，手机要静音，必要时关机。即使接听也要到无人处，压低音量。②在地铁、公交车等公共场所，最好戴耳机看视频或听音乐，不宜大声接打电话。③在飞机上、加油站和驾驶车辆时，不要拨打和接听手机。④在社交场合手机一般放置在随身携带的包内或是上衣口袋内。⑤不借用他人的手机；不炫耀自己的手机功能；不偷拍别人的形象；不使用令人恐怖或内容不文明的铃声。⑥在临床护理工作中手机要调至静音，不要在患者面前接打私人电话，更不能在工作时间玩手机。

实践活动

电话礼仪

活动组织：将学生分成若干组，每组若干人，老师准备不同情境的纸条，让学生抽取并分别扮演不同角色进行模拟通话，其他同学给予评论。

模拟情境：

值班护士遇到抢救患者，深夜3点须请示护士长……

护士正在办公室向护士长汇报工作，一新入患者进来欲与护士交谈……

值班护士小李接到电话，一位女士打电话找张主任，恰好张主任不在……

李护士打电话到呼吸内科咨询问题，结果打错了……

在晨会集体交班时，一位护士的手机响了……

教师启发引导：在临床护理工作中应恰当运用电话礼仪接打电话，懂礼知礼。

2. 即时通信软件应用礼仪　即时通信软件方便快捷，应用越来越普遍。应加强自身礼仪修养，树立良好的网络形象。

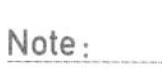

(1) 互动礼仪：申请加入好友或入群组后，应主动问好。看到新消息时应及时回复。

(2) 发送信息：仔细斟酌发送信息的质和量，不出现错别字和不良语句，以正能量为主，不要让他人产生困扰，尽量不造成刷屏现象。不转发无根据、涉及敏感话题和带有欺骗性质的信息，尊重别人的时间和流量。

(3) 语音与视频：紧急的事情、人多的地方尽量不用语音。单独的视频最好在私密空间，不影响他人，同时保护个人隐私。

3. 书信礼仪

(1) 书写礼仪：遵循书写范式。它不仅是保证信件准确无误送达的必要条件，也是对邮政工作人员的尊重。

信件内容格式一般包括开头、正文、结束语和祝福语、落款语几个部分。在书写时既要注意规范性，也要认真、准确、真实地交流情感与信息。国际上一般通用写信的“5C”原则，即礼貌(courtesy)、清晰(clear)、简洁(concise)、完整(complete)、正确(correct)。

(2) 收发礼仪：遵守邮政规则。收到信件要认真阅读，妥善处理，并及时回复。私人信件，未经允许不应公开发表或当众传阅。

4. 电子信件礼仪 电子邮件日益普及，使用电子信函的礼仪规范值得关注。

(1) 信件内容：①语言力求简明扼要。一般信件的起头语、客套语、祝贺词等可省略。②标题力求描述明确。一定要注明标题，并标示信件内容主旨大意，许多使用者常以标题来决定是否详读信件内容。③内容力求安全稳妥。缘于网络的特点，发出的信件将可能永久被存于某处私人档案或多处转发。因此，应谨慎地评阅撰写的字句，凡是引用或改编他人文字或图绘作品时，需要对原作者与原作品的出处详加注明，以示尊重。

(2) 养成良好的传送习惯：①扫毒发信，送信前用杀毒程序扫描文件。②减小容量，注意传送容量的大小。③注意格式，发送附加文件要考虑对方能否阅读该文件。④日期准确，定期检查计算机系统的时间与日期的自动标识。⑤收发及时，常开邮箱，及时收取并回复邮件。⑥群发宜密送，发送时要用保密附件方式传送，避免其他收件人的地址被利用。

二、公共场所礼仪

(一) 交通礼仪

1. 行路

(1) 基本礼则：若两人同行，纵行时前者尊，平行时右者尊；若三人同行，平行时中者尊，右边次之。当和长者、尊者、女士等同行时，注意走在其后其左，以示尊重。上下楼梯坚持“右上左下”的原则，不要停留在楼梯上休息或与人交谈。在进出门口或者经过黑暗区域，则应先行。

(2) 注意事项：文明礼貌，遵守交通规则和社会公德，注意安全。遇到车辆要安全礼让，不抢行。如果和老人儿童同行，应扶老携幼。在人群拥挤的地方，要相互体谅、礼让三分。行走时如与上级或就诊者相遇，要点头示意，主动让路；引导上级、就诊者时，应让其走在自己的右侧，上楼时应让其走在前，下楼时应让其走在后。路遇熟人应主动打招呼，需要在路上简短交谈时，尽量站在路边，以免妨碍他人。如需问路，最好先打招呼，之后别忘致谢。

2. 乘坐交通工具 注意社会公德，讲文明懂礼貌，遵守秩序，与人为善。了解座次尊卑的规则。

(1) 大客车(或公共汽车)：规则是前座高于后座，右座高于左座；距离前门越近，其座次越高。如座位被安排在通道两侧的车辆上，一般以面对车门的一侧为上座，背对车门的另一侧为下座。

(2) 轿车：常规是右座高于左座，后座高于前座。以双排五人座轿车为例，车上座次的尊卑自高而低依次应为后排右座、后排左座、后排中座、前排副驾驶座。在公务活动中，轿车上的副驾驶座通常被称为“随员座”。按惯例，此座一般由秘书、译员、警卫或助手就座。唯独在主人亲自驾车时，客人应坐在副驾驶座上与主人“平起平坐”，才合乎礼仪。

Note:

（二）文化场所礼仪

1. 名胜古迹　游览名胜古迹可以促进对中外文化历史的了解，在游览时要体现良好的礼仪风范。

（1）观光礼仪：最好预先做了解，以增添旅游的兴趣。爱护公共财物，保护自然环境，不可在建筑物或树木上乱写乱画乱刻。

（2）拍照礼仪：遵循游览地拍照的规定，不偷拍、强拍。拍照时，要顾及其他游人，不争抢，不妨碍别人。需要别人帮忙拍照，说话要有礼貌，拍完后向对方道谢。看到别人拍照时，应注意避让。

2. 影剧院　观看演出，服装应整洁庄重，恰当修饰仪容仪表。提前到场，对号入座。演出开始后，迟到者应自觉站在剧场后面，只能在幕间入场，或等到台上表演告一段落时再入座。文明观看，演出时一般禁止拍照或拍照时不使用闪光灯；在欣赏协奏曲、交响乐时，鼓掌的恰当时机是在整首乐曲结束时；演出中出现差错失误，要表现对演员的体谅和尊重。演出结束时，要起立站在原位，热烈鼓掌。散场时依次退出，不前挤后拥。

三、护生的校园礼仪

礼仪，是律己、敬人的一种行为规范。护生的言行代表着未来的职业形象，应自觉学习和遵守基本的校园礼仪。大学生的校园生活多彩多姿，因而礼仪修养的载体也很丰富，主要涉及校园日常场所礼仪和校园交往礼仪。

知识导航

南开大学的“镜箴”

镜箴，又称《容止格言》，由我国著名教育家张伯苓订立。他信奉“一衣不整，何以拯天下”的理念。为培养学生得体的着装习惯和文明行为，南开体系的各学校在重要通道处都设有大镜子，镜子上都镌刻有这段镜箴。

“面必净，发必理，衣必整，纽必结。头容正，肩容平，胸容宽，背容直。气象：勿傲、勿暴、勿怠。颜色：宜和、宜静、宜庄。”

这40个字充分体现了张伯苓对于传统道德讲求修身养性的追求，也成为南开大学学生的座右铭和名片。

（一）校园场所礼仪

1. 课堂礼仪　课堂是学生校园学习的重要场所，课堂礼仪是校园礼仪基本的组成部分，具有融洽师生关系、集中学生注意力、强化纪律观念、协调师生教学等重要的作用。要注意如下礼仪：

（1）穿着整齐，进课堂面带微笑，不在教室内进食。

（2）不迟到，提前5~10分钟到课堂，老师在教室，应向老师致意；如迟到，应向老师报告致歉。

（3）带好相关书籍与笔记本，不带与上课内容无关的物品。

（4）上课积极参与教学互动，听课时不干扰其他同学，积极发言或提问时举手。

（5）手机等电子通信工具应关闭或调至静音状态。

（6）最后离开教室者，应自觉关灯、关门以及其他公共电子设备。

2. 实训室礼仪　实训室是护生学习护理技能操作的重要学习场所，是课堂学习的延续。遵守实训室礼仪对学生日后成为一名优秀护士有着深远的影响。要注意如下礼仪：

（1）进入实训室，必须穿戴护生实验服，穿戴应符合基本的服饰礼仪要求。

（2）遵守各项规章制度，严禁在室内吃东西，保持室内清洁。室内床单位意即病床，不随便在床上落座。

Note：

(3) 爱护实训设备,实训室内一般配有仿真人体模型,不得损害或乱涂写。

(4) 无论是上课还是自我训练,离开前,应将仪器设备和床单位复原归位,做好清洁卫生。

3. 图书馆礼仪 图书馆是学生的第二课堂,在加强学生专业知识、能力和素质教育中具有不可替代的作用。进出图书馆时遵循相关要求,礼貌对待各处工作人员。要注意如下礼仪:

(1) 进馆衣着整洁,洗净双手,进馆前将电子通信工具如手机等调至静音,不在馆内随意大声接听电话,可遵循馆内安排进入特定区域内。

(2) 办理借还书手续及进馆要按序进行。

(3) 就座时,移动椅子不要发出声音;不随意占座位;走路要轻;阅读时不发出声音,不交谈,不喧哗、吃零食、扔废纸。

(4) 查阅卡片和图书时要轻拿轻放、轻翻。不私自剪裁图书资料。

(5) 对开架书刊应逐册取阅,不同时占有多份,阅后立即放回原处。

(6) 查询电子资源时,不要恶意下载。

4. 宿舍礼仪 宿舍是大学生共同生活的场所,也是反映学生精神文明和礼仪修养的窗口。要注意如下礼仪:

(1) 遵章守纪,遵守学生宿舍的管理制度,不做学校禁止的行为。

(2) 互相尊重,互相关心,团结友爱,对有困难和生病的同学要多关心照顾。同学间有矛盾时,要互谅互让,严于律己,宽以待人。

(3) 自觉遵守宿舍生活秩序,按时就餐、熄灯、起床,上下床动作轻,拿东西声音小。未经允许不使用及翻动别人物品。

(4) 讲究卫生,爱护集体荣誉。平时注意个人卫生,衣服勤换洗,床铺勤打扫,被褥叠整齐,用具摆放合适。不随便在他人床上坐卧,未经允许,不随便挪动或翻看他人物品。

(5) 关心集体,自觉参加值日。主动搞好公共卫生,不在宿舍内吸烟、饮酒,不向窗外、走廊泼水、乱扔果皮杂物。在公寓楼内不大声喧哗、打闹,接听手机,放录音机等音量适宜,不影响他人休息。

(6) 讲究文明礼貌,以礼待人。老师及客人进宿舍,下铺的同学要起立,上铺的同学要坐起,主动打招呼,当客人告辞时应以礼相送。在宿舍接待外人来访,交谈声要轻,时间要短,以免影响其他同学的正常作息。

(7) 交往应有度,不侵犯他人的隐私和个人权利,要尊重各自的生活习惯。

(二) 校园交往礼仪

1. 师生交往礼仪 良好的教学相长型师生关系是大学教育的基石,对于大学人才培养具有重要意义。著名思想家荀子在《荀子·修身篇》说过“君子隆师而亲友”,尊师守礼一直是中国的传统。

师生交往中学生应注意:

(1) 进入老师的办公室须先敲门,若能提前预约更佳,征得老师同意后,方可进入;进入后要保持安静,不要大声喧哗。

(2) 路遇老师应点头致意或问好。

(3) 尊重老师组织的教学活动,服从教学管理,完成老师安排的任务,共同成长。

(4) 对教师不要评头论足,对教师的行为有疑问或意见时通过正常渠道反映。

2. 同学交往礼仪 同学关系是大学生社会关系的最基本内容。同学们要修身守礼,做到:

(1) 善于交友,不自卑、不自傲;同学交往,不互相攀比。

(2) 谨言慎行,不说长道短;温文尔雅,不出口伤人。

(3) 就事论事,不揭人短处;合理退让,不要争吵不休。

(4) 男女同学交往时,谈吐和举止应注意分寸,男生应尊重女生,体现男子汉心胸坦荡、气度宽宏的风格;女同学应大方而不轻浮,谈吐文雅端庄,以体现女性的秀雅之美。

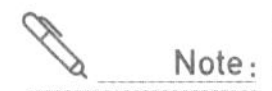

3. 集体活动参与礼仪 集体活动如学术讲座、会议、节日汇演等是学校素质教育中不可或缺的

部分。参加活动时应遵循以下基本礼仪：

(1) 衣着整洁、仪表大方、准时入场、进出有序。

(2) 有奏国歌仪式时，应起立肃静(面向国旗行注目礼)。

(3) 活动进行中不使用各类电子通信工具。

(4) 欣赏和参加艺术类活动，不在演员或指挥致谢前鼓掌；不吹口哨，不起哄，不喝倒彩。

(5) 不得无故在活动过程中中途退场或来回走动，活动中不吃零食，保持场所清洁。

(6) 积极配合活动组织方，参与所有活动程序。

4. 学生社团活动礼仪　学生社团是指学生为了实现会员的共同意愿和满足个人兴趣爱好的需求、自愿组成的、按照其章程开展活动的群众性学生组织。它是我国校园文化建设的重要载体，是高校第二课堂的引领者。目的是活跃学校的学习氛围，提高学生自主管理能力，丰富学生课余生活。应注意：

(1) 必须遵守宪法、国家政策和学校有关制度。

(2) 自觉开展各种健康有益的理论学习、学术科技、文化娱乐、社会实践、志愿服务、体育竞技等活动，不得从事与宗旨相违背的活动，或利用社团名义从事非法活动及以营利为目的的活动。

(3) 成员间相互学习、相互尊重，共同承担与成长。

实践活动

日常礼仪的观察与应用

活动组织：学生以小组为单位，在校园或到医院进行日常礼仪的观察与应用调查，同时查找相关文献资料，小组讨论如何在日常生活中应用礼仪，讨论结果做成幻灯片向全班汇报。

教师启发引导：掌握礼仪要点，展示完美个人形象。

校园礼仪修养需要我们坚持不懈从小事做起，端正态度，不仅把学习科学文化知识当成最重要的责任，同时注重自身的道德修养，用丰富的内涵武装自己，成为真正契合“礼仪之邦”的合格优秀的社会人。

第三节　求职礼仪——亮出你的精彩

荀子说：“人无礼不生，事无礼不成，国无礼则不宁”。求职无礼则就业无门。对于高校在校学生和毕业生来说，就业是永恒的主题。

一、书面求职礼仪

(一) 求职信的写作

求职信(application letter)是求职者写给招聘单位的求职信函，是求职者向用人单位介绍自己实际能力、表达就业愿望和理想的一种特殊书信。通常用人单位会通过求职材料对求职者有大致了解后，才确定面试人选。一封好的求职信能起到毛遂自荐的作用，使自己获得更多的面试机会。求职信一般由开头、主体和结尾三部分组成。

1. 开头部分　说明写信的目的。一般包括：称呼、问候语、求职缘由和意愿等。称呼要写用人单位全称，特别注意招聘工作负责人的姓名与职务，书写要准确。撰写时要注意应用一些写作技巧：

(1) 赞扬目标单位：了解对方近期取得的成就或发生的重大变化，加以赞誉，同时表明自己渴望加盟的愿望。其中如果能提及一两位其敬仰的人，便更能引起对方的注意。

(2) 陈述自身能力：根据对方要求的技能，简要陈述自己的工作能力，表明自己有足够的能力做好

Note:

此项工作。

2. 主体部分 这部分要详细阐述求职者的资格及能力。

(1) 求职信不同于简历,它的重点应放于求职资格、与工作内容相关的经验、相关社会经历和个人素质及能力等方面,突出自己在该领域的专长。

(2) 求职者应尽量用简洁、精练的语言叙述自己的求职想法,突出个人的特点,力求做到精练、明快,篇幅短小、精悍。

(3) 如果对方在招聘时要求写明薪金待遇,作为求职者,应该在这部分提出对薪水的要求。薪金的数目应根据自身能力和市场行情而定。

(4) 应该提及一下求职者的个人简历,提醒对方查阅附加材料,以进一步加强目标单位对求职者的注意。

3. 结尾部分 这部分请求对方给予面试机会。写作口气要自然,不可强人所难。

(二) 个人简历的写作

1. 简介个人概况 用一目了然的格式、简洁的语言说明个人的基本情况,内容主要包括:姓名、性别、民族、政治面貌、籍贯、学历、通讯地址、联系方式及求学和工作经历等。撰写时要突出书写与自己的目标职业有一定关联的兴趣、爱好,通讯地址和联系方式一定填写对方在工作时间内便于找到的方式。照片应为近期照,并能体现出求职者的端庄大方,切不可随手贴上一张学生照或生活照,以免给人以不严肃之嫌。

2. 说明求职目标 应尽可能充分体现自己在该项方面的优势和专长,可以把选择目标描述到具体科室或部门,用一两句简短、清晰的话说明即可。

3. 陈述任职资格 任职资格和工作能力是个人简历的重要组成部分。陈述的语气要积极、坚定、客观、中肯,可以列举一些具有说服力的自身事例。其中学历、工作经历及证明能力的相关资料信息是主要内容,应详细陈述。①按时间顺序列出自初中到目前最后学历每一阶段学习的起止日期、学校名称、所学专业、各阶段证明人、是否曾经担任学生干部等具体职务。②特别要醒目地列举出与目标单位所招聘的岗位、专业、能力或要求相关的各种教育、训练及取得的成绩。③列出在上学期间所获得的各项奖励和荣誉,必要时要将上学期间的实习、兼职或社会实践等经历一一列出。④如果有其他特长,应将该特长与招聘目标联系起来,并说明其与目标工作的关系和作用,这样有助于增加被录用的机会。

如果是再就业,以往的工作经历则是求职的主要优势,故对工作经历的陈述就要作为重点。一定要真实全面,按时间顺序把每一阶段的工作情况列出,包括工作单位、工作起止时间、工作部门、具体工作岗位、所取得的成绩等。表述时一定要注意使用强势语言,包括参与了、协助了、在……领导下工作、被赋予了……责任等,并列出工作成果。

4. 提供佐证资料 为增加简历的真实性和可信性,可在结尾附上有助于求职成功的相关证件和资料。①有关证件:毕业证、各种奖励证书、英语水平证书、计算机等级考试证书、各种技能水平测试证书、资格证、培训证等。这些均是求职者综合素质的体现,对其有一定帮助。②学术成就:特别是将与目标工作有关的代表性材料进行展示,如科研课题、专利证书、设计作品、发表的论文、撰写的论著、科研成果等。③主要的社会活动及兼职聘书等。④推荐信:如果有知名专家、教授、权威人士或原单位领导的推荐信,则会起到事半功倍的效果。

5. 精心制作简历 个人简历篇幅一般不超过两页 A4 纸,最好使用计算机打印。书写款式要大方、自然;求职信中的称谓、开头语、正文、结尾应酬语、祝颂词、署名及时间等,都应合乎书信的写作规范,注意其结构、层次、顺序和书写格式。用纸用料、笔墨颜色也要体现出应有的礼节礼貌。信纸要选用白色、质地优良的纸张,避免色彩娇柔或印有卡通图案的信纸,做到庄重、整洁、大方。笔墨应以黑色、蓝色为好,不要用圆珠笔,以免被认为不严肃。红色笔书写或打印,意味着绝交,应禁止使用。书面求职材料中的词句要准确、通顺,条理要清晰、简洁,避免拖沓、冗长、乏味的叙述。

Note:

二、面试礼仪

(一) 面试前的准备

1. 信息准备 俗话说:“知己知彼,百战百胜。”求职之前应收集招聘单位的资料。①用人单位的信息:主要包括单位的性质、规模、效益、发展前景、招聘岗位、招聘人数等。②用人条件的信息:对招聘人员的性别、年龄、学历、阅历、专业、技能、外语等方面的具体要求和限制。③用人待遇的信息:包括报酬(工资)、福利待遇(奖金、补贴、假期、住房、医疗、保险等)。了解招聘单位的途径非常多,如利用图书馆或网络查阅相关信息等。④面试考核的信息:了解用人单位面试考核的方式,面试时最有可能考察的问题等。

2. 心理准备

(1) 自我了解:面试时间比较短暂,如何充分利用时间,给招聘者留下积极、肯定而又深刻的印象尤为重要。“知人者智,自知者明”,面试前可以把自己的优点和不足一一列举并写在纸上。面试时对于自己的长处要尽量发挥好,而缺点则加以注意,做到扬长避短。

(2) 自我激励:自信是求职者面试前必备的心理素质。自卑而又胆怯者,在紧张而又短暂的面试过程中,很难做到举止大方。因此,应聘者在面试前应熟记自己的各种资格和能力;还可以通过随时提醒自己该目标岗位对于自己的重要性,来强调自己求职的迫切心态;最后,不要随便否定自己,这次不成功下次还可以继续努力。

(3) 自我调整:如有可能,事先踩点以熟悉环境,缓解面试时的紧张情绪。面试前可采用散步解忧、开怀大笑、洗热水澡等方法放松。

3. 仪表准备 人际认知理论中提及,交往双方初次接触时,面试者的仪容仪表对面试官印象的形成起到 90% 的作用。因此,在面试前,求职者一定要注重。

(1) 着装:面试者服装要合体,讲究搭配,展现出正统而不呆板、活泼而不轻浮的气质。无论应聘何种职业,面试着装均要遵循“朴素典雅”的原则。女士的着装要大方得体,一般不穿极薄透明的或紧绷的衣服,尽量穿西装套裙,注意服饰整体搭配,以简单朴素为主。男士的穿着以正式的西装为宜,领带要端正,不留长发,将鼻毛和胡须修好,面部保持光洁。袜子颜色最好配合西装颜色。

(2) 仪容:面试时,男士应保持头发干净、清爽、整齐,不要有头皮屑。发型宜简单、朴素,鬓角要短。男士一般不提倡涂脂抹粉和使用香水。女士要保持端庄、干净的形象,发型以端庄、简约、典雅为宗旨,避免滥用饰物;颜面部的修饰要清新、素雅,色彩和线条的运用都要“宁淡勿浓”,恰到好处。香水的选择要与气质相匹配,味宜淡雅,闻上去给人以舒畅的感觉。

求职者在面试前要确保体味清新,注意口腔卫生,不要饮酒,不食用大蒜、韭菜等带有强烈异味的食物。必要时,可以喷口腔清新剂或咀嚼口香糖以减少口腔异味,但交谈时不可咀嚼口香糖。在面试时,因握手、呈递个人资料等均用双手,所以,注意双手的清洁,指甲修剪合适,无污垢,不使用指甲油,不做花式美甲。

4. 演练准备 凡事“预则立,不预则废”。面试前可进行预演,模拟面试的场景,可使求职者不断总结经验,找出不足,增强自信。求职者可请同学或亲友参加并担任“评委”进行模拟面试,在预演时应注意仪表着装和语言表达能力,还可以假设几个针对性较强的问题,检验临场应变及表达能力,以修正不足。必要时也可向学长或师长请教。

(二) 面试中的礼仪与技巧

招聘面试是求职成功与否最具决定性的一关。注意遵循面试中的礼仪,能够更好地帮助求职者抓住机会,实现就业理想。

1. 言谈举止礼仪 面试者得体的仪表举止、高雅的谈吐,能体现其良好的文化修养、精神面貌、审美情趣和性格特征,有助于在招聘者面前建立良好的第一印象。另外,在面试过程中,求职者的语言、语音、语气、语调、语速一定要规范,把握好言谈内容。言谈应遵循礼貌、标准、连贯、简洁的原则。

Note:

面试时禁忌多余的手势，不要反复摆弄手指，避免一切不文雅的小动作。

2. 守时礼仪 守时是个人良好素质的表现，准时到场面试是最基本的礼仪。迟到，会给人以言而无信、我行我素、无组织无纪律的印象。因为某些特殊原因无法准时到场时，应及早通知面试方并表示歉意。一旦迟到，应主动陈述原因，表述要简洁，致歉要诚恳。为防止迟到，求职者最好提前10~20分钟到达面试地点附近，到时间后直接进入，这样一来可避免迟到，二来可稍作休息以稳定情绪。

3. 见面礼仪 ①礼貌进入：被请入室面试后，首先要礼貌地敲门，待准许后方可进入。即使房门虚掩或处于开放状态，也应轻轻叩击。②主动问好：进门后，求职者应主动向面试者微笑并点头致意，礼貌问候，如使用“您好”等问候语。③循礼握手：与面试者主动打招呼后，如面试考官先伸手行握手礼，求职者应积极相迎，给予礼貌地回握；如考官未先伸手，求职者不可主动伸手。④受请入座：不要主动落座，要等面试者请就座时再入座。入座前，应表示感谢，并坐在指定的座位上。如果没有指定的座位，应挑选一个面试者面对面的座位，以便交谈。⑤姿势正确：要特别注意采取正确的站姿和坐姿。谈话时，求职者必须采取身体略前倾的姿态，以示认真倾听，如果是异性之间的交谈，不宜过分前倾，以免使人感到不庄重或有轻浮的误解。

4. 自我介绍礼仪 ①准备充分：事先拟好讲稿，并熟记。②举止大方：要充满自信、落落大方、态度诚恳。③神态自然：做到语气平和、神态自然，充分体现自尊、自谦的良好形象。如能适时使用幽默语言，则能加深印象。④内容充实：自我介绍的内容要言而有物，重点介绍与应聘岗位相关的内容，切忌大话、空话，不要过分自我炫耀。

5. 倾听与应答礼仪与技巧

(1) 礼貌应答：面试时要尽可能记住考官的姓名并礼貌称呼，与考官交谈时使用敬语，如“您”“请”，不要随意打断考官的话或与考官争辩。回答问题时要全神贯注、适时做出积极反应，抓住重点、回答简洁明了。

(2) 文雅应答：谈话过程中要注意温文尔雅，语气平和，语调适中，语言文明，必要时适当使用专业术语，避免口头禅(如“我认为”“你知道吗”等)和粗俗用词，将自己谦逊、干练、彬彬有礼的形象留给考官。

(3) 坦诚应答：在回答问题时，要表现出从容镇定，有问必答，谦虚诚恳。对于一时答不出的问题，可以从话外题中缓冲，同时迅速搜集答案。如果确实找不到答案，先回答自己所了解的，然后坦率承认其中有些问题还没有认真思考。诚恳坦率反而会得到考官的信任。应答时语言可以机智幽默。“知之为知之，不知为不知”，切不可有意回避、闪烁其词、默不作声、牵强附会。

(4) 谨慎应答：在回答问题之前，求职人员思考后再给以回答。切勿信口开河、夸夸其谈、文不对题、话不及义，这些会给人以缺乏涵养的感觉。尤其是当面试官要求就某个问题发表个人见解时，就更应慎重。

(5) 重点应答：应答时切忌滔滔不绝、语言重复。回答问题时突出重点，对于用人单位感兴趣的话题可以多讲；简单的问题边问边答，复杂的问题边思考边回答，使面试官感觉到求职者既反应灵敏又很有思想。

(6) 仔细倾听：面试时，当面试官提问或介绍情况时，求职者应仔细聆听。用目光注视对方，还可配合点头或者巧妙地插入简单的话语，如“是的”“对”“您说得对”等，以提高对方的谈话兴趣，获得更多的信息，有助于面试在和谐、融洽的气氛中进行。注意不要在对方发言时贸然打断，失礼于人。

6. 告别礼仪

(1) 适时结束：一般情况下，面试没有明确的时间限制。但应聘者把必须说的问题，简洁、有力地交代完毕后，便可准备结束。特别是当面试官说：“你的情况我们已经了解，今天就到这里吧”“谢谢你的支持”等话时，求职者即可起身，露出微笑，握手道谢，然后离开。

(2) 先谢后辞：面试结束求职者起身时应真诚道谢，不主动握手。如果面试前有其他工作人员接待时，离开时应一并致谢。在结束时的“不拘小节”或“得意忘形”会使自己先前打造的形象大打折扣，甚至会导致面试的失败。

Note:

案例导思

不带介绍信的男孩

一位老板招聘勤杂工，在众多应聘者中选中一位既没人推荐也没带介绍信的男孩。谈及挑选原因，老板说：“进门前，他先蹭掉了鞋底的土，进门后随手关门，说明他做事仔细小心；进办公室，他先将帽子脱去，我让他坐下时，他道谢后才入座，我问他的几个问题，他都回答得干脆果断，说明他是个懂礼貌、有教养的人；还有，我故意放了张报纸在地板上，只有他俯身捡起并将它放桌上；虽然衣着不光鲜，但十分整洁，不仅头发梳得整齐，连指甲都修剪得干干净净。这样的年轻人，你认为他没有介绍信吗？”

请思考：这个男孩的介绍信是什么？我们去面试可以不带介绍信吗？

提示：孟子曰：敬人者，人恒敬之；爱人者，人恒爱之。良好的礼仪素养是一种习惯。

（三）面试后的礼仪

面试结束后，求职者可以分析一下面试中的得失，最好在面试当天或一两天内写信或发邮件致谢面试机构。一方面表达求职者的感谢，另一方面再次借机会强调自己的优势所在和渴望得到这份工作的热情，给考官留下更深刻的印象和好感。

信的内容要言简意赅、重点突出。开头一定要提及自己的姓名、简单情况及面试时间，信中可提及面试过程中具体的某一细节以及对从中学到的东西表达感谢。同时可重申自己对应聘单位的兴趣，让人读起来感到情真意切，从而打动应聘单位。信的结尾要表达自己的信心。

实践活动

模拟护士招聘会

活动组织：提前通知学生书写求职信和简历，准备参加模拟某三甲医院护士招聘会。学生每5人为一组，事先按照求职礼仪要点进行小组讨论和演练。模拟招聘时由教师担任医院面试考官，每组中抽取一名学生进行自我介绍（1分钟），并回答考官的问题（1分钟）。教师和同学在此过程中根据面试礼仪的要求对学生的运用情况予以评分。模拟面试结束后学生分组讨论，发表意见，共同评选“面试之星”，最后教师点评。

教师启发引导：在模拟面试前要求学生思考，如何在2分钟之内，将所学的求职礼仪贯穿运用。

三、网络求职礼仪

（一）求职信和简历的书写

网上求职，求职信和简历应简洁明了。以电子邮件发送时，标题应写“应聘某某职位”，求职信直接在邮件正文中编辑，篇幅不宜过长，最好不用滚动屏幕就能看完。简历放在求职信下面，严格按照对方的要求填写，学历和工作经历注意时间顺序为倒序，把最近的学历和工作经历写到前面，让招聘人员第一时间了解你目前概况。整个邮件排版工整，不出现字词及语法错误。求职信和简历最好不放到附件中，以免因对方无暇顾及或涉嫌携带病毒而被忽略。通过人才网站求职，直接将简历发给招聘单位即可。不要同时在同一招聘单位应聘数个职位，要根据个人能力选择恰当职位，突出重点。对于未面试就收取费用的招聘单位，注意明辨真伪，防止上当受骗。

Note:

（二）视频面试礼仪

视频面试是应聘单位面试的方式之一，通过网络视频交流，方便快捷，节约成本，一定程度上可以减轻应聘者的恐惧。它要求遵照常规的面试礼仪，同时注意视频面试中摄像头和语音的效果调试。首先确保摄像头和麦克风及音箱应用效果，预先演练调整好摄像头位置，背景环境要干净、整洁、美观，不要让强光直接对着摄像头的镜头，保证明亮柔和的光照，同时注意语音通话时麦克风不要对着音箱，否则会产生回音，事先要调试好自己的声音，把自己最佳的风采展示给面试官。周围不要有无关的人员。

第四节 护士职业礼仪——行之有礼，举之有规

护士职业礼仪，是护士在职业活动中应遵守的行为规范，是护士素质、修养、行为、气质的综合反映。良好的护士职业礼仪，可以营造友善、亲切、健康向上的医疗人文环境，能使患者在心理上得到平衡和稳定，提高护理服务质量。

一、护士职业礼仪的基本要求

1. 得体的仪表与举止 护士的仪容仪表、举止是形成“第一印象”的重要因素，会影响患者对护士的信任和护理效果。所以，护士着装和容貌修饰应符合美学和职业要求；举止应落落大方、符合美感和节力的原则。在护理活动中应做到稳重、敏捷；谈笑应有节制，交谈时用词要委婉、得体。

2. 良好的道德素养 尊重是礼仪的本质。护士职业礼仪首先要求护士尊重服务对象的人格和权利，对待患者一视同仁，保守患者的隐私和秘密；其次要关注患者的需要，真诚帮助患者解决困难。

3. 健康的精神面貌 护士是健康的维护者。有健康的精神面貌才能将护士礼仪规范执行到位，真正内化为日常行动与习惯。具体包括积极的人生态度，充沛的精力和敏捷的头脑，热爱本职工作等。

二、护士的仪表与服饰礼仪

（一）仪表与仪容的基本概念

仪表是指人的外表，包括仪容、服饰、体态和举止等，是一个人精神面貌的外观体现。仪容主要指人的容貌。在人际交往中，每个人的仪容都会引起交往对象的特别关注，并将影响到对方对自己的整体评价。

仪容仪表美有三个层面的内涵。一是自然美，即先天条件好，天生丽质。尽管以外表取人不合情理，但先天美好的相貌与姿态，无疑会令人赏心悦目，感觉愉快。二是修饰美，指依照规范和个人条件，对仪表仪容进行必要的修饰，扬长避短，塑造出良好的个人形象，体现自尊自爱及对他人的尊重。三是内在美，指通过努力学习，不断提高个人的文化、艺术素养和思想、道德水准，培养出自己高雅的气质与美好的心灵，使自己秀外慧中，表里如一。真正意义上的仪容仪表美，应当是上述三个方面的高度统一，忽略其中任何一个方面，都会失之于偏颇。这三者之间，内在美是最高的境界，“腹有诗书气自华”，适宜修饰美则是仪容仪表礼仪关注的重点。护理的仪容仪表修饰的基本规则是整洁、端庄、大方、得体，符合护理工作情景与要求。

（二）护士仪表服饰的发展与变迁

不同年代不同文化背景下护士服饰的变化，折射着护理事业的发展，演绎着护理文化的发展，也体现着护理事业和理念的传承与创新。

1. 护士服的变迁 作为护士标志之一的护士服，随着时间的变迁，不断地变化着。

(1) 南丁格尔前期：公元330年时，护理工作主要由修道院中女修道士执行，故有“修道派护理”之称。那时，已有“修女应穿统一服装，而且主要以白色的长袍为主，且应有面罩”的规定。修女服装是现代护士服的雏形。“面罩”逐步演变成现今的护士帽，进而象征和传承着“谦虚服务人类”的理念。

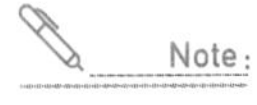

(2) 南丁格尔时期至20世纪前期:19世纪60年代,南丁格尔首创了护士服装,以“清洁、整齐并利于清洗”为原则。19世纪80年代,发热的患者较多,护士不仅要服务于患者,还要注意自身的防护。南丁格尔将防护的理念融入了护理服装设计中,护士服除了手和脸,全身上下不得暴露,并冠名为“发热防护服”。

1928年,我国在第九届全国护士代表大会上统一全国护士服装。护士制服通常设计为长袖、长裙裾的白色连衣裙式加白色燕尾帽。

(3) 20世纪中期之后:自20世纪中期,随着护理学专业快速发展,护理的服饰也随之发展。护士服饰设计向更实用、更人性化、突出专业性等发展。例如,长裙式的护士服被分体式护士服替代,分体式护士服也称为“刷手服”。这种衣服轻便、简单,使得护理工作更高效和舒适;它的中性设计也让女护士和男护士可以共同使用。

护理服装在色彩方面更加多元化和人性化,不再统一白色,增加蓝、粉等。

2. 护士帽发展与变迁 随着护理职能的不断变化,以及各国不同的风俗习惯,护士帽也在发生着改变。从南丁格尔前期的修女的“罩帽”或者“防尘帽”,到20世纪早期逐步被仅覆盖头顶发髻的尖顶式短帽所代替。长帽能覆盖护士大部分头发,甚至包住整个头。短帽也称硬帽,只是在上方盖住护士的头发,现代护理中燕尾帽就是短帽的发展。

自20世纪中期,以燕尾帽为代表的短帽逐渐发展为专业护士的象征,正式护士才能戴护士帽,才有资格为患者做护理工作,这一标准一直传承到现代。从礼仪的角度,佩戴燕尾帽体现了礼仪的规范性、装饰性和职业性的特点。但从工作需要的角度,容易掉落和交叉感染,因此,近年也有医院在护理服务实践中取消了燕尾帽的佩戴。

(三) 护士服饰礼仪的原则

1. 着装的基本原则 学习服饰礼仪的基本原则,提高服饰礼仪修养,才能灵活应用于不同的场景。

(1) TPO原则:是目前国际上公认的衣着标准。即着装要考虑到时间(time)、地点(place)、场合(occasion)。着装要兼顾这三个因素,以获得和谐、得体的效果。①时间:泛指早晚、季节、时代等。不同的时间段,着装的类型、样式、造型应有所变化,如冬天要穿保暖、御寒的冬装,夏天穿通气、凉爽的夏装。②地点:指地方、场所、位置等。在不同的地点,着装要符合时宜,切不可“以不变而应万变”,违反基本礼仪。如果在家里接待客人,可以穿着舒适整洁的休闲服;如果是去公司或单位拜访,穿职业套装会显得专业;外出时要顾及当地的传统和风俗习惯。③场合:衣着要与场合协调,如在参加专业学术会议时应选择庄重典雅的服饰;而在朋友聚会、郊游等场合,着装应轻便舒适;参加亲友婚宴时应穿得喜庆考究;出席追悼会时则应着肃穆的冷色调服装。

(2) 适应性原则:主要指依据个人的性格、年龄、身材、爱好、职业等要素着装,力求反映一个人的个性特征。选择服装因人而异,着重点在于展示所长,遮掩所短,与个人的魅力和气质相适应,从而展现出最佳状态。

(3) 整体性原则:正确的着装,能起到修饰形体、容貌等作用,形成和谐的整体美。服饰的整体美构成,包括人的形体、内在气质和服饰的款式、色彩、质地、工艺及着装环境等。服饰美就是从这多种因素的和谐统一中显现出来。

2. 着护士服的基本要求 由于医疗卫生行业的特殊性和职业性要求,护士服饰必须符合以下基本要求:

(1) 端庄大方:护士在着装上应做到端庄实用,简约朴素,线条流畅,呈现护士的活力美。

(2) 干净整齐:干净整齐是护士工作装的基本要求,也是护士职业品质和精神面貌的显示。

(3) 搭配协调:穿着护士服时,要求大小、长短、型号适宜,腰带平整、松紧适度。同时注意与其他服饰的统一,如护士帽、护士鞋等。

在特殊医疗环境中需要选择和搭配特殊服饰如手术服、隔离衣、防护服等。

Note:

（四）护士服饰礼仪规范

规范化护士服饰要求彰显出护理人员对服务对象和专业的尊重。

1. 护士服 着护士服时要求尺寸合适，衣长过膝，袖长至腕。如有腰带应熨平系好，领口、衣扣、袖扣须扣整齐，禁用胶布、别针代替衣扣。内衣的领边、袖边、裙边不宜露在工作服外面。夏季穿裙装时应穿浅色或同色的内衣，且不可外露。

2. 护士鞋与袜 护士鞋以平跟或小坡跟软底为宜，颜色以白色或乳白色为佳，或与整体护士服颜色相协调，要注意防滑与舒适；袜子以肉色、白色等为宜，忌选用深色袜子；不论男、女护士，不可赤脚穿鞋；必须保持鞋、袜的清洁；穿工作裙服时，长袜口一定不能露在裙摆外。

3. 饰物 在工作岗位上，护士佩戴饰品时应以少为佳，除正常应佩戴的胸卡、秒表等物品外，不应有过多饰物。如果佩戴项链，不宜外露在工作服外。胸卡要求正面向外，别在胸前，胸卡表面要保持干净，避免药液水迹沾染。护士表最好佩戴在左胸前，表上配一短链，用胸针或胸卡别好，由于表盘倒置，护士低头或用手托起时即可查看、记时，这样，既卫生又便于工作。

4. 护士帽 常用护士帽有燕帽和圆帽两种。①燕帽：适用于普通工作区，如普通病房和门诊的护士。燕帽边缘的彩条多为蓝色，是责任和尊严的标志，具有职称和职务含义：一道彩条表示护师、护士长，两道彩条表示主管护师、总护士长 / 科护士长，三道彩条表示主任护师、副主任护师、护理部主任（副主任）。戴燕帽时，要求短发前不遮眉，后不搭肩，侧不掩耳；长发梳理整齐盘于脑后，用发卡或头花固定，也可直接戴网套。燕帽应平整无折，戴正戴稳，高低适中，距离发际 3~5cm，发夹应选用与头发或帽子相同的颜色并固定于帽后。②圆帽：适用于手术室、监护病房、隔离病区，以及根据疫情防控要求所规定的区域等，男护士一般佩戴蓝色或白色圆帽。戴圆帽时，头发应全部纳入帽内，前不遮眉，后不露发梢，帽的边缝置于脑后，边缘平整。

5. 口罩 佩戴口罩前、摘口罩前后要洗手；要注意口罩是鼻夹侧朝上，一般深色面朝外或褶皱朝下；必须要进行鼻夹塑形，并使口罩完全贴合鼻面部；避免重复佩戴已使用过的口罩。预防传染病时必须佩戴相应口罩。

（五）护士仪容礼仪规范

护士仪容仪表修饰的基本规范是整洁、端庄、大方、得体，适合护理工作情景与要求。

1. 护士发部修饰礼仪 发部修饰基本要求：勤于梳洗，长短适中，发型发饰得体，符合社会规范和职业特点。从审美角度和工作需要出发，女性护士在工作时不宜长发披肩，必须将头发盘成发髻，整体形象要求清爽利落。男性护士不宜留鬓角，前发不触及额头，侧发不触及耳朵，后发不触及衬衫领口，尽量不修剪成光头。

2. 护士面容礼仪 护士面容修饰的基本要求：形象端庄，整洁简约，注重保养；妆容修饰要求以淡妆、自然柔和、得体大方为特点，展现护士端庄、稳重、沉静的职业形象与美感。

(1) 眼睛是心灵的窗口，要注意保洁，及时清除眼部的分泌物。在工作场合不应戴太阳镜，以免给人以“拒人千里之外”之感。眼线要画的纤细，切忌画得粗、黑、重，眼影以浅色为主，切忌银光、闪亮的，或者过重的金属色。

(2) 眉毛可进行适当的修饰，以浅棕、咖啡或淡黑为主，切忌粗重的蓝色或者黑色，保持自然得体，但是不提倡进行“一成不变”的纹眉，更不可剃去所有的眉毛。

(3) 鼻部常清洁，避免当众吸鼻子、擤鼻涕、挖鼻孔，特殊情况下清理鼻涕应以手帕或纸巾辅助，并尽量避免发出过大声响。

(4) 口部清洁保养需做到认真刷牙和定期洁牙，上班之前应注意避免进食一些气味过于刺鼻的饮食。嘴唇切忌用大红的或者突出的唇色。

(5) 面部保持洁净，腮红以浅粉色、浅桃红为主，切忌为深色或荧光。男护士应及时修剃胡须，不要蓄须。

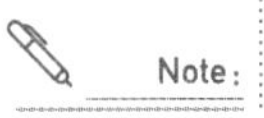

(6) 宜选择清新淡雅气息的香水，味道不宜浓郁、厚重，避免引起患者不适。

案例导思

被患者要求更换的责任护士

责任护士小张刚参加完一位患者的抢救工作，还未来得及更换留有血液和药液的工作服。此时，病房新入院一位患者，王女士，45岁。因腹痛来医院就诊，门诊以“慢性消化性溃疡”收入院。小张热情地迎接了王女士，并且耐性细致地与其沟通，但是王女士还是拒绝接受小张的护理，要求更换责任护士。

请思考：患者为何会要求更换责任护士？护士小张着装为何不合适？

提示：护士着装应遵循护士服饰礼仪的基本原则及要求，同时提高服饰礼仪修养，根据不同场景选择合适的着装。

3. 护士肢体修饰　肢体修饰包含手臂与腿部的修饰。护士的手应当勤于清洁，定期修剪指甲，不留长指甲，不涂指甲油，保持清洁、卫生、健康的习惯。在工作等正式场合，男护士着装不可暴露腿部，即不允许穿短裤；女护士穿裙式护士服时不可光脚穿护士鞋。

三、护士的体态礼仪

体态指人体的动作和姿态，又称体姿，是人处于静止或活动时身体各部位相互协调的状态，是人精神面貌的外观体现，具有向外界传递个人思想、情感和态度的功能。英国哲学家培根说：“相貌的美高于色泽的美，而秀雅合适的动作的美又高于相貌的美，美的精华在于文雅的动作。”护士的体态美主要展现在护理工作中的站、坐、走及护理操作等行为之中，并对患者产生影响。

（一）站姿

站姿是体态美的基础。护士的站姿应显示出稳重、朝气和自信。站立时，以挺、直、高、稳为要领。挺：头正颈直，目光平和，面带微笑，下颌微收，双肩外展放松，两臂自然下垂，女子双手贴于大腿两侧或相握于小腹前，男子双手贴于大腿两侧。直：脊柱要尽量与地面垂直，挺胸立腰，收腹夹腿。高：身体的重心要尽量提高，昂首提气。在迎送患者时，向患者微欠身躯表示谦虚恭敬。稳：女子足跟并拢、足尖分开，两脚呈V字形，夹角呈60°，重心落在两脚间，或呈T字形。男子双脚平行，与肩同宽。站立时应避免各种不良姿势如双腿抖动、倚墙、勾肩搭背、双手插腰等，给人以自由散漫、无精打采的感觉。

（二）坐姿

护士的坐姿应体现出端庄、诚恳和谦逊。正确的坐势是上体保持站立时的姿势，右脚后移半步，单手或双手把护士服下端捋平，轻轻落座在椅子的前1/2或2/3处，避免身体倚靠座位的靠背。女性双膝并拢，两足自然踏地，略内收，双手交叉放于两腿间或双手握拳交叉于腹前。男性双膝略分开，双手分别放于两膝上。坐定时两眼平视，头部端正、上身挺直。注意按老幼尊长顺序入座，讲究方位，落座无声，入座得法，离座谨慎。

（三）走姿

护士在行走时应该昂首挺胸、步履轻盈，给人以活力、柔美之感。正确的走姿是在站立的基础上，行走时双肩平稳，目视前方，下颌微收，两臂前后自然摆动（幅度约30°），步态稳健，步幅均匀，步伐笔直。在抢救患者、处理急诊、应答患者呼唤时，为了赶速度、抢时间，可用快步行走代替奔跑。在快步行走中，护士要注意保持上身平稳，步履紧张有序，快而稳健，体现出护士的动态美。

护士引导患者行走时，可将右手或者左手抬起一定的高度，五指并拢，掌心向上，以其肘部为轴，朝向引导或介绍目标，伸出手臂进行介绍。行走时采用上身稍转向患者的侧前行姿势。退出病房时，亦应后退几步后再转身，以示礼貌。在较窄的走廊里与他人相遇时护士应面向他人，点头致意。

护士推用治疗车时，要注意自然优美、平稳安全。推治疗车前行时，应用双手扶住治疗车左右两

Note：
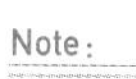

侧扶手，肘部自然放松，呈钝角，身体略向前倾，治疗车距身体前侧 30cm 左右，平稳地向前推进。进入病房前应先停车，敲门后用手轻轻推开门，推车入室，严禁用治疗车撞门。

（四）蹲姿

护士蹲姿应文雅美观，并注意节力原则。如是拾捡物品，可走到物品的后侧方，右脚后退半步后再蹲下来。脊背保持挺直，女士两腿要靠紧，臀部向下，避免弯腰翘臀的姿势。男士两腿间可留有适当的缝隙。下蹲时，两腿合力支撑身体，避免滑倒。

（五）持物

持物包括持治疗盘、记录本和病历夹等。持治疗盘时应双手托治疗盘的两侧，掌指托盘，双肘贴两侧腋中线，肘关节为 90°屈曲，治疗盘距胸骨柄前方约 5cm，治疗盘置于平腰的位置，重心保持于上臂。持记录本或病历夹时，左手持记录本或病历夹边缘上 1/3 或 1/2 处，放在侧胸上部 1/3 处，右手托住记录本或病历夹的右下角。要求动作协调，记录本或病历夹与身体成小锐角。

（六）递接物品

递文件时应将文件的正面向着对方，双手递上。若使用文件夹，应将文件夹开口向着对方。递笔和剪刀时，应把尖头部位朝向自己。接受对方递过来的物品时，应从座位上站起，双手去接，同时点头示意或致谢。

四、护理服务礼仪

（一）医院护理服务礼仪

1. 医院护理服务礼仪的基本原则 护士在医院工作中共同的礼仪基本原则主要包括：

(1) 行为仪表端庄大方：护理人员应将对职业、患者的尊重体现在护士行为、仪表。举手投足的端庄大方，既可增加患者的信任，又有利于建立相互尊重的护患关系。

(2) 言语态度和蔼可亲：护理是科学、艺术与爱心的结合。俗话说：“良言一句三冬暖，恶语伤人六月寒”，护理人员的言语与态度直接影响患者的情绪和治疗效果。一位具有良好的语言及态度和蔼可亲的护士，会给患者产生正面效应。

(3) 操作技术轻柔娴熟：护理技术是构成护理服务质量关键所在，也是影响护患关系信任度的重要因素。操作技术轻柔、娴熟的护士，不仅能减少患者的痛苦，同时还能赢得患者的信任和尊重，增加患者的安全感和舒适感。

(4) 护理服务主动周到：护理人员应该重视护理工作中的主动服务态度，这也是对患者心理护理和治疗的重要组成部分。礼仪之本是尊重，所以只有学会换位思考，多些关爱，变被动服务为主动服务，才能为患者提供个性化、人性化的护理服务。

(5) 工作作风认真严谨：护士是从事维护健康、促进健康，减少患者疾苦的工作，必须具有科学严谨的工作作风与慎独精神。护士的每一项护理行为，包括一句话、一项操作，都关系着患者的健康。认真严谨的工作作风是做好护理工作的基础。

2. 护理操作中的礼仪规范

(1) 操作前的礼仪：操作前护士应衣帽整齐，服装清洁得体；确保操作环境安全、清洁、适宜。进入病房后，亲切礼貌地向患者问好，适当询问患者的病情、心情及需求等。用通俗的语言介绍操作的目的、需要患者做的准备、操作过程中有可能出现的感觉等，以减少患者对操作的恐惧感，取得患者的配合。

(2) 操作中的礼仪：护理操作中动作应轻柔、规范，如涉及患者隐私，护士应适时遮挡并注意保暖，及时与患者沟通，询问患者的感受，对待患者的态度要和蔼、真诚，通过言谈、表情和体态语言等来显示对患者由衷的关心。

(3) 操作后的礼仪：操作结束后，及时观察、询问、安慰、嘱咐患者，了解患者的感受、需求及操作效果，交代相关的注意事项。为患者安置舒适安全的体位，对于造成患者痛苦的操作，给予及时的安慰。

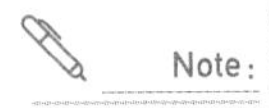

对患者的合作,护士应诚恳地表达谢意。

护理操作中的礼仪规范不是千篇一律的,护士要因人、因景、因事,区别应用各类护理礼仪规范,逐渐将“尊重为本”等礼仪原则内化成自身习惯性的护理行为。

3. 常见护理情境下的服务礼仪规范要求 护理服务礼仪规范具体体现在各类护理服务情境中。不同情境下,护理礼仪表现形式也有所差异,护理人员需要学习相应的礼仪规范要求。

(1) 接待患者入病区时:接待非急危重新入院患者时,护士应执行“3S”程序,即起身相迎(stand up),面带微笑(smile),目视对方(see)。可在自我介绍的基础上做到“五个一”:递上“一杯水”,讲上“一句暖心语”,递上“一张椅”,呈上“一张住院规则”,介绍“一套入院须知”(包括病区环境介绍、医院制度介绍、主治医生介绍等),尽快消除患者的陌生感,增加其归属感和安全感。

(2) 引领患者行走时:引领患者进病房时让患者靠右侧或内侧行走,护士在患者左前方,一是表达尊敬,也有利于随时关顾患者,不可左顾右盼,步速随患者而快而慢,遇到拐弯或台阶时要放慢脚步示意;下台阶或过往光滑地面时,应给予患者提醒,必要时予以协助。在病区中护士在通道中遇到患者时,主动询问“是否需要帮助”,表现护理人员主动服务的意识与关心。

(3) 回答患者问题时:保持目光接触;最好是与患者的视线在同一高度,这样可以体现护士对患者的尊重以及护患间的平等;交谈时与患者保持合适距离(60~120cm),要耐心倾听,耐心回答;注意语言与非语言的恰当应用(见第八章)。

(4) 护士巡视病房时:护士应主动巡视,询问患者需求;观察记录患者的病情变化,评估患者存在的护理问题,采取护理措施,观察效果;护士每天清晨交接班时对患者进行问好,晚熄灯时道晚安。

(5) 陪同患者乘电梯时:以保证患者安全为原则。乘无人管理电梯时,护士应先入后出:进电梯时,一手压开关,另一只手引导患者进入电梯;下电梯时应手压开关,让患者先下。有人管理电梯时,护士应后入后出。

(6) 患者出现不礼貌行为时:增强护士执业的法律意识,在工作的同时也要做好自我保护。保持冷静和克制的态度,尽量避免矛盾激化。如错在自身,应先主动道歉;如患者发脾气,待其平静后再做婉言解释;如遇患者举止轻浮,甚至动手动脚,护士态度要严肃,并迅速回避,如果情节严重,应立即向安保部门报告。

(7) 送患者出院时:患者出院时,护士应予以真诚地祝贺并感谢其对护理工作的支持,征求患者对护理工作的意见和建议;耐心指导出院后的饮食起居、健康锻炼、注意事项以及复查、咨询、随访等;热情送患者到病区门口或电梯门口,嘱咐患者多保重,并向患者道别,可以说“回去后多保重”“记得按时复诊”等。

(二) 社区护理服务礼仪

社区卫生服务中心(服务站)的服务礼仪除与医院服务礼仪相同之外,护士尤其应当注意深入家庭进行健康指导时的礼仪。

1. 提前预约,选择合适时间 当需要进入患者家庭时,应提前电话告知对方,并预约合适的时间。一般可在下午或晚上,尽量避开主人吃饭、休息的时间。

2. 佩戴胸卡,主动自我介绍 做社区家庭访视时,有时不需要穿工作服,但必须正确规范佩戴胸牌或工作证,以便于患者识别。注意恰当称呼患者及家属,主动介绍自己,取得信任。

3. 做好准备,尽量提供方便 提前了解户主及患者的情况,准备好所需物品,尽可能地为患者提供方便。

4. 尊重主人,遵循入户礼仪 按照主人指定座位落座,和主人说话时前倾身体,不可随意走动及挪动主人的物品。若需要进行环境评估,必须征得主人的同意。

5. 掌握时间,适时礼貌告别 注意患者的健康状况,入户时间不宜过长,谈话内容目的明确,适时告辞。

Note:
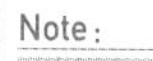

知识导航

常用礼貌雅语“七字诀”

与人相见说“您好”;长期未见说“久违”;仰慕已久说“久仰”。
问人姓氏说“贵姓”;老人年龄说“高寿”;问人住址说“府上”。
求人帮忙说“劳驾”;请人协助说“费心”;请人解答说“请教”。
求人指点说“赐教”;请改文章说“斧正”;赞人见解说“高见”。
麻烦别人说“打扰”;请人谅解说“包涵”;请人接受说“笑纳”。
接受好意说“领情”;祝人健康说“保重”;请人赴约说“赏光”。
宾客来到说“光临”;等候别人说“恭候”;没能迎接说“失迎”。
中途先走说“失陪”;请人勿送说“留步”;送人远行说“平安”。

（三）电话回访礼仪

延伸护理中，责任护士或专门人员对出院患者实行电话回访。回访前应了解患者出院时的病情、治疗情况，了解患者现状及需求，征求患者对护理服务的意见建议，并提供相应指导。电话接通时，护士要先介绍自己，再确认接电话者身份，并说明致电目的。回访人必须热情、礼貌，对患者的提问耐心听取，按照语言规范慎重回答，对不清楚的问题不得随意敷衍，应记录下来并反馈；对电话回访内容及时记录，便于下次与患者或家属交流时有的放矢；通话结束时，对患者或家属的配合表示感谢，等对方挂机后再挂电话。

（四）涉外护理工作礼仪

1. 涉外护理礼仪的原则 在涉外护理中，应遵守以下基本原则：

(1) 维护形象，不卑不亢：护理外籍患者时，不仅要符合护士礼仪规范的要求，还要做到不卑不亢。必须自尊自爱，有责任、有义务自觉维护国家、民族及所在单位的形象。

(2) 尊重风俗，求同存异：在涉外交往护理中，既要遵守国际惯例，又要兼顾交往对象所在国家的礼仪及习俗禁忌，避免交往中的误会。

(3) 热情有度，把握分寸：护士对外籍患者要热情友好，但须把握好尺度，避免热情过度，引起误会。外国人大都认为“君子之交淡如水”，不习惯与交往对象走动过勤、过多。

2. 涉外护理常用的礼仪 涉外护理中除遵循通用的国际礼仪规则外，还应注意东西方文化的不同，注意常用涉外礼仪的要求。

(1) 称谓礼：不同国家有不同的称谓习惯。在国际交往中，一般对男士称“Mr.”，对女士则视其结婚与否进行称呼，未婚的称“Miss”，已婚的则应称“Mrs.”。相识的人之间无论年龄大小，皆可直呼其名，并认为是一种关系亲密的表示。

(2) 交谈礼：西方人在日常打招呼习惯说一声“hello”或按时间来分，说声早上好、下午好、晚上好即可。护士与外籍患者交往时，应充分注意尊重对方的隐私，除收集必要的治疗护理信息外，交谈中避免询问有关患者个人的婚恋、收入支出、信仰政见等。

(3) 致谢礼：当被赞美时，西方人的应答方式往往是“肯定式”或“互酬式”，即肯定自己确实不错或夸赞他人更好、更漂亮来表现自己心中的愉悦，常用“thank you”“yes, it really is”或“yes, I like it”来回答。

（杨 霞 罗艳华）

本章小结

本章介绍了礼仪的概念、起源、基本原则与基本功能；描述了护理礼仪的基本特征及学习护

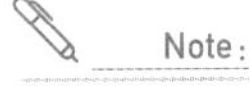
Note:

理礼仪的意义与方法。详细介绍了不同场合下人们生活、学习及工作的社交礼仪的详细规范；重点介绍了护理人员的职业礼仪要求，还对求职礼仪包括书面求职礼仪和面试礼仪进行了阐述。护理人员应不断学习，反复实践，将礼仪的基本原则及规范要求内化于心，外化于行，在实际生活与护理工作中灵活运用，展示良好的个人形象和护士专业形象，助力个人成长及专业发展。

思考题

1. 作为护生，应当遵循礼仪的哪些基本原则？
2. 运用所学礼仪知识，说明在社会交往过程中如何将护理礼仪内化于心、外化于形？
3. 在求职过程中，助你成功的关键求职礼仪内容有哪些？

反思日记

1. 找出自己校园生活中，不符合礼仪规范的行为；分析不能坚持正确礼仪规范的原因，并提出解决的方法。

2. 目前社会上有重护理技术、轻护理礼仪的现象。对此你有何感想？请结合自己耳闻目睹的感受，思考自己如何做到技术和礼仪并重。

3. 了解最新求职的进展，结合自己的情况制订一份求职的礼仪计划，并落实到日常生活和学习中。

案例分析

案例1　救护车送来一位突发心搏骤停的患者，急诊科李护士立刻参与到患者的抢救工作中。患者家属不停地找她询问情况，并有家属在抢救室外大声地哭喊，严重影响抢救工作的实施。这时，李护士来到家属面前，说道：“你们不要在这一直问、一直哭喊，影响我们的抢救工作。要是患者抢救不过来，你们自己负责！”

请分析：李护士对患者家属这么说是否合适？为什么？

教师启发引导：如果你是急诊科值班护士，你在工作中会遵循护理服务礼仪的哪些基本原则去做？

案例2　小王是一位护理专业本科生，性格比较内向，已经进行了在校三年的理论学习和一年三甲医院的10个月临床实习，即将毕业。但在面试某家三级综合医院时遇到了问题，因为在小王心目中感觉凭自己在校学习的成绩和三甲医院的实习经历，面试录取的把握十足。因此，面试当天天气非常炎热，在其他考生都结合专业精心准备时，他独自购买了一套西服并穿上一双崭新的黑色新皮鞋，而且还打印了一份仅一页A4纸的求职简历。当面试考官提问：“你通过四年的学习目前已经具备了哪些能力？”小王的回答是“理论实习和操作技能的能力，然后就是在校做过义工，掌握了相关的人际沟通能力。”当面试考官继续提问“你应聘这个岗位的优势有哪些？”，由于穿着新的衣服和鞋，十分不习惯，加上天气炎热，他汗流满面，只能不停用手擦汗，故回答问题就显得前言不搭后语，最后面试考官只好结束面试让其离开。

请分析：小王面试会成功吗？为什么？

教师启发引导：如果你去面试，你会遵循哪些求职礼仪确保面试成功？

Note：

附录1 关怀能力量表(CAI)

(每项只能选择一个答案,请您在认为合适的数字上划"√"标记)

	1	2	3	4	5	6	7
	完全反对						完全赞同
1. 我认为学习是需要日积月累的。	1	2	3	4	5	6	7
2. 当今是充满机遇的社会。	1	2	3	4	5	6	7
3. 我口头所说的通常正是我所想的。	1	2	3	4	5	6	7
4. 对于一个绝望的人,我无能为力。	1	2	3	4	5	6	7
5. 我认为自己还需要不断完善。	1	2	3	4	5	6	7
6. 即便别人不喜欢我,我还是能够去喜欢他们。	1	2	3	4	5	6	7
7. 我很容易理解别人。	1	2	3	4	5	6	7
8. 就我所需要了解的知识而言,我已经知道得够多了。	1	2	3	4	5	6	7
9. 我愿意花时间去了解别人。	1	2	3	4	5	6	7
10. 有时我想关心别人,有时不想关心别人。	1	2	3	4	5	6	7
11. 我无法使生活变的更美好。	1	2	3	4	5	6	7
12. 当别人依赖我时,我常感到不安。	1	2	3	4	5	6	7
13. 我不太愿意为了帮助别人而中断自己的事。	1	2	3	4	5	6	7
14. 在与别人相处时,我很难表露自己的情感。	1	2	3	4	5	6	7
15. 我只在意把事情做对,而不管话说得好不好听。	1	2	3	4	5	6	7
16. 我发现如果没有与别人相似的经历,我就很难理解他们的感受。	1	2	3	4	5	6	7
17. 我钦佩那些沉着、镇静和有耐心的人。	1	2	3	4	5	6	7
18. 我认为尊重和接受别人的意见和情感是很重要的。	1	2	3	4	5	6	7
19. 别人认为我是一个守信用的人。	1	2	3	4	5	6	7

续表

	1	2	3	4	5	6	7
	完全反对						完全赞同
20. 我认为自己还有提高的空间。	1	2	3	4	5	6	7
21. 好朋友之间应互相关照。	1	2	3	4	5	6	7
22. 我发现每件事都有它的意义之所在。	1	2	3	4	5	6	7
23. 对于那些我所照顾的人，我总是放心不下，因为我担心会有什么意外发生在他们身上。	1	2	3	4	5	6	7
24. 我喜欢鼓励别人。	1	2	3	4	5	6	7
25. 我不愿意做出自己无法实现的承诺。	1	2	3	4	5	6	7
26. 我真的很喜欢自己。	1	2	3	4	5	6	7
27. 我能看到每个人的优点和缺点。	1	2	3	4	5	6	7
28. 新的经历常常让我很畏惧。	1	2	3	4	5	6	7
29. 我很害怕公开地让别人了解我。	1	2	3	4	5	6	7
30. 各种各样的人，我都能接受。	1	2	3	4	5	6	7
31. 当关怀照护他人时，我从不掩饰自己的情感。	1	2	3	4	5	6	7
32. 我不喜欢别人向我求助。	1	2	3	4	5	6	7
33. 我能用一种热情和关爱的方式向别人表达我的情感。	1	2	3	4	5	6	7
34. 我喜欢与人交谈。	1	2	3	4	5	6	7
35. 我认为在与别人的交往中自己是很真诚的。	1	2	3	4	5	6	7
36. 人是需要私人的空间去思考和感知的。	1	2	3	4	5	6	7
37. 任何时候，人们都容易和我相处。	1	2	3	4	5	6	7

附录 2　加利福尼亚评判性思维倾向问卷（CCTDI-CV）

请根据您的实际情况，表示您对每个命题的赞同和不赞同的程度，并在相应的选项上划“√”。

维度　条目　非常赞同 1　赞同 2　基本赞同 3　不太赞同 4　不赞同 5　非常不赞同 6

寻找真相

1. 面对有争议的议题，要从不同的见解中选择其一，是极不容易的。
2. 对某件事如果有四个理由赞同，而只有一个理由反对，我会选择赞同这件事。
3. 即使有证据与我的想法不符，我都会坚持我的想法。
4. 处理复杂的问题时，我感到惊慌失措。
5. 当我表达自己的意见时，要保持客观是不可能的。
6. 我只会找一些支持我看法的事实，而不会找一些反对我看法的事实。
7. 有很多问题我会害怕去寻找事实的真相。
8. 既然我知道怎样做这决定，我便不会反复考虑其他的选择。
9. 我们不知道应该用什么标准来衡量绝大部分问题。
10. 个人的经验是验证真理的唯一标准。

开放思想

11. 了解别人对事物的看法，对我来说是重要的。
12. 我正尝试少做主观的判断。

13. 研究外国人的想法是很有意义的。
14. 当面对困难时,要考虑事件所有的可能性,这对我来说是不可能做到的。
15. 在小组讨论时,若某人的意见被其他人认为是错误的,他便没有权利去表达意见。
16. 外国人应该学习我们的文化,而不是要我们去了解他们的文化。
17. 他人不应该强逼我去为自己的意见做辩护。
18. 对不同的世界观(例如:进化论、有神论)持开放态度,并不是那么重要。
19. 个人有权利发表他们的意见,但我不会理会他们。
20. 我不会怀疑众人都认为是理所当然的事。

分析能力

21. 当他人只用浅薄的论据去为好的构思护航,我会感到着急。
22. 我的信念都必须有依据支持。
23. 要反对别人的意见就要提出理由。
24. 我发现自己常评估别人的论点。
25. 我可以算是个有逻辑的人。
26. 处理难题时,首先要弄清楚问题的症结所在。
27. 我善于有条理的去处理问题。
28. 我并不是一个很有逻辑的人,但却常常装作有逻辑。
29. 要知道哪一个是较好的解决办法,是不可能的。
30. 生活的经验告诉我,处事不必太有逻辑。

系统化能力

31. 我总会先分析问题的重点所在,然后才解答它。
32. 我很容易整理自己的思维。
33. 我善于策划一个有系统的计划去解决复杂的问题。
34. 我经常反复思考在实践和经验中的对与错。
35. 我的注意力很容易受到外界环境影响。
36. 我可以不断谈论某一问题,但不在乎问题是否得到解决。
37. 当我看到新产品的说明书复杂难懂时,我便放弃继续阅读下去。
38. 人们说我做决定时过于冲动。
39. 人们认为我做决定时犹豫不决。
40. 我对争议性话题的意见,大多跟随最后跟我谈论的人。

评判思维的自信心

41. 我欣赏自己拥有精确的思维能力。
42. 需要思考而非全凭记忆作答的测验较适合我。
43. 我的好奇心和求知欲受到别人欣赏。
44. 面对问题时,以为我能做出客观的分析,所以我的同辈会找我做决定。
45. 对自己能够想出有创意的选择,我很满足。
46. 做决定时,其他人期待我去制订适当的准则做指引。
47. 我的求知欲很强。
48. 对自己能够了解其他人的观点,我很满足。
49. 当问题变得棘手时,其他人会期待我继续处理。
50. 我害怕在课堂上提问。

求知欲

51. 研究新事物能使我的人生更丰富。
52. 当面对一个重要抉择前,我会先尽力收集一切有关的资料。
53. 我期待去面对富有挑战性的事物。
54. 解决难题是富有趣味性的。
55. 我喜欢去找出事物是如何运作的。
56. 无论什么话题,我都渴望知道更多相关内容。

57. 我会尽量去学习每一样东西,即使我不知道他们何时有用。
58. 学校里大部分课程是枯燥无味的,不值得去选修。
59. 学校里的必修科目是浪费时间的。
60. 主动尝试去解决各样的难题,并非那么重要。

认知成熟度

61. 最好的论点,往往来自于对某个问题的瞬间感觉。
62. 所谓真相,不外乎个人的看法。
63. 付出高的代价(例如:金钱、时间、精力),便一定能换取更好的意见。
64. 当我持开放的态度,便不知道什么是真、什么是假。
65. 如果可能的话,我会尽量避免阅读。
66. 对我自己所相信的事,我是坚信不疑的。
67. 用「比喻」去理解问题,像在公路上驾驶小船。
68. 解决难题的最好办法是向别人问取答案。
69. 事物的本质和它的表象是一致的。
70. 有权势的人所做的决定便是正确的决定。

备注:条目1、2、3、4、5、6、7、8、9、10、14、15、16、17、18、19、20、28、29、30、35、36、37、38、39、40、50、58、59、60、61、62、63、64、65、66、67、68、69、70为负性项目。

URSING

中英文名词对照索引

A

B

C

D

F

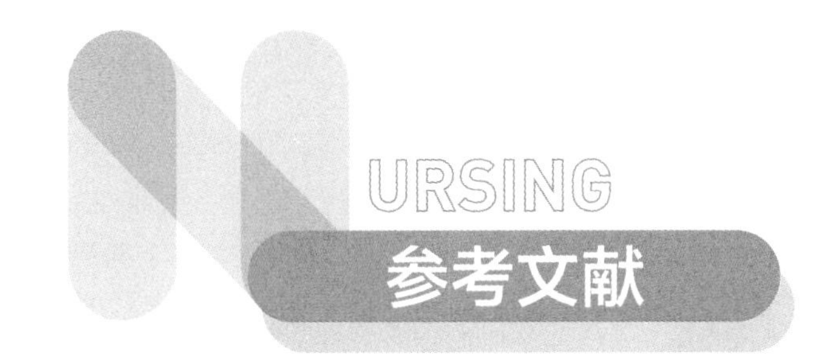

参考文献

[1] 史瑞芬,刘义兰.护士人文修养[M].2版.北京:人民卫生出版社,2017.
[2] 史瑞芬.护士人文修养[M].北京:高等教育出版社,2014.
[3] 刘义兰,胡德英,杨春.护理人文关怀理论与实践[M].北京:北京大学医学出版社,2019.
[4] 宋兴川.生命教育[M].厦门:厦门大学出版社,2016.
[5] 高丽娟.中西文化比较[M].上海:上海交通大学出版社,2018.
[6] 马兰.图说美学[M].天津:天津出版传媒集团,2015.
[7] 李小寒.护理中的人际沟通学[M].上海:上海科技出版社,2017.
[8] 王维利.思维与沟通-现代护理专业人员的核心竞争力[M].合肥:中国科学技术大学出版社,2007.
[9] 王一方,甄橙.北京大学医患关系蓝皮书:语言与沟通[M].北京:北京大学医学出版社,2019.
[10] 王岳,官锐园,医患沟通艺术[M].北京:北京大学出版社,2019.
[11] 韩继明.护理美学[M].北京:科学出版社,2019.
[12] 王霞,陈茂君.不同备皮方式对开颅手术患者术后恢复情况的影响[J].安徽医药,2017,21(9):1734-1736.
[13] 史瑞芬.让专业课堂“思政飘香”——从护理“人文课程”到护理“课程人文”[J].护士进修杂志,2019,34(14):1253-1256.
[14] 吴欣娟,朱晨,焦静.磁性医院理念:创造优质护理执业环境[J].护理管理杂志,2019,19(3):305-307.
[15] 刘义兰,官春燕,胡德英,等.医院护理人文关怀规范化管理及成效[J].中华医院管理杂志,2016,32(3):226-229.
[16] 何雪梅,翟惠敏,颜海萍.广东省三级甲等综合医院护士人文执业能力测评量表常模的研制[J].中华护理杂志,2018,53(8):978-982.
[17] 崔宇婷,张禹念,翟惠敏.护士对护士长人文关怀满意度评价问卷的编制及信效度检验[J].中国实用护理杂志,2016,32(16):1264-1268.
[18] 中华护理学会,中国生命关怀协会人文护理专业委员会.中国护士伦理准则[J].中国医学伦理杂志,2020,33(10):1232-1233.
[19] 熊晗,刘义兰,张可可,等.护理专业课人文关怀教学现状调查问卷的编制[J].护理学杂志,2021,36(04):11-15.
[20] 陈英,苏丽西,欧阳明月,等.多元文化护理教育国内外研究进展[J].内科,2014,9(1):76-78.
[21] 周婷,陈嘉,曹岚.ICU医护合作、护士情绪智力与工作投入的关系研究[J].现代临床护理,2018,17(12):1-6.
[22] 张立力,翟惠敏,史瑞芬.护理本科生人文素质培养体系的创建与实践[J].中华护理教育,2017,14(4):250-252.

[23] 吴明,郭瑛.基于关怀理念的教学模式在护理人际沟通教学中的应用[J].护理学杂志,2016,31(15):62-64.

[24] 杨华露,莫蓓蓉,刘萍,等.住院患者自我跌倒风险评估量表的汉化及信效度评价[J].中华现代护理杂志,2017,23(32):4111-4114.

[25] 王庆祝,王莉,林恒大.传统医患关系模式分析及新型和谐关系模式的构建[J].现代医院管理,2009,1(28):1-4.

[26] 马绍壮,苟莉,曾卫龙.基于护士视角的护患关系量表开发与信效度检验[J].护理学杂志,2020,35(10):55-58.

[27] 彭美慈,汪国成,陈基乐,等.批判性思维能力测量表的信效度测试研究[J].中华护理杂志,2004,39(9):644-647.

[28] LIU Y L, WU X J, FINOA T. Strengthening actions for caring as a core component of nursing in the People's Republic of China[J]. Journal of Nursing Management, 2019, 27(8): 1577-1579.

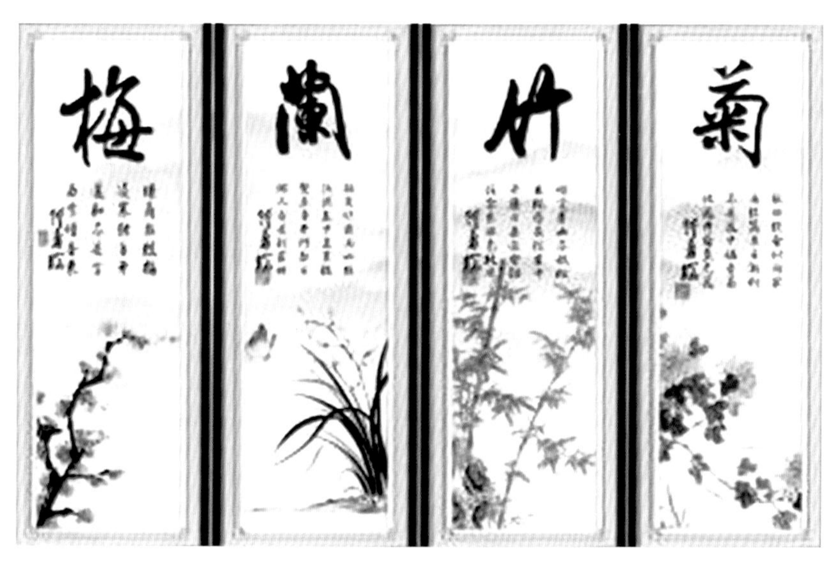

彩图 6-1 梅兰竹菊四君子

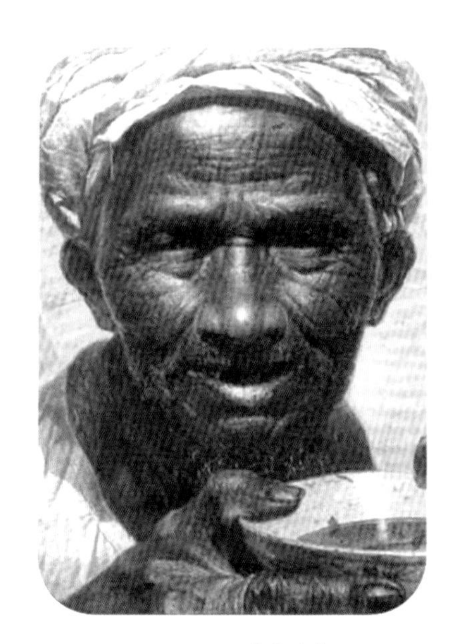

彩图 6-2 《父亲》

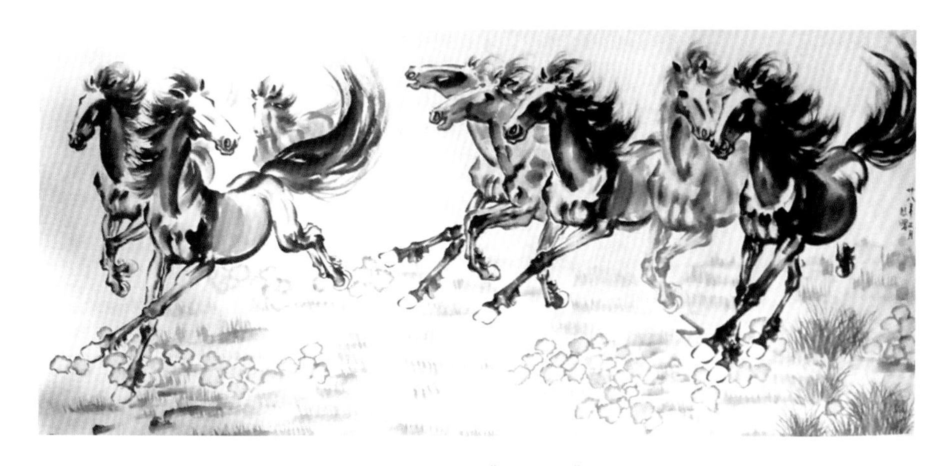

彩图 6-3 《群马图》